AF546832

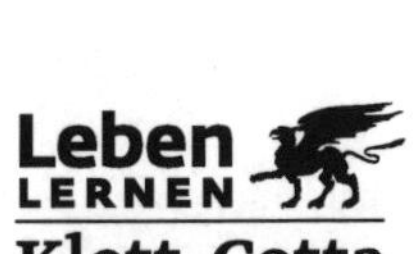
Leben
LERNEN
Klett-Cotta

Zu diesem Buch

Die Ego-State-Therapie ist reformbedürftig: In diesem Buch entwickelt der Autor erstmals sein neues Konzept der hypno-analytischen Therapie mit Persönlichkeitsanteilen. Sie verbindet analytisches Verstehen mit systemischem Denken und hypnotherapeutischem Handeln zu einem neuen Ansatz für die psychotherapeutische Praxis.

Die Reihe »Leben Lernen« stellt auf wissenschaftlicher Grundlage Ansätze und Erfahrungen moderner Psychotherapien und Beratungsformen vor; sie wendet sich an die Fachleute aus den helfenden Berufen, an psychologisch Interessierte und an alle nach Lösung ihrer Probleme Suchenden.

Alle Bücher aus der Reihe ›Leben Lernen‹ finden Sie unter:
www.klett-cotta.de/lebenlernen

Jochen Peichl

Hypno-analytische Teilearbeit

Ego-State-Therapie mit inneren Selbstanteilen

Mit einem Nachwort von Woltemade Hartman

Klett-Cotta

Leben Lernen 252

Klett-Cotta
www.klett-cotta.de

Printed in Germany
Gesetzt aus der Minion von Kösel Media GmbH, Krugzell
Gedruckt und gebunden von Esser printSolutions GmbH, Bretten
ISBN 978-3-608-89128-7

Dritte Auflage, 2019

Bibliografische Information der Deutschen Nationalbibliothek
Die Deutsche Nationalbibliothek verzeichnet diese Publikation in der Deutschen Nationalbibliografie; detaillierte bibliografische Daten sind im Internet über <http://dnb.d-nb.de> abrufbar.

Meinen Eltern – Lilo und Robert

I'm a bitch I'm a lover
I'm a child I'm a mother
I'm a sinner I'm a saint
I do not feel ashamed
I'm your hell I'm your dream
I'm nothin' in between
You know, you wouldn't want it any other way

Alanis Morissette

Inhalt

Einleitung: Teile-Therapie als eine innovative Form der Hypnoanalyse

Haben Sie schon aus der neusten T-Shirt-Auswahl der amerikanischen Firma Zazzle für die Innere-Kind-Anziehtherapie geordert?

> Outerwear for You and Your Inner Child from My Inner Child Custom T-shirts on Zazzle!

In sechs verschiedenen Größen für nur 29,90 $?

> Die Werbung verspricht[1]:
> Heal your inner child with humor – inner child clothing therapy! If your inner child needs therapy; what better way that giving the inner child a voice … and a humorous one at that? Check out these rib-tickling tees to help express your inner child! Is your inner child hungry? Sleepy? Naughty? Lonely? Start your inner child healing with humor, and let the world know which with these hilarious tee shirts.

Rund um den Begriff »Innere Kindarbeit« hat es nach meiner Überzeugung in den letzten Jahren viele Missverständnisse und Vereinfachungen gegeben, die diese Idee von der Polyphonie unserer Seele wie eine weitere Anleitung zum Glücklichsein erscheinen ließen. Das Schlagwort »Inner Child« führt bei Google zu 7250000 Einträgen, und erst die 328000 Hits bei Google pictures geben in etwa einen Eindruck, in was wir da hingeraten sind: die esoterische Vermarktung einer ehemals ehrenwerten psychotherapeutischen Hypothese über die Seele des Menschen. Da gibt es bei Amazon von Shaina Noll die CD: »Songs for the Inner Child« oder »Lullabies for Your Inner Child« von Wiebke Reinhardt für nur 21,99 €; oder die Einladung zum: »Inner Child All Day Retreat« bei Jane Russo für 40 $ pro Person (»You can bring food and we can order out for Chinese [not included in cost]«) oder auch

[1] http://www.squidoo.com/my-inner-child-tees

Wellnessreisen ins 5-Sterne-Hotel auf Ko Samui mit »Entdecke dein Inneres Kind«.

Nein – darum soll es in diesem Buch nicht gehen.

Die drei größten Zumutungen stelle ich gleich an den Anfang des Buches:

1. Das Innere Kind hat nicht nur eine wertvolle Seite und braucht, wenn traumatisiert, unsere Unterstützung und Empathie, es hat auch eine dysfunktionale Schattenseite.
2. Das »Innere Kind« gibt es gar nicht, da lebt kein Kind in uns, nur »kindliche Bewusstseinszustände«, die wir besser als Ich-Zustände oder Ego-States bezeichnen.
3. Der ganze amerikanische Rummel hat nichts mit dem zu tun, was ich Ihnen in diesem Buch vermitteln möchte.

Folgendes liegt mir am Herzen: Ich möchte die Diskussion um die Hypnoanalyse mit diesem Buch neu beleben. Was soll darunter verstanden werden? Der Begriff »Hypnoanalyse« wurde 1940 erstmals von J. A. Hadfield für eine Methodenkombination aus kathartischer Hypnose und Nacherziehung verwendet (zit. nach Kinzel 1993, S. 151). Er benutzte den Begriff Hypnoanalyse, um zu beschreiben, wie er Veteranen aus dem Ersten Weltkrieg behandelte, die unter traumabedingten Amnesien litten. Robert Lindner (1944) verband in seinem Buch »Rebel Without a Cause: The Hypnoanalysis of a Criminal Psychopath« Psychoanalyse mit Hypnose und beschrieb darin die innovative Methode, die er entwickelt hatte. Auch Lewis R. Wolberg (1945) benutzte Hypnoanalyse als Ergänzung zur Psychoanalyse, um gegenwärtig unbewusste Impulse und Zwänge ins Bewusstsein zu bringen und um Widerstände schneller zu umgehen. Bernhard Gindes (1951) diskutierte in einigen Publikationen über die Wirksamkeit des hypnoanalytischen Ansatzes, um Widerstände in der freien Assoziation, die unter der Psychoanalyse auftraten, zu durchbrechen.

Das Interesse an der Hypnoanalyse scheint bei vielen Kollegen zum einen mit dem Wunsch nach Beschleunigung der unendlichen Psychoanalysen zu tun zu haben, zum anderen der Erfahrung zu entspringen, dass traumatisierte Menschen besser mit einer Kombination aus Hypnose und Redekur zu behandeln wären. Auch John und Helen Watkins argumentieren mit den ungewöhnlich langen Behandlungszeiträumen in der Psychoanalyse und »der ernsten ökonomischen Krise« (Watkins

1997/2003, S. 15), denen sich Therapeuten durch die langen Therapieverläufe ausgesetzt sehen, da im amerikanischen Krankenversicherungssystem die Kosten nur minimal übernommen werden. Sie schreiben: »Die Hypnoanalyse hat gezeigt, dass sie die Zeitdauer einer ›analytischen‹ Behandlung signifikant verkürzen kann. Eine intensive Therapie der Ich-Zustände – wobei es sich um eine Erweiterung der Hypnoanalyse handelt – bietet einen wirksamen Ansatz, der die Therapiedauer noch mehr verringert und der innerhalb von acht bis zwölf Stunden [...] häufig dauerhafte strukturelle Persönlichkeitsveränderungen bewirkt und zur Lösung lebenslanger Störungen führt« (ebenda).

Wie dem auch sei – die von John und Helen Watkins in den 70er-Jahren des letzten Jahrhunderts entwickelte Ego-State-Therapie steht, wie Luise Reddemann schreibt, »auf ›drei Beinen‹: der Psychoanalyse, der Hypnose und den Erkenntnissen über dissoziales Verhalten von Janet« (Reddemann 2007, S. 104) und gilt heute als die konsequente Weiterführung hypnoanalytischer Konzepte hin zu einer eigenständigen Therapieform. Ego-State-Therapie hat sich aus einem »Kreuzungsprodukt« zweier Schulen – Psychoanalyse und Hypnose – zu einer kreativen und innovativen Therapieform weiterentwickelt, die heute vor allem im Bereich der Therapie von traumaassoziierten Störungen Anwendung findet.

Aber es ist Zeit, einen Schritt weiterzugehen!

Viele Konzepte der Ego-State-Therapie, wie ich sie noch durch meinen Lehrer Woltemade Hartman, einem persönlichen Schüler von John und Helen Watkins, erfahren habe, bedürfen heute der Revision. So groß Paul Federns Verdienste für die Ego-State-Theorie auch sein mag – er war ein Schüler Sigmund Freuds und Vorsitzender der Mittwochsgesellschaft im Wien der 1920er-Jahre –, eine Ich-/Selbsttheorie, die mit der Triebtheorie und der Energiebesetzung aus der Entstehungszeit der Psychoanalyse argumentiert, ist heute schon lange überholt und wissenschaftlich nicht mehr haltbar. Warum John Watkins, der in den 60er-Jahren als Analytiker in Chicago ausgebildet wurde und bei Eduardo Weiss, einem Schüler von Paul Federn, eine Lehranalyse macht, die Ego-State-Theorie nicht durch modernere Auffassungen, wie die Objektbeziehungstheorie oder die Selbstpsychologie von Heinz Kohut, modifizierte, sondern am dualistischen Triebparadigma festhielt, bleibt mir rätselhaft. Gerade die sogenannte »Britische Objektbeziehungstheorie« um William R. D. Fairbairn (1889–1964),

Harry Guntrip (welcher Freuds Theorien als biologistisch und inhuman kritisierte), John D. Sutherland und Donald Winnicott hätten viele Ansatzpunkte gegeben, die »Einpersonen-Psychologie« der klassischen Ego-State-Theorie hin zu einer beziehungsorientierten »Zweipersonen-Psychologie« zu erweitern. Ich werde darauf im 4. Kapitel näher eingehen und über sinnvolle Weiterentwicklungen nachdenken.

Ein weiterer Punkt ist der Gebrauch des Begriffs »Dissoziation« im Ego-State-Modell des Ehepaars Watkins. In ihrem Verständnis der Gliederung von psychischen Prozessen und der Herausbildungen von einzelnen Krankheitsbildern ist in Abgrenzung zu Piere Janet das sogenannte Differenzierungs-Dissoziations-Kontinuum wegweisend. Dieses Kontinuum – auch Neodissoziationsmodell genannt – postuliert eine natürliche innere Aufteilung des Ich einer Persönlichkeit in einzelne Ich-Zustände mit Zunahme der Abgrenzung (Dissoziationsbarriere) vom linken zum rechten Pol (siehe dazu Abbildung 2-3 auf Seite 47). Auf der rechten Seite der Übergangsskala finden wir die normale Differenzierung bei »normalen und gut angepassten« Individuen, dann einen Bereich des Gebrauchs von Dissoziation als Abwehr (neurotisch) und auf der rechten Seite die pathologische Dissoziation mit dem Extremfall der »Multiplen Persönlichkeit«. Dieses kontinuierliche (quantitative) Modell der Dissoziation nach James und Prince (1905) ist für mich durch die bahnbrechenden Arbeiten von van der Hart, Ellert Nijenhuis und Kathy Steele über die Strukturelle Dissoziation zumindest ernsthaft infrage gestellt. Wie wir beide Ideen sinnvoll verbinden können, wird im 5. und 10. Kapitel erläutert werden.

Ein weiterer wichtiger Punkt, der mich in den letzten Jahren in der klinischen Arbeit mit traumaassoziierten Störungen intensiv beschäftigt hat, ist das Verhältnis der inneren Teile zum Selbst oder als Frage formuliert: Gibt es in der Familie der Ego-States einen Chef? Luise Reddemann schreibt: »Ohne ein stabiles erwachsenes Ich bzw. genauer: ohne einen stabilen erwachsenen State kann aus meiner Sicht ›Innere-Kind‹-Arbeit nicht gelingen.« (Reddemann 2007, S. 111) Das sehe ich auch so. Was heißt das aber für das Ego-State-System und eine mögliche hierarchische Strukturierung? Mehrere andere Teilemodelle arbeiten mit einer klaren Hierarchie zwischen Selbst und inneren Anteilen – ich denke dabei an das Modell von Richard Schwartz (Internal Family Systems Therapy, IFS), das Modell »Arbeit mit der inneren Familie« (Gunther Schmidt) oder »Das Innere Team« von Schulz von Thun. John und

Helen Watkins haben in ihrem Teilemodell eine Metastruktur eingeführt, die sie »Kern-Selbst« oder »Kern-Ich« nennen – ein Begriff, der wenig ergiebig ist und mehr Verwirrung schafft als er klärt. Damit werde ich mich im 6. Kapitel beschäftigen und ein Modell vorschlagen, welches auch den aktuellen Stand der neurobiologischen Hirnforschung zum Ich oder Selbst berücksichtigt.

All das eben Gesagte ist spannend, und viele noch unklare konzeptuelle Fragen müssen angegangen und im Licht neuerer Erkenntnisse überdacht werden – und ein paar der berühmten Zöpfe müssen auch abgeschnitten werden. Dennoch bleiben wir dabei immer auf einer bestimmten Ebene des Denkens: Diese klassische Ego-State-Therapie, wie ich sie in dem Buch nennen werde, ist, wie die klassische tiefenpsychologische Psychotherapie, in ihrer Ausrichtung monolinear, monokausal und rückwärtsorientiert – die Ursachen der Symptome heute liegen in der Vergangenheit usw. Nun sind wir Teile-Therapeuten in den letzten Jahren schon einen sehr innovativen Schritt gegangen und haben für die Arbeit mit inneren Kritikern, Nein-Sagern und Täterintrojekten die systemisch orientierten Konzepte der Hypnotherapie nach Milton Erickson in den Fokus gerückt. Wir haben die innere »Täter«-Botschaft »Du bist böse und verdienst Strafe« gnadenlos positiv konnotiert und nach der »guten Absicht« hinter der Aussage für das Gesamtsystem der Ego-States gesucht. Wir versicherten allen Teilen, auch den destruktivsten, dass wir überzeugt seien, alle Teile seien gekommen, um zu helfen und das ganze System zu schützen. Damit rückte die Idee des inneren Systems der Ego-States in den Blickpunkt – die »Innere Familie« war nicht nur eine Ansammlung autobiografisch verankerter Erfahrungsmuster unserer Sozialisationsgeschichte, sondern ein System einzelner Teile, welches nach systemtheoretischen Regeln funktioniert. Damit war neben dem Inhalt eines jeden States (z. B. die traumatische Erfahrung) auch seine Funktion im Gesamtsystem bedeutsam – etwas, worauf Richard Schwartz in seiner Arbeit hingewiesen hat. Der für mich entscheidende Paradigmenwechsel im Ego-State-Konzept ist aber der Versuch, nicht nur die Frage zu beantworten: »WARUM« gibt es diesen Ego-State, sondern »WOZU« es ihn gibt. Die letzte Frage zielt auf seine Funktion im Selbstsystem in der Gegenwart. Im 7. Kapitel dieses Buches werde ich ein systemisches Konzept einer Teile-Theorie vorstellen und auch auf die dysfunktionale Seite des »Inneren Kindes« zu sprechen kommen.

Nach all dem Gesagten stellt sich natürlich die Frage: Ist das noch die

Ego-State-Therapie, wie sie von John und Helen Watkins in den 70er-Jahren des letzten Jahrhunderts entwickelt wurde und wie ich sie in dem Buch »Innere Kinder, Helfer, Täter und Co.« (2007b) dargestellt habe? Meine Antwort wäre: ja und nein; ja – weil ich mich als Grundlage meines Denkens weiterhin gerne auf die Ideen von John und Helen beziehen möchte, nein – weil ich am Theoriekorpus so grundlegende Veränderungen eingeführt habe, dass meine Definitionen häufig mit dem Original nicht mehr kompatibel sind. Aus diesem Grund habe ich für mein Modell, welches ich als Anpassung und Weiterentwicklung des zum Teil veralteten Ego-State-Modells betrachte, im Titel des Buches den Namen »Hypno-analytische Teilearbeit« gewählt, Ego-State-Therapie steht aber weiterhin im Untertitel, um zu signalisieren, wo ich herkomme.

Ich werde in diesem Buch so ausführlich wie nötig das klassische Modell der Ego-State-Therapie von John und Helen Watkins darstellen, um Sie mit den Grundgedanken vertraut zu machen. Wenn Sie sich dann noch tief gehender mit dem Modell beschäftigen wollen, empfehle ich Ihnen das Lehrbuch des Ehepaars Watkins »Ego States. Theorie und Therapie« aus dem Jahre 1997, welches seit 2003 in deutscher Übersetzung vorliegt.

Wenn ich über dieses Modell hinausgehe, werde ich das als meine Vorschläge für eine Revision und Erweiterung des Ego-State-Konzeptes kennzeichnen. Bei der Ego-State-Therapie handelt es sich nach dem Ehepaar Watkins »um ein Instrumentarium therapeutischer Vorgehensweisen und Strategien, die auf Modifikationen der Theorien von Federn und Weiss beruhen« (Watkins 1997/2003, S. 23) und die gut mit anderen therapeutischen Methoden kombinierbar sind. Diese Anpassungsfähigkeit bringt es mit sich, dass es *die* Ego-State-Therapie so gar nicht geben kann, denn je nach Kombination wird der Mix zu divergenten Therapiemodellen führen und andere Schwerpunkte setzen. Für die Watkins ist die Ego-State-Therapie »eine analytische Behandlung, sie unterscheidet sich jedoch (sowohl konzeptionell als auch hinsichtlich des praktischen Vorgehens) in signifikanter Weise von der klassischen Psychoanalyse« (ebd., S. 23). Dem kann ich nur zustimmen, denn auch ich bin in einem Teil meines Herzens weiter dem psychoanalytischen Denken verpflichtet – auch wenn ich mich schon lange von der institutionellen Psychoanalyse mit ihren verknöcherten Strukturen zurückgezogen habe. Mein Vorschlag für ein hypno-analytisches Teilekonzept respektiert die Pionierleistung von John und Helen Watkins, geht aber einen Schritt weiter in die Richtung, die sie gewiesen haben: psychoanalytisches Theoriewissen, klinische Hypnose und die Theorien von Pierre Janet zur Dissoziation zusammenzubringen.

Sosehr theoretische Konzepte wichtig sind, um in unseren Therapeuten-Köpfen Klarheit zu schaffen und die besonderen Lebensumstände unserer Patienten besser einordnen zu können, so wichtig ist zum Lernen die Umsetzung in die Praxis. Auch wenn dieses Buch von mir als Theorieband konzipiert wurde, so will ich doch jedes Kapitel mit einem Ausschnitt aus einer Therapiesitzung beginnen – so oder anders hätte es sein können mit der Patientin Paula.

Am Ende der Einleitung möchte ich zum besseren Verständnis beim Lesen des Buches ein paar Begriffe klären:

- Ich werde den Begriff »Ego-State« immer dann verwenden, wenn er sich auf die Theorie von John und Helen Watkins bezieht. In Zitaten benützt Watkins auch manchmal den Begriff »Ich-Zustand« dafür synonym.
- In meinem Konzept werde ich den Begriff »Ich-Zustand« oder »State« durchgehend verwenden.
- Für die gemeinsamen Arbeiten und Gedanken des Ehepaares John und Helen Watkins soll der Name »Watkins« stehen; voneinander unabhängige Arbeiten werden durch den jeweiligen Vornamen ergänzt.
- Bei Watkins wie bei Sigmund Freud werden »Ich« und »Selbst« häufig synonym verwendet – z. B. »Die Ich-Zustände bilden eine Selbstfamilie« (Watkins 1997/2003, S. 57). Ich werde mich bemühen, die Begriffe strikt zu trennen, weil sie aus meiner Sicht unterscheidbaren Ebenen der psychischen Organisation angehören.

Viel Spaß bei einer Reise in die Welt der Polyphonie und in die weitläufigen Kolonien unseres Seins. Wie sagte schon der Hilfsbuchhalter Bernardo Soares:

> »Jeder von uns ist mehrere, ist viele, ist ein Übermaß an Selbsten.
> Deshalb ist, wer seine Umgebung verachtet,
> nicht derselbe, der sich an ihr erfreut oder unter ihr leidet.
> In der weitläufigen Kolonie unseres Seins
> gibt es Leute von verschiedenster Art,
> die auf unterschiedliche Weise denken und fühlen.«
>
> *Fernando Pessoa 1932*

1. Das Modell der Polyphonie des Selbst

1.1 Die Geschichte von Paula

Paula, eine 28-jährige Verwaltungsangestellte, die wegen bulimischer Essstörung zu mir in die Therapie kommt, erzählt mir eines Tages folgende Geschichte:

> An der neuen Arbeitsstelle, wo sie seit 3 Monaten arbeite, sei es Brauch, sich am letzten Arbeitstag vor Weihnachten zu einem kleinen Umtrunk mit Stollen und Glühwein im Sozialraum der Abteilung zu versammeln; sie habe noch ein Telefongespräch führen müssen und sei deshalb etwas verspätet dazugekommen. Als sie die Tür öffnete, sei es schon sehr fröhlich zugegangen und sie habe sofort gesehen, dass alle Stühle bereits besetzt waren. Es sei ihr wie ein Blitz durch den Kopf geschossen: »Typisch, hier bin ich nicht willkommen, für mich gibt es keinen Platz!« Daraufhin habe sie sich deprimiert in ihr Zimmer zurückgezogen und weitergearbeitet; am Abend habe sie einen schweren bulimischen Rückfall gehabt.

Wenn wir über diese Episode aus dem Leben von Paula nachdenken, dann geht uns vielleicht Folgendes durch den Kopf:

- Paula gerät in eine alltägliche Situation und nimmt diese mit all ihren Sinnen wahr – sie sieht: »Ein Stuhl fehlt!«
- Paula bewertet diese optische Wahrnehmung und interpretiert sie: »Ein Stuhl fehlt bedeutet: ich bin unerwünscht« und
- Paula handelt: »Ein Stuhl fehlt bedeutet: ich bin unerwünscht und deshalb ziehe ich mich zurück« (Flucht).

Interessant scheint mir vor allem der Übergang zwischen der primär neutralen physiologischen Perzeption (die Wahrnehmung des fehlenden Stuhls) und der selbstbezogenen Bedeutungsgebung dieses Sinneseindrucks. Therapeuten unterschiedlicher Therapieschulen würden jetzt zu diversen Verstehensansätzen für die geschilderte Szene gelangen und daraus vermutlich sehr unterschiedliche Therapiestrategien ableiten. Das ist sicher nicht weiter verwunderlich.

Die Psychoanalyse würde versuchen, den Kern des unbewussten Konfliktes herauszuarbeiten – vorausgesetzt, Paula verfügt über eine reifere Ich-Struktur –, oder sie würde Hypothesen über frühe strukturelle Defizite (Impuls- oder Affektregulationsstörungen) infolge einer Bindungsstörung formulieren – dazu würde das Symptom der Bulimie passen. Somit wäre Paulas Erleben und Verhalten die Folge eines Defizits und damit Ausdruck einer klassifizierbaren psychischen Störung. Neben dieser diagnostischen Einordnung käme mir noch ein weiterer Übertragungsaspekt in den Sinn: Was bedeutet die Erzählung in Bezug auf mich, ihren Therapeuten? Hat Paula auch bei mir keinen Stuhl – keinen Platz? Ist die Erzählung auch eine Metapher für Paulas Erleben im Hier und Jetzt? Würde ich mich entschließen zu intervenieren, könnte ich vielleicht zu der 28-jährigen Erwachsenen vor mir im Stuhl sagen: »Diese Erfahrung scheint etwas sehr Tiefliegendes bei Ihnen aufgewühlt zu haben – könnte es sein, dass Sie auch hier bei mir manchmal den Eindruck haben, Sie seien nicht willkommen?« Und so weiter …

So könnte man es machen, und da Therapie immer Mittel zum Zweck ist – dem Zweck der Erweiterung eigener Freiheitsgrade –, könnte man den Erfolg solch einer »Annahme über das Unbewusste« letztlich an der Zunahme an Lebenszufriedenheit der Patientin ablesen.

Was den Fokus dieses Buches angeht, möchte ich Ihnen gerne eine andere Perspektive vorschlagen – quasi einen anderen Blickwinkel auf die geschilderte Episode im Leben meiner Patientin Paula, die uns nun durch das ganze Buch hindurch begleiten wird. Ob diese Sichtweise weiterführt als die geschilderte, müsste sich am langfristigen Therapieerfolg von Paula erweisen.

1.2 Das Denken in Teilemustern

Die Basis meiner veränderten Perspektive wird durch mehrere Vorannahmen gebildet, die dem hypnotherapeutischen und hypnosystemischen Denken folgen (Gunther Schmidt, Milton Erickson usw.):

1) Nicht die ganze, erwachsene Paula hat in dem Schreckensmoment mit Flucht reagiert, sondern nur ein Teil in ihr, nur eine Seite von ihr ist geflüchtet.

2) Ein anderer Teil in Paula, die erwachsene Seite, wäre in der Lage gewesen, eine »erwachsene Lösung« zu finden – z. B. in den Raum zu rufen: »Hey, gibt's irgendwo noch Stühle?«
3) Die von Paula geschilderte Szene ist nicht Ausdruck ihrer Bindungsdefizite, sondern eine kreative Lösungsstrategie und Teil eines Lern- und Überlebensprogramms, welches irgendwann in Paulas Leben gebildet wurde.

Damit gebe ich der Szene eine völlig andere Bedeutung und stelle sie in einen lösungs- und nicht defizitorientierten Zusammenhang. Ein Mensch, der so reagiert wie Paula, so könnten wir verdichtet sagen, hat ein »Platz-Problem«, vielleicht sogar ein »Heimat-Problem« in seinem Leben – jemand, der kein Platz-Thema mit sich und der Welt hat, denkt vielleicht: »Es fehlt ein Stuhl, ich werde einen holen gehen.«

Etwas vereinfacht könnte man das hinter jedem Teile-Konzept stehende Denkmodell in etwa so beschreiben:

Das Gehirn von Paula interpretiert die Wahrnehmung des fehlenden Stuhles nach einem abgespeicherten Muster, einer Art Interpretationsschablone, die sicher nicht heute, sondern früher geprägt wurde. Da dieses Lösungsmuster und das mit ihr verlinkte Handlungs- und Aktionsprogramm einem Teil unseres unwillkürlichen – d. h. unbewussten – Gedächtnisses angehört, ist es durch kognitive Prozesse nur bedingt zu steuern: unwillkürliche Programme sind immer schneller und nachhaltiger, da sie der Anpassung und Überlebenssicherung dienen.

Dies alles ist noch eine recht nüchterne Beschreibung davon, was Paula passiert ist; noch spreche ich von Mustern, Referenzdateien, Programmen und meine damit neurobiologische Netzwerke, die als Copingstrategien auf soziale Herausforderungen im Leben in unserem Gehirn gebildet werden – noch nicht von Selbstanteilen, Persönlichkeitsanteilen oder gar »Inneren Kindern«

In der »Ego-State-Therapie« von John und Helen Watkins (2003/1997) heißt so etwas ein »Ich-Zustand« (Ego-State), in der »Kognitiven Therapie« von Albert Ellis (1969) ein »Schema« und bei Gunther Schmidt (2004, 2005) »eine Seite in mir«. Da in der Verhaltenstherapie die Dinge häufig so präzise und kognitiv geordnet beschrieben werden und die Bezeichnung »Schema« für mich am ehesten den rationalen Charme der Naturwissenschaft hat, bleibe ich noch etwas beim Schemabegriff.

Ich möchte an dieser Stelle deutlich sagen, dass ich von den Theoriekonzepten der Schematherapie in den letzten Jahren, vor allem durch die Publikationen von Eckard Roediger, viel Neues für das Verständnis des Ego-State-Konzeptes lernen konnte. Das hängt für mich damit zusammen, dass die Schematherapie, wie die Ego-State-Therapie, moderne Psychotherapieverfahren zur Behandlung komplexer psychischer Störungen darstellen, die schulübergreifend verschiedene Ansätze vereinen. Die Schematherapie ist eine gelungene Integration verhaltenstherapeutischer und tiefenpsychologischer Konzepte, die Ego-State-Therapie die Verbindung psychoanalytischer, hypnotherapeutischer und neurobiologischer Sichtweisen von dem, was den Menschen im Innersten zusammenhält.

1.3 Was ist ein Schema?

Im Zusammenhang mit der Erforschung und Therapie der Depression versucht Aaron Beck (1992) zu erklären, warum ein depressiver Patient an einer selbstdestruktiven Haltung und Lebenseinstellung festhält, obwohl er, objektiv gesehen, das Leben ganz anders gestalten könnte – und, um bei der Frage der Wahrnehmung zu bleiben, warum er meist das halb leere und nicht das halb volle Glas Wasser wahrnimmt.

Beck schreibt: »Jede Situation besteht aus einer Fülle von Reizen. Der einzelne Mensch widmet sich selektiv bestimmten Reizen, verbindet sie zu einem Muster und ordnet die Situation nach Begriffen. Obwohl verschiedene Menschen dieselbe Situation auf verschiedene Art und Weise konzeptualisieren können, neigt der einzelne dazu, in seiner Reaktion auf bestimmte Dinge oder Ereignisse konsequent zu sein. Relativ stabile kognitive Muster bilden die Basis für die Regelmäßigkeit der Interpretationen einer bestimmten Situationsabfolge. Der Begriff Schema bezeichnet diese stabilen kognitiven Muster.« (Beck, A. et al. 1992, S. 43)

Dies bedeutet, dass wir alle dazu neigen, neue Situationen nach dem alten Muster oder Schema zu bewerten, ein Vorgang, der auch entwicklungsgeschichtlich Sinn macht: Dem Ziel Nummer eins, als Mensch oder als Gattung zu überleben, ist es zuträglicher, eine neue Situation nach einem alten Muster, welches bisher zum Überleben geführt hat, zu bewerten, als ein unkalkulierbares Risiko einzugehen – die Überlebenslogik ist: dass ich hier und jetzt existiere, ist ja Beweis genug, dass das alte Muster funktioniert hat.

Wir können uns also vorstellen, dass durch eine bestimmte Situation bei einem vorbelasteten Menschen genau das Schema aktiviert wird, welches durch eine vergleichbare Situation vorgeprägt wurde. Dieses Schema ist nun die Grundlage, der Sortier- und Bewertungsrahmen, in den die Sinneseindrücke eingeordnet werden – wenn man stark und einseitig vorgeprägt ist, findet man immer nur das, was man finden will, oder wie Paul Watzlawick schreibt: »Wer als Werkzeug nur einen Hammer hat, sieht in jedem Problem einen Nagel.« (1997)

So werden alle neuen Erfahrungen durch die Matrix, die Brille, die Vor-Urteile des Schemas gesehen, bewertet und abgespeichert.

1.4 Von der Ich-Funktion zu den »Kopfbewohnern«

In unseren bewusstseinsnahen (expliziten) wie bewusstseinsfernen (impliziten) Gedächtnissystemen liegt nach dem eben Gesagten eine große Zahl von erfahrungsabhängigen Schemata, Schablonen und Blaupausen bereit, um unsere Anpassung als Mensch an die Umwelt so schonend wie möglich zu organisieren. Die Frage für mich dabei ist: *Haben* wir alle diese Schemata in uns als einer Referenzdatei von Lösungsstrategien, unabhängig von einem Ich/Selbst, abgespeichert, oder *sind* wir die Summe dieser Muster, sind wir der Niederschlag all der sozialen Erfahrungen, die wir gemacht haben? Falls das Letztere zutrifft: Wie hat sich so etwas wie ein Selbst-Anteil oder Persönlichkeits-Anteil aus einem Schema, einem Reaktionsprogramm weiterentwickelt und wird von mir als »eine Seite in mir«, als ein Teil meines Selbst erlebt?

Die Psychoanalyse von Sigmund Freud wurde durch die Arbeiten seiner Tochter Anna Freud (Das Ich und die Abwehrmechanismen, 1936) und insbesondere Heinz Hartmann (Ich-Psychologie und Anpassungsproblem, 1939, 1950) um Aspekte der Ich-Entwicklung, der Abwehrmechanismen sowie der Funktionen des Ichs ergänzt.

»Nach Hartmann kann das Ich auch als System von Funktionen betrachtet werden. Das Ich existiert demnach, da es ja nur eine konstruierte Instanz ist, die der Vereinfachung der Erklärung der Psyche dient, nur wenn es funktioniert. Dabei ist die wichtigste Funktion, sich selbst zu organisieren, d.h. die Funktionen werden differenzierter und genauer durch die Erfahrungen im Laufe der Entwicklung.«[2] Diese Funktionen des Ichs, die zum größten Teil bewusst sind und von Beginn des Lebens an auf autonome Weise arbeiten, unabhängig von den Frustrationen der Triebbefriedigung, sind für

- Denken, Wahrnehmen, Erinnern, Beurteilen, Überprüfen der Realität,
- für Willkürbewegungen,
- Vermeidung unerträglicher Affekte (Angst, Scham, Schuld),
- Vermitteln zwischen impulsiven Wünschen des Es und des Über-Ichs und der
- Suche nach rationalen Lösungen zuständig.

Davon getrennt gibt es bei Hartmann das Selbst als einer Teilfunktion des Ichs und die gesunden Ich-Funktionen – das sind angeborene Potenziale des Ichs, die sich in einer »konfliktfreien Ich-Sphäre« entwickeln können. »Das Selbst (…) läßt sich definieren als strukturierter Niederschlag von Wahrnehmungen, die die eigene Person betreffen, im Gedächtnis und somit als Resultat von Ich-Funktionen.« (Roßkamp et al. 1974, S. 7)

Diese Zeit der psychoanalytischen Ich-Psychologie, die ich selbst in meiner Ausbildung in Tiefenbrunn bei Göttingen durch den Leiter der Klinik, Franz Heigl, und seine Frau, Anneliese Heigl-Evers, in den 70er-Jahren des letzten Jahrhunderts miterlebt habe, hatte etwas sehr Funktionales, Strenges und Quasiwissenschaftliches. Vorbild war die experimentelle Psychologie, die Patientenbehandlung ähnelte einem Versuchsaufbau, und der Therapeut war Wissenschaftler im weißen Kittel.

Der andere Pol eines gedachten Kontinuums zwischen funktionalen Programmen und Teil-Selbsten sind all die Teile-Konzepte, die den Menschen als ein »multiples« Wesen beschreiben, als eine Polyphonie der inneren Stimmen und Persönlichkeitsanteile. Hier sind die Schemata, Programme, wie ich sie oben beschrieben habe, personifiziert, zu eigenen Entitäten differenziert, tragen Namen, und man kann sie visualisieren. Mary Goulding nennt sie in ihrem Buch »Kopfbewohner

---

[2] http://de.wikipedia.org/wiki/Ich-Psychologie

oder: Wer bestimmt mein Denken?« (2000) Monster, Bösewichter, Schurken, Widersacher, aber auch Alleswisser, armes Jammerschwein oder »deine Privatelfe«, um nur ein paar zu nennen. Ein märchenhaftes Land, bevölkert mit den unterschiedlichsten freundlichen bis unausstehlichen Schöpfungen der Vorstellungskraft. Alles sehr nett und deutlich weniger rational und quasiwissenschaftlich, aber auch verwirrend und gelegentlich etwas naiv.

1.5 Übersicht über die Teilekonzepte

In Abbildung 1-1 finden Sie eine Zusammenstellung der wichtigsten Therapierichtungen, die das Teile-Modell der Psyche in ihren Konzepten nutzen. Mich interessiert vor allem das Konzept der Ego-State-Therapie, welches die Grundlage meiner hypno-analytischen Teile-Therapie bildet.

Allen gemeinsam ist der innovative Gedanke, dass das Ich oder das Selbst eines Menschen nicht nur aus einem identitätsstiftenden Zustand besteht, sondern aus verschiedenen Seiten, Parts, Teilen, Rollen, Ich-Zuständen, Ego-States zusammengesetzt ist. Ich glaube aufgrund meiner klinischen Arbeit, dass das Konzept des multidimensionalen Selbst mehr der inneren Wirklichkeit von uns Menschen entspricht als einfachere Theoreme, die von einem konsistenten Ich ausgehen, wie wir dieses in der Strukturtheorie (Es – Ich – Über-Ich) von Freud kennen. Die Ego-State-Theorie der Watkins lässt sich als ein Energie- oder Teilemodell der Persönlichkeit beschreiben, eine Selbst-Familie, die aus umgrenzten und beschreibbaren Sub-Selbsten zusammengesetzt ist. Diese Auffassung vom Ich/Selbst taucht in den letzten 100 Jahren in der Literatur der Psychoanalyse immer wieder auf, konnte sich aber bis heute gegen Freuds klassisches Instanzenmodell nicht durchsetzen. Der Teile-Ansatz findet sich nicht nur bei den Watkins, sondern auch in der Transaktionsanalyse von Eric Berne (2005, 2006). Ich halte diesen Ansatz deshalb für so bemerkenswert, weil er psychoanalytische Konzepte mit hypnotherapeutischen Techniken kombiniert und durch sein innovatives Denken einen vollkommen neuen Zugang zum Patienten und somit eine veränderte Praxiologie therapeutischer Techniken schafft. Viele dieser Therapietechniken des Ego-State-Ansatzes werden heute erfolgreich in der Behandlung von Patienten mit Dissoziativer Identi-

Psychotherapie-schule	**Autor**	**Name für innere Teile oder Selbstteile**
Psychoanalyse	S. Freud	Es – Ich – Über-Ich
Jungianische Psychotherapie	C. G. Jung	Archetypen, Komplexe
Objektbeziehungs-theorie	M. Klein, O. F. Kernberg usw.	Innere Objekte, abgespaltene Teile
Ego-State-Therapie	J. und H. Watkins, Paul Federn	Ich-Zustände bilden eine Selbstfamilie
Psychosynthesis	R. Assagioli, P. Ferrucci	»subpersonalities«, Teilearbeit
Transaktionsanalyse	E. Berne	Eltern-Ich – Erwachsenen-Ich – Kind-Ich
»Internal Family System Therapy«	R. Schwarz	Innere Familie
»Voice Dialogue«	H. und S. Stone	Primäre Selbstanteile, abgelehnte Selbst-anteile
Gestalttherapie	F. Perls	Z. B. »underdog«, »topdog«
Innere-Kind-Arbeit	W. H. Missildine, J. Bradshaw	Säuglings-, Kind-, Schulkind-, Erwachse-nen-Selbst usw.
Wachstumsorientierte Familientherapie	V. Satir	Teile, Gesichter, Theater des Inneren
Kommunikations-theorie	F. Schulz von Thun	Innere Mannschaft, »inneres Team«
Systemische Therapie	G. Schmidt	Konferenz der inneren Familie, inneres Parlament
Neo-Dissoziations-theorie	R. Hilgard	»hidden observer«, executive ego

Abbildung 1-1: Verschiedene Theorien zum multidimensionalen Selbst

tätsstörung (vormals als Multiple Persönlichkeitsstörung bezeichnet) eingesetzt, lassen sich aber nach meiner Erfahrung ebenso effektiv für die Phase der Stabilisierung von Patienten mit PTBS und für die Borderline-Therapie (siehe dazu Reddemann 2004, Sachsse 2004) oder bei Menschen mit konfliktinduzierten Störungen (die sog. klassischen Neurosen) nutzen. Es wäre sicher zu kurz gesprungen, in der Ego-State-Therapie der Watkins nur eine Methode der Behandlung traumaassoziierter Störungen zu sehen – ein Missverständnis, das auch erfahrenen Teiltherapeuten immer wieder unterläuft.

Auch bei C. G. Jung finden sich Konzepte zu einer inneren Multiplizität. Er unterscheidet in der Persönlichkeit des Menschen die negativ gefärbten Anteile, die er Komplexe nennt, von den positiven, die er als Archetypen bezeichnet. Diese von ihm postulierten Komplexe innerhalb der Persönlichkeit beschrieb er als eine Gruppe aneinander gelagerter, unbewusster Gedankenvorstellungen. 1935 schrieb er über den »Komplex«, dass dieser »die Tendenz [habe], eine kleine Persönlichkeit zu bilden. Er hat eine Art Körper, einen gewissen Grad an eigener Physiologie. [...] kurz, er benimmt sich wie eine Teilpersönlichkeit. [...]. Ich bin der Ansicht, daß unser persönliches Unbewußtes ebenso wie das kollektive Unbewußte aus einer unbestimmten, da unbekannten Anzahl von Komplexen oder fragmentarischen Persönlichkeiten besteht.« (Jung, zitiert in Schwartz 1997, S. 29) Dieses Konzept zeigt viel Ähnlichkeit mit Federns Ich-Zuständen, mit denen ich mich in den nächsten Kapiteln noch ausführlich beschäftigen werde; vor allem C. G. Jungs Idee, eine Person habe nicht Komplexe, sondern der Komplex habe sie, die Person, entspricht der Idee der führenden Ich-Zustände, der Gastgeber(host)-Persönlichkeit, wie man bei den Patienten mit DIS/MPS[3] sagen würde.

Zu weiteren Multiplizitätskonzepten, wie der Theorie der Ego-States bei Assagioli und Ferrucci (Psychosynthese), zur Gestalttheorie, zur Transaktionsanalyse und zur systemischen Theorie (»Das innere Team«, F. Schulz von Thun, und »Innere Familie«, »Inneres Parlament«, Gunther Schmidt) siehe die kurzen Zusammenfassungen bei Peter Uwe Hesse (2003).

---

[3] DIS bedeutet Dissoziative Identitätsstörung, MPS bedeutet Multiple Persönlichkeitsstörung.

1.6 Die Grenzen des Modells

So wie keine Therapieschule für sich die Wahrheit in Bezug auf das Verstehen der menschlichen Seele reklamieren sollte, so gibt es bei den therapeutischen Handlungsstrategien kein »Universalwerkzeug« für alle auftauchenden Probleme. Jede Annahme über das Auf und Ab im Seelengrund des anderen sind erst mal Sinnkonstruktionen und subjektive Wirklichkeitsbeschreibungen über den Interaktionsraum zwischen uns Therapeuten und dem Patienten und sagen oft mehr über uns als über den anderen aus. So weit der allgemeine Teil und der Aufruf zur Bescheidenheit.

Bei dem hier vorgestellten Teilemodell muss ich aber noch einen Schritt weiter gehen: Der auch von mir (Peichl 2007) so locker vorgetragene Spruch »Sind wir nicht alle etwas multipel?« ist in seiner Schlichtheit einfach falsch und muss für Menschen mit »multipler Persönlichkeit« diskriminierend wirken. Multipel zu sein ist ein schmerzlicher Zustand, ein Ausdruck innerer Zerrissenheit zwischen oft unkalkulierbar auftauchenden Teilidentitäten und entsteht als Folge schwerer Traumatisierung. Auch wenn das sich innerliche Auftrennen an den bisherigen Nahtstellen der Persönlichkeitsoberfläche ein hochwirksamer Überlebensmechanismus unter Hochstress ist, geht damit das Gefühl der Kohärenz, das »Mit-sich-identisch-Sein«, das Erleben der »Meinigkeit« (Metzinger 2010) verloren. Wir sollten bei nicht hoch dissoziativen Menschen eher von Vielfalt, von Pluralität, von kreativer Vielseitigkeit als von Multiplizität sprechen und diesen Fachterminus für die »Multiple Persönlichkeit« reservieren. Unser Normalo-Selbst ist ein System unterscheidbarer Teil-Aspekte, Elemente oder Zustände (States), welche zusammen in ein sinnstiftendes Identitätsgefühl gefasst sind – auch wenn ich viele meiner Ich-Zustände durch die Selbsterfahrung zu kennen glaube, bleibe ich immer Jochen Peichl, relativ identitäts-konstant in Zeit und Raum.

Und hier zeigt sich eine mögliche Schattenseite des Teile-Modells: Eine zu intensive Beschäftigung mit den inneren »Kopfbewohnern«, den Inneren Kindern usw. kann die Tatsache vergessen machen, dass es sich beim Konzept des Inneren Kindes nur um theoretische, therapeutische Konstrukte handelt. Wir haben kein Inneres Kind in uns und deshalb ist der Begriff auch unglücklich gewählt und suggeriert ein naives Denken und befördert esoterische Vereinfachungen. Es geht bei diesen Modellvorstellungen immer nur um Innere-Kind-Zustände als eine momentane Erlebnisform. Auf dieses häufig weitreichende Missverständnis hat Ulrich Sachsse immer wieder hingewiesen (in: W. Herbold, U. Sachsse 2007).

Für Menschen mit einem brüchigen Identitätsgefühl kann es verführerisch sein, sich in eine innere Märchenwelt zurückzuziehen und die Seelenlandschaft unbewusst mit immer mehr freundlichen, aber auch bösartigen Wesen zu bevölkern, die eine Art Gegenrealität zur mühsamen Alltagswirklichkeit bilden. Therapeuten können diesen wenig hilfreichen Prozess fördern, wenn sie nicht verantwortungsvoll mit den Möglichkeiten und Gefahren der Teile-Arbeit bei Patienten aus dem *nicht* hoch dissoziativen Spektrum umgehen: bei Posttraumatischer Belastungsstörung (PTBS), Komplexer PTBS (DESNOS), »ego-state-disorder« (DDNOS) und Borderline-Persönlichkeitsstörung (BPS) und ihren Kombinationen. Bei diesen traumaassoziierten Störungen sollte immer der Unterschied zwischen der Imagination von Persönlichkeitsseiten (mehr im Sinne von personifizierten Rollenbildern, die nicht autark voneinander existieren und leben) im Gegensatz zu real existierenden »kleinen Persönlichkeiten« im Selbst, mit und ohne Amnesie wie bei der »Multiplen Persönlichkeit«, für den Patienten spürbar und kognitiv verstehbar bleiben.

Aus diesem Grund stehen viele Selbsthilfegruppen für Menschen mit DIS dem Konzept der Teiletherapie, namentlich der Ego-State-Therapie, auch sehr misstrauisch gegenüber. »Das Sternenmeer« ist ein Web-Projekt von mehreren Frauen mit dissoziativer Identität, aus dem ich zitieren möchte:

»Das Konzept des inneren Kindes ist ein theoretisches, therapeutisches Hilfskonstrukt. Und das wird leider oft vergessen. Diese sogenannten ›inneren Kinder‹/Anteile existieren NICHT real. Sie handeln, denken und fühlen NICHT eigenständig. Sie waren nicht selbstständig in der Schule, und der dazugehörige Mensch hatte dafür auch keine Amnesie. Du kannst dir stundenlang aufs Wildeste eine Putzfee imaginieren, deine Bude ist trotzdem nicht aufgeräumt … Dieses Konzept sehen wir also sehr kritisch. Es wird eine Spaltung und (reale) Existenz proklamiert, die es so schlicht nicht gibt. Ein Therapeut, der nicht immer wieder darauf sorgfältig hinweist, handelt in unseren Augen fahrlässig. […] Multiple Systeme sind hoch individuell und entsprechen mit Sicherheit nicht den klassischen Archetypen. Unsere Existenz gründet sich auf unter grausamsten Umständen erzwungene Aufspaltung, und das hat mit Sicherheit nix mit ner Blümchenwiese voller Plüsch-Imagination zu tun und auch nicht mit dem leider von vielen Therapeuten händeringend gesuchten klassischen Schema F. Wir empfinden es als hochkritisch und auch gefährlich, das miteinander gleichsetzen zu wollen.«[4]

Inwieweit Teile-Arbeit bei Menschen mit DIS sinnvoll ist, wo die Chancen und die Grenzen des Modells liegen, müssen wir später noch einmal diskutieren, aber den Einspruch der Frauen von »Das Sternenmeer« gegen »Multiplizität für jedermann« als neuer Therapiemodewelle sollten wir ernst nehmen.

---

4 http://das-sternenmeer.de/dis.html

2. Das Vermächtnis von John und Helen Watkins: Was sind Ego-States und wie entstehen sie in unserer Psyche?

2.1 Die Geschichte von Paula

Nachdem Paula zu Beginn der Therapie zugestimmt hatte, dass sie bereit wäre, in der Sitzung mit dem Teilemodell zu arbeiten, wiederhole ich kurz die Grundprinzipien und führe Paula in einen leichte Trance. Sie sitzt entspannt in ihrem Stuhl, und es beginnt folgender Dialog:

Therapeut: »Ich würde gerne mit dem Teil in der erwachsenen Paula sprechen, der mir aus seiner Sicht erzählen kann, was gestern passiert ist, als kein Stuhl für Paula im Sozialraum übrig war und Paula wegrannte. Wenn du/Sie da bist/sind, bitte sprich durch den Mund der erwachsenen Paula zu mir«.

Nach kurzer Zeit eine sehr ängstliche, kindliche Stimme

Patientin: »Ja … ich bin da.«

Therapeut: »Hallo … danke, dass du gekommen bist, ich freue mich, dich kennenzulernen … soll ich du oder Sie sagen…wie heißt du denn, wie soll ich dich nennen?«

Patientin: »Sag einfach du … ich bin ›die Kleine‹, bin schon ein Schulkind.«

Therapeut: »Oh' ein Schulkind … Schön, dich kennenzulernen … was war denn da los gestern?«

Patientin: »Das war ganz schrecklich … (weint) … ich dachte, keiner mag mich … für mich ist nie Platz … ich bin überflüssig …«

Therapeut: »Das muss ja schrecklich gewesen sein … wann bist du denn entstanden im Leben der Paula? Was war denn da los … dass es dich gibt?«

Patientin: »Ich musste wieder zurück aus der Pflegefamilie ins Heim, und meinen Bruder haben sie gemocht und behalten.«

Aus der Anamnese ist mir bekannt, dass Paula mit ihrem Zwillingsbruder im Alter von zweieinhalb Jahren ins Heim kam und dass beide mit

5 Jahren in eine Adoptivfamilie geschickt wurden, wo sie ein Jahr Probezeit hatten. Paula war zu dieser Zeit trotzig, verschlossen und wurde von der Familie nach der Einschulung wieder ins Heim zurückgeschickt – der Bruder durfte bleiben. Paula erinnert noch heute ihre Verzweiflung und den letzten Satz der Adoptivmutter: »Du bist uns zu schwierig, hier ist kein Platz für dich.« Von da an vertraute sie niemandem mehr, zog sich schnell in ihre innere Welt zurück und galt als schwieriges, verschlossenes und bockiges Kind.

Wir können also vermuten, dass in dem Moment, als das beobachtende Ich von Paula registrierte, dass kein Stuhl für sie im Sozialraum übrig gelassen war, das alte Schema des »Keinen-Platz-haben-in-der-Welt« reaktiviert wurde und der dazugehörige Ego-State, Ich-/Selbstzustand, der sich um dieses Thema in vielen Durchläufen und Variationen gebildet hatte, die Selbst-Steuerung übernahm. Alle alten Bilder von Verlassenheit, Gefühle von Einsamkeit, Gedanken, »nichts wert zu sein«, und unaushaltbare Körpererinnerungen brachen über Paula augenblicklich herein – bisher gut verwahrt in den Tiefen der Erinnerungen in dem Ego-State »die Kleine«.

Diese 6-jährige kleine Paula kannte nur einen Weg, sich zu retten: die Flucht an einen sicheren Ort. Somit hatte nicht die Erwachsene auf den fehlenden Stuhl reagieren und mit all ihren erwachsenen kognitiven Fähigkeiten und Stärken eine Lösung finden können, sondern »die Kleine« hatte die innere Bühne betreten und das »Notfallprogramm« wurde gestartet – aus der Sicht eines 6-jährigen Schulkindes auch sehr verständlich und eine kreative Leistung.

2.2 Was sind Ego-States?

2.2.1 Paul Federn – der glücklose Vordenker

John und Helen Watkins berufen sich in ihrem Lehrbuch »Ego-States Theorie und Therapie« (2003/1997) auf die energiepsychologische Theorie der »Ich-Zustände« des Wiener Freud-Schülers Paul Federn (* 13. 10. 1871 Wien, † 4. 5. 1950 in New York durch Selbstmord).

Paul Federn, ein langjähriger und eifriger Schüler Sigmund Freuds, postulierte aufgrund seiner Arbeit mit Patienten mit Depersonalisation und Psychosen, abweichend von der Auffassung seines Lehrers und

Mentors Freud, die Theorie der »Ich-Zustände«. Er beschrieb das Ich als einen realen, erfahrbaren Gefühlszustand (Ich-Gefühl) und nicht als ein einfaches theoretisches Konstrukt, wie dies Freud in seiner Arbeit »Das Ich und das Es« im Jahre 1923 getan hatte. Für Federn stellte das Ich keine Entität dar, sondern bestand aus »Sub-Persönlichkeiten«, segmentierte Persönlichkeitsstrukturen, zusammengehalten durch ein Identitätsgefühl. Jeder dieser Ich-Zustände, die in der frühen Kindheit entstehen, habe einen eigenen Ursprung, eine eigene Geschichte sowie eigene Gedanken und Gefühle. So weit der Überblick, aber lassen Sie mich das eben Gesagte noch etwas vertiefen.

In seinen psychoanalytischen Behandlungen spezialisierte sich Federn auf Patienten mit Psychose, De-Realisation und De-Personalisation und nahm erstmals 1905 eine Patientin mit Psychosestörung in Analyse. Seine Forschungsneugier galt der Stärke und Qualität des von ihm so bezeichneten Ichgefühls, den wechselnden Ichgrenzen der Patienten mit dissoziativen Störungen und der affektiven Besetzungen des Ich. Bei der Beschäftigung mit diesen Kranken, die sich in unterschiedlichen Erlebenszuständen bewegten, sich innerlich fremd, gefühllos und dann wieder von Angst überflutet erlebten, war das Modell der Ichzustände zur Erklärung hilfreicher, als von einem monolithischen, einheitlichen Ich auszugehen. Wie die Patienten den Sichthorizont von Paul Federn prägten, zeigt folgendes Zitat: »Immer wieder mit Menschen beschäftigt, die unter Entfremdung und Depersonalisation litten und die wiederholt zu Aussagen kamen wie ›das arme kleine Ich‹ [wird] noch immer nicht erkannt (aus: Paul Federn 1949 a, S. 170), ›Ich bin nicht mehr ich‹ und ›Ich bin meiner Selbst verlustig gegangen‹ (aus: Paul Federn 1949 b, S. 228), sah sich Paul Federn genötigt, eine Psychologie des Ich zu entwickeln, die diese Gefühlsmomente, ja Zustände von ›Übermaß an Schrecken und Angst‹ (Paul Federn 1949 a, S. 183) berücksichtigen sollte.« (Eliot 1990, S. 139)

Die Vermutung dürfte nicht zu weit hergeholt sein, dass viele der Symptome der Patienten von Paul Federn heute als traumaassoziiert angesehen würden und sich eine Reihe von Menschen mit dissoziativen Störungen oder Borderline-Persönlichkeitsstörung darunter befand – so prägte der Kontext das Verstehen, würden die Systemiker sagen.

Als Ichgefühl bezeichnete Paul Federn eine Qualität des Erlebens, durch die ein Ergebnisinhalt als zum Ich und nicht zur Umwelt gehörig empfunden wird, wobei die Umwelt auch eine psychische Innenwelt sein kann. Im Icherleben sind Federn zufolge lebensbejahende und destruktive Komponenten wirksam; die Libidotheorie und den Todestrieb Freuds versuchte der loyale Schüler, der er bis zu seinem Lebensende war, mit seiner Theorie von Ich-Energie und Objekt-Energie zu verbinden. Paul Federns Theorie könnte man eine triebpsychologische Ich-Psychologie nennen oder auch einen Versuch, den Triebdualismus Freuds zu retten.

Rosita Ernst schreibt in ihrer Doktorarbeit: »Es sei gleich vorweggeschickt, dass es eklatante Differenzen zwischen eher vom psychoanalytischen mainstream vertretenen Ichpsychologie und der Federn'schen Ichpsychologie gibt. Während Erstere in der US-amerikanischen Psychoanalyse eine große Blüte erlebte und den Anschluss an die positivistisch orientierte akademische Psychologie suchte und großen Wert auf Operationalisierbarkeit legte, war die Ichpsychologie Paul Federn mehr phänomenologisch inspiriert und bediente sich eines Ich-Begriffs, der von der heutigen Psychoanalyse wohl eher als ›Selbst‹ übersetzt werden würde. Innerhalb der Psychoanalyse war Paul Federn aus diesem Grund lange Zeit ein Außenseiter.« (2002, S. 18)

Als dieser Außenseiter arbeitet er sich zeitlebens an seinem großen Über-Vater Freud ab, verschwieg seine theoretischen Differenzen zu ihm, um nicht, wie viele vorher, in Ungnade zu fallen, immer bemüht, die veraltete Energie- und Triebtheorie in eine neue Zeit hinüberzuretten, als in England schon das Morgenlicht der Objektbeziehungstheorie dämmert. Manchmal war er in seiner Diktion in dem Buch »Ichpsychologie und die Psychosen« weit triebtheoretischer als Freud selbst!

Freuds letzte Definition des Ich-Begriffs erschien 1938 in »Abriss der Psychoanalyse«, wo er das Ich als eine Organisation definiert, die ständig libidinös besetzt ist und der er Funktionen wie Abwehr, Realitätsprüfung, Wahrnehmung, Gedächtnis, Aufmerksamkeit und Urteilsvermögen zuschrieb – »Für Freud war das Ich nicht weiter zerlegbar, sondern ein unteilbares Ganzes«. (Ernst Federn 1993, S. 16)

Ernst Federn schreibt mit Blick auf seinen Vater: »Was ist das Ich? Für Freud ist es die seelische Instanz, die das Es von der Außenwelt abgrenzt, für Hartmann und seine Anhänger die Instanz, die sich mit der Außen- und Innenwelt beschäftigt, um beide zu vereinigen, einander zu adaptieren. Paul Federn beschrieb das Ich phänomenologisch als das

Gefühl: Ich bin Ich. Dieses Gefühl hat unendlich viele Grenzen, aber es ist normalerweise so selbstverständlich, daß man darüber weder redet noch nachdenkt.« (Ebd., S. 17)

Zum Ichgefühl

Federns Theorie gründet sich auf die ausschließliche Erfahrung mit schwerstgestörten, vermutlich auch traumatisierten Patienten. Norman Elrod (1990) meint, dass Federn versuchte, eine Ichpsychologie zu schaffen, die dieses Erleben seiner Patienten spiegeln sollte, und in diesem erlebenden Kontakt mit den Krankheiten entwarf er das Konzept des Ichgefühls.

»Mit Ichgefühl, ob als Körper ›Ichgefühl oder als seelisches Ichgefühl, wollte er, die Sensation, die man jederzeit von seiner eigenen Person hat‹, ausdrücken, ›daß Eigengefühl des Ichs von sich selbst‹ (Paul Federn 1932, S. 59), vielleicht das Erleben, das Daniel Stern später mit ›Selbstgefühl‹ (sense of self) bezeichnet, wie Werner Bohleber (1989, S. 565) schreibt.« (Elrod 1990, S. 139)

Dieses Ich, so meinte Federn im Gegensatz zu Freud, sei bereits ab der Geburt des Säuglings mit im Spiel: »So sprach Paul Federn von einem Ur-Ich, das Welt und ich narzißtisch umfasst.« (Elrod 1990, S. 140)

Eduardo Weiss, Schüler von Paul Federn, schreibt im Vorwort des Buches »Ichpsychologie und die Psychosen«: »Das Ichgefühl ist das Gefühl der Einheit der Erlebnisse des Individuums in Bezug auf Zeit, Raum und Kausalität.« (Federn 1956, 1978, S. 13) Solange das Ich normal funktioniert, werden wir seiner Funktionen nicht gewahr, so wie wir uns normalerweise nicht gewahr sind, dass wir atmen. Das Ich ist ein psychisches Erlebnis und nicht eine gedankliche Abstraktion, es ist nicht die Summe aller bewussten, aufeinander bezogenen Erscheinungen, es ist auch nicht eine integrierende Funktion der Psyche.

Und weil das Ich eine Erfahrung, ein inneres Erleben – eine »Erlebniswirklichkeit« (ebd., S. 14) – ist, setzt es Paul Federn nicht wie Freud mit dem Bewusstsein, sondern mit dem Gefühl des eigenen Ichs, dem Ichgefühl gleich oder dem Selbsterleben, wie wir heute sagen würden.

»Wenn man von einer Besetzung sich fortwährend ändernder Inhalte mit dem vereinheitlichenden zusammenhängenden Ichgefühl spricht, hat man eine genaue Beschreibung des tatsächlichen Icherlebens im Sinne und nicht bloß eine Theorie. Obwohl das Icherlebnis aus einem Zustand in den anderen übergeht, wird es doch als fortdauernd gefühlt …« (Ebd., S. 14)

Um nun das Ichgefühl zu erfahren und die verschiedenen Funktionen des Ichs zu aktivieren, braucht es eine Energie, eine Menge von Besetzungsenergie – eine aus meiner Sicht sehr mechanistische Vorstellung: Damit der Motor läuft, braucht er Strom oder Brennstoff! Wie und was diese Besetzungsenergie ist, weiß niemand und bleibt bei Paul Federn und später auch bei John und Helen Watkins für mich unklar – bei Freud zumindest war diese Ichbesetzung nicht libidinöser Natur. Durch diese Besetzung mit Energie wird eine Unterscheidung erzeugt – für Paul Federn ist das Ich gleichzeitig Subjekt und Objekt: Ist dieses Ich ein Subjekt, dann sage ich: ich mache, ich tue; wenn es Objekt ist, dann ist es das Selbst (die reflexive Besetzung).

Zu den Begriffen »Ichgrenze« und »Ichzustand«

Federn erklärt die Halluzination, die Depersonalisation und die Wahnbildung mit dem wichtigen Begriff der Ichgrenze.

»Die jeweils von den Ichgrenzen eingeschlossenen spezifischen Inhalte bestimmen den spezifischen Ichzustand. Verschiedene Ichgrenzen stehen mit verschiedenen Ichzuständen in Wechselbeziehung … Es kann experimentell bewiesen werden, daß Ichzustände früherer Altersstufen nicht verschwinden, sondern bloß verdrängt werden. In Hypnose kann ein die entsprechenden Affektlagen, Erinnerungen und Triebregungen einschließender früherer Ichzustand im Individuum wiedererweckt werden.« (Federn 1956, 1978, S. 21) Und weiter: »Nach Federn besteht der unbewußte Anteil des Ichs in der Schichtung der verdrängten Ichzustände.« (Ebd.) Somit war bei Freud das Ich eine Einheit, bei Federn ist es eine Schichtung verdrängter Ichzustände!

Im Gegensatz zu Heinz Hartmann gibt es bei Federn keine Ich-Autonomie, sondern immer eine Abhängigkeit von allen anderen Strukturen der Seele und der Außenwelt. »An den Ichgrenzen nach Innen und Außen finden ständig Konflikte statt. Die Ichlibido ist beteiligt an der strukturellen Gestaltung des Ichs. […] Das Ichgefühl und nicht die Realitätsprüfung ist für ihn für die Unterscheidung zwischen Ich und Nicht-Ich verantwortlich. Wahrnehmungen, die nicht mit Ichgefühl besetzt sind, werden als der Außenwelt zugehörig erlebt. […] Die Ichgrenze als peripheres Sinnesorgan dient zur Unterscheidung zwischen Innen und Außen. […] Das Ich ist ein dynamisches Gebilde mit verschiebbaren Grenzen. Psychotiker erleben ihre Halluzinationen und Wahnbildungen nicht – wie bei Freud – infolge mangelnder Realitätsprüfung, sondern wegen mangelnder Ichbesetzung.« (Shaked 1994, S. 97)

Während das Ich-Gefühl den Ich-Kern einer gesunden Person bildet und konstant bleibt, ist das Gefühl der Ich-Grenzen in ständigem Wandel.

»Anders als bei Freud besteht das Ich bei Paul Federn als Phänomen und Erfahrung von der Geburt an. Die Erfahrung des Ichs nennt Federn Ichzustände. Für ihn werden nicht nur seelische Inhalte verdrängt, sondern auch Ichzustände.« (Ebd., S. 98)

Zusammenfassung

Lassen Sie mich die Unterschiede in der Ich-Theorie von Freud und Federn noch einmal zusammenfassen:

1. Für Freud war das Ich nicht weiter zerlegbar, sondern ein unteilbares Ganzes, bei Federn besteht es aus einer Schichtung verschiedener Ichzustände.
2. Ein Ichgefühl sei von allem Anfang an vorhanden, meint Federn (Ur-Ich), bei Freud bildet es sich erst im Laufe der Ontogenese heraus.
3. Das Ich ist bei Federn phänomenologisch ein Gefühl und nicht eine Ansammlung von Funktionen wie Abwehr, Realitätsprüfung, Wahrnehmung, Gedächtnis usw.
4. Das Ich ist bei Federn ein psychisches Erlebnis (eine Erlebniswirklichkeit) und nicht eine gedankliche Abstraktion und mit dem Bewusstsein, wie bei Freud, gleichzusetzen.
5. Das Ich ist mehr ein Phänomen (Federn) als eine psychische Struktur (Freud).

Wenn Sie nun am Ende dieser Darstellung des häufig recht komplexen und leider auch komplizierten Denkens von Paul Federn sich fragen, was denn nun ein »Ichzustand« sei, dann sei vereinfacht Folgendes gesagt:

Das Ich kann von Geburt an seine Ichgrenzen dynamisch verändern und in verschiedenen Lebensphasen verschiedene Inhalte umfassen – gleichwohl versucht das Ich einen Zustand von Kohärenz und

Integration zu bewahren. Das Ich ist eine Erlebniswirklichkeit aus unterscheidbaren Ichzuständen, ist psychisch erfahrbar im Ichgefühl und formt sich in der Beziehung zur Umwelt. Alles, was innerhalb einer Ichgrenze eingeschlossen ist, ist ein Ichzustand. Ein Ichzustand kann verdrängt werden, und in Hypnose können die zu einem Ichzustand gehörenden Teile wiedererweckt werden: Affekte, Erinnerungen, Triebregungen. Der unbewusste Teil des Ichs sind diese Schichtungen verdrängter Ichzustände. Der Wechsel der Ichzustände zeigt sich in einer Veränderung des Gesichtsausdrucks (Federn 1956/1978, S. 157).

Paul Federns Untersuchungen des Ichs wurden von seinen Kolleginnen und Kollegen viele Jahre nicht beachtet und stießen auf keinerlei psychoanalytisches Interesse, weder in der Wiener Mittwochsgesellschaft noch bei Sigmund Freud selbst. Diese Ablehnung durch Freud schmerzte Paul Federn zeitlebens, war er doch angetreten, die Triebtheorie vor der aufdämmernden Objektbeziehungstheorie zu retten. Angeblich soll er, bevor er sich 1950 in New York erschoss, vorher auf das Konterfei von Sigmund Freud geschossen haben.

2.2.2 Das Verdienst von John und Helen Watkins

John Watkins und Eric Berne, der Begründer der Transaktionsanalyse, studierten beide die Arbeiten von Paul Federn; Watkins machte während seiner Psychoanalyseausbildung am Chicagoer Institut um 1950 eine Lehranalyse bei Eduardo Weiss, der in Wien 1910/1911 von Paul Federn analysiert worden war. Eric Berne, geboren als Eric Lennard Bernstein, emigrierte von Kanada in die USA, ließ sich als Psychiater ausbilden und begann seine Psychoanalyseausbildung am New Yorker Psychoanalytischen Institut. Er begann 1941 eine Lehranalyse bei Paul Federn. Beide – Watkins und Berne – begeisterten sich für das Modell der triebpsychologischen Ichpsychologie von Federn, entwickelten aber ihre Ideen der unterschiedlichen Ich-Zustände unabhängig voneinander.

Die Theorie-Zuflüsse in das Ego-State-Konzept

In den 70er-Jahren des letzten Jahrhunderts wurde John Watkins das Zertifikat als Psychoanalytiker vom Chicagoer Institut verliehen. Im Lehrbuch von 1997/2003 findet sich eine sorgfältige Darstellung der zugrunde liegenden psychoanalytischen Theorie, in der die Arbeiten von Sigmund Freud, Eduardo Weiss und vor allem Paul Federn ausdrücklich gewürdigt werden. Auf der anderen Seite finden wir Zuflüsse des hypnotherapeutischen Denkens von Pierre Janet und Ernest Hilgard; erstaunlicherweise wird Milton Erickson an keiner Stelle zitiert – auch im Gesamtwerk des Ehepaares spielt Milton Erickson kaum eine Rolle – möglicherweise Ausdruck einer Konkurrenzbeziehung der beiden Männer, als Vorsitzende unterschiedlicher amerikanischer Hypnosevereinigungen.

Das Genogramm der einzelnen Theorie-Zuflüsse in das Ego-State-Konzept findet sich in Abbildung 2-1.

Für die väterliche, die psychoanalytische Linie, der Ego-State-Theorie stehen an erster Stelle Paul Federn, dann Sigmund Freud mit seiner heute veralteten Trieb- und Energiepsychologie (ca. 1900–1921) und Eduardo Weiss aus Triest/Italien. Paul Federns Arbeiten sind schwer zu lesen und im Stil, auch in der deutschen Originalausgabe, gewöhnungsbedürftig; es ist den Zusammenfassungen seiner Theorien durch seinen Schüler Eduardo Weiss zu verdanken, dass das Anliegen von Paul Federn auch heute nicht in Vergessenheit geraten ist. Neben Paul Federn wird vor allem C. G. Jung mit seinem Konzept der Archetypen und Komplexe im Lehrbuch der Watkins ausführlich gewürdigt.

Auf der anderen Seite, der mütterlichen Linie, findet sich die mehr auf phänomenologische Erfahrung setzende Welt der klassischen Hyp-

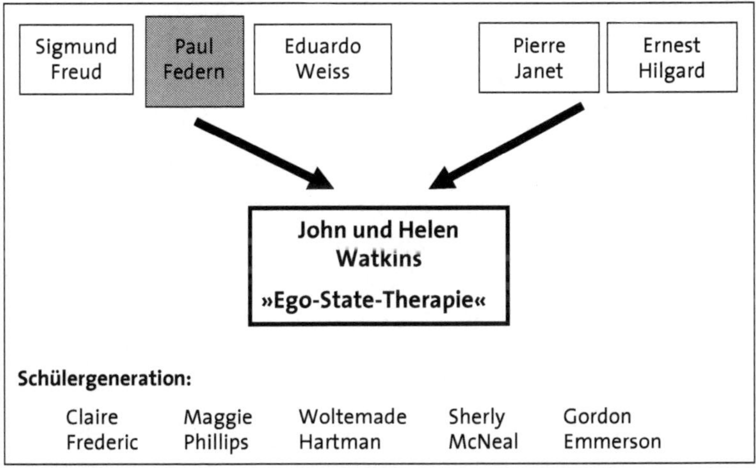

Abbildung 2-1: Das Genogramm der einzelnen Theorie-Zuflüsse in das Ego-State-Konzept

nose und ihrer Weiterentwicklungen, geprägt durch Pierre Janet und Ernest Hilgard und anderen Nicht-Erickson'schen Hypnotherapeuten.

Alles dies floss zusammen, als Jack und Helen in den frühen 70er-Jahren ihre Liebes- und Arbeitsbeziehung begründeten: er als Professor und Leiter des Ausbildungsprogramms klinische Psychologie und damit mehr dem akademischen Denken und dem theoretischen Überbau verpflichtet und sie, Helen Huth, als Psychologin am Beratungszentrum der Universität Montana, mehr der eigenen Intuition folgend. Sie verfügte über eine Sensibilität, die John Watkins voller Achtung mit dem »Hören mit dem dritten Ohr« – wie Reik das einmal für die Psychoanalyse ausdrückte – beschreibt, das väterliche forschende Denken und die mütterliche haltende Intuition hatten sich gefunden.

Als direkte Schüler von John und Helen möchte ich Claire Frederik, Maggie Phillips und Woltemade Hartman nennen, mit deren therapeutischer Arbeit und theoretischen Konzeptionen ich mich zum Teil hautnah in den letzten Jahren auseinandersetzen durfte, daneben Gordon Emerson und Shirley McNeal. Was in dieser Schülergeneration in den letzten Jahren auffällt, ist die Zunahme des Einflusses des hypnotherapeutischen Denkens aus der Schule von Milton Erickson und energiepsychologischer Modelle (z. B. Fred Gallo) und die Abnahme psychoanalytischer Grundorientierung: Ein psychodynamisches Krankheitsmodell und der Umgang mit Übertragung und Gegenübertragung spielen weniger eine Rolle, außer in den Schriften Claire Frederics, die ich wegen ihres klaren Geistes und ihrer brillanten Formulierungen sehr schätze.

Was ist ein Ego-State?

»Ego-State« ist der Reimport des deutschen Wortes »Ich-Zustand« in den deutschen Sprachraum aus den ins Englische übersetzten Schriften von Sigmund Freud und Paul Federn[5].

In dem Buch »Ego States Theorie und Therapie« (Watkins und Watkins, 2003/1997) definiert das Autorenpaar Ego-States wie folgt:

> »Ein Ich-Zustand kann definiert werden als organisiertes Verhaltens- und Erfahrungssystem, dessen Elemente durch ein gemein-

[5] Zur Erinnerung: »Ich-Zustand« ist die gemeinsame Bezeichnung in verschiedenen Theorien, Ego-State meint ausschließlich die Theorie von J. u. H. Watkins.

> sames Prinzip zusammengehalten werden und das von anderen Ich-Zuständen durch eine mehr oder weniger durchlässige Grenze getrennt ist.« (Ebd., S. 45)

Ähnlich wie bei Paul Federn gibt es eine *Begrenzung* des Ich-Zustandes durch die Ichgrenze (von Watkins eine Membrane oder durchlässig Grenze genannt) und einen *Inhalt,* ein System von Verhaltens- und Erfahrungsmustern. Das *gemeinsame Prinzip* bezieht sich auf die Theorie der Besetzungsenergien: Erhält ein Ego-State eine Ichbesetzung, dann wird es als das Selbst (in diesem Erlebnismoment!) erlebt, erfährt es eine Objektbesetzung, dann wird es zum »Nicht-Ich« und ist somit ein Objekt. »Die Selbstenergie hat in ihrer reinen Essenz keine Form oder Gestalt, sie ist wie Farbe, die keine Grenzen hat; wenn diese Energie eine psychische oder körperliche Einheit besetzt, nimmt diese die Form dieser Einheit an. So wie Farbe die Gestalt des angemalten Objektes.« (Reddemann 2009) Die Unterschiede im triebpsychologischen Energiekonzept bei Freud und Federn zeigt Abbildung 2-2.

Im Gegensatz zu Federn gehen Watkins und Watkins davon aus, dass ein Ego-State nicht nur Elemente enthält, die vorher eine Ich-Besetzung erfahren haben, sondern sowohl Elemente mit Ich-Besetzung als auch solche mit Objekt-Besetzung. »Dieses Muster kann eine bestimmte Altersstufe oder eine Beziehung im Leben des Individuums repräsentieren. Oder das Individuum kann dieses Muster entwickelt

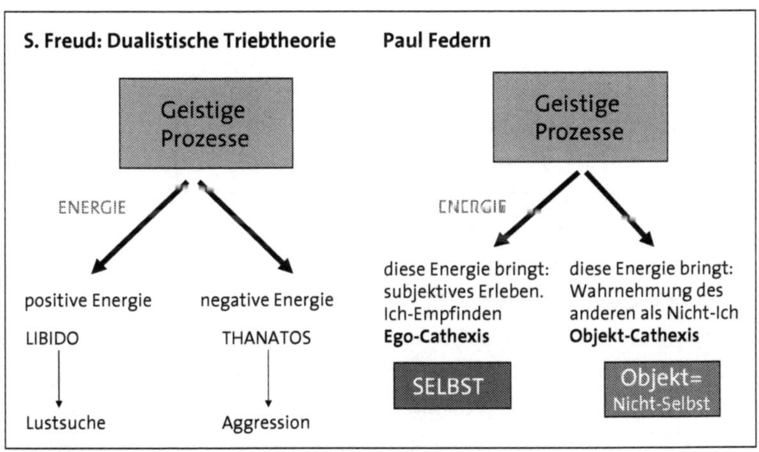

Abbildung 2-2: Das Energiemodell von Freud und Federn

haben, um mit einer bestimmten Situation fertig zu werden, und von daher seinen spezifischen Charakter erhalten. Der Ich-Zustand besteht auf jeden Fall aus einer Ansammlung von Ich- und Objektelementen, die auf irgendeine Weise zusammengehören und eine mehr oder weniger durchlässige gemeinsame Grenze haben.« (Watkins 2003/1997, S. 45–46). Was ist damit gemeint?

Die Grundidee von Watkins ist ein Teilemodell der Persönlichkeit, welches sich nahtlos aus der Theorie von Paul Federn über die geschichteten Ichzustände ergibt. Dieses Modell unterscheidet sich aber von anderen Teilemodellen wie der Transaktionsanalyse und der Gestalttherapie. Ego-States, von denen hier die Rede sein soll, bilden sich für jeden Menschen in einzigartiger Form und Anzahl, sie sind Niederschläge von unverwechselbaren Interaktionserfahrungen, sie sind das Kondensat prototypischer Lebensszenen, aus einer bestimmten Zeit der Entwicklung und besetzt mit der Rolle des eigenen Selbst und wichtigen Akteuren wie Mama, Papa, Geschwister, Lehrer usw. Diese individuellen Ego-States passen nicht in vorgefertigte Schablonen und lassen sich auch nicht in Kategorien wie etwa Eltern-Ich, Erwachsenen-Ich der Transaktionsanalyse pressen. »Alle Teile im Sinne des Modells der Ich-Zustände verfügen über eine eigene Geschichte sowie über Kognitionen und Affekte, und gewöhnlich verschwinden sie auch nach Therapiesitzungen nicht.« (Phillips und Frederick 2003, S. 93) Diesen mir essenziellen Unterschied der Ego-State-Theorie zur Transaktionsanalyse mit ihren festgelegten Kind-Eltern-Erwachsener-Schemata, aber auch zur »Inneren Kindarbeit« in einem häufig esoterisch vereinfachenden Auftreten möchte ich durch ein Zitat von Woldemade Hartman noch einmal unterstreichen: »Nach Federn ist jeder Ichzustand einzigartig und idiosynkratisch. Er hat seine eigene Geschichte, Gedanken und Verhaltensmodi. Die Einzigartigkeit der Ichzustände macht es unmöglich, sie zu allgemeinen Kategorien zu reduzieren. Ichzustände sind auch keine Jungianischen Archetypen. Sie sind Komponenten einer inneren Ansammlung von Energien, die in einem dynamischen Zusammenspiel existieren.« (2002, S. 6)

Watkins sprechen von einem Ego-State als von einem organisierten Verhaltens- und Erfahrungssystem. Was ist damit gemeint? Wenn man das Kapitel »Merkmale von Ich-Zuständen« (Watkins und Watkins 2003/1997, S. 49) sorgfältig liest, dann lassen sich folgende Beschreibungen auf dieser Seite des Buches extrahieren:

- Ein kindlicher Ich-Zustand ist eine Anpassungsreaktion auf frühere Bedingungen, nicht auf Bedingungen von heute.
- Die Nutzung des kindlichen Ich-Zustands im Hier und Jetzt führt in der Regel zu unangepasstem Verhalten.
- Die Entstehung der Ego-States erhöht in der Regel die Anpassungsfähigkeit des Individuums und hilft dabei, mit spezifischen Situationen und Problemen besser fertig zu werden.
- Ego-States, die einmal gut etabliert sind und erfolgreich genutzt wurden, schützen ihre Existenz und lassen sich nicht beseitigen.
- Ego-States manifestieren sich in geringfügiger Änderung der Körperhaltung, gewissen Manieriertheiten oder einer bestimmten stimmlichen Tonlage.
- Ego-States, zwischen denen eine kognitive Dissonanz besteht oder die widersprüchliche Ziele verfolgen, geraten miteinander in einen Konflikt.

Das sind die wesentlichen Beschreibungen eines Ego-States nach John und Helen Watkins. Will man es auf einen Punkt bringen: Ein Ego-State ist eine ehemals erfolgreiche Lösungsstrategie für eine soziale Herausforderungssituation, vergleichbar mit einer Lernerfahrung, einem Schema, einer Schablone, einer Art Blaupause zur Herstellung einer Lösung. Sie enthält »Ich- und Objektelemente(n)« (ebd., S. 46), d. h. die Bindungserfahrung zwischen einem Teil meines Selbst (Ichelement) und einer Außenperson (Objektelement). Damit ist ein Ego-State der Niederschlag einer gemachten Beziehungserfahrung der Kindheit. »Jeder Ich-Zustand besitzt seine eigenen, relativ überdauernden Affekte, Körperempfindungen, Erinnerungen, Fantasien und Verhaltensweisen, und er hat auch seine eigenen Wünsche, Träume und Bedürfnisse.« (Frederik 2007, S. 19)

Wie entstehen Ego-States aus Sicht der Watkins?

Der Hypnotherapeut Bernhard Trenkle schreibt im Einführungstext eines Seminars zur Ego-State-Therapie über deren Wesen und Ziele: »Es war Paul Federn, der ein Energiemodell vorschlug, das Ego-States innerhalb des Egos erfasste. John und Helen Watkins erweiterten das Konzept Paul Federns und seines Proteges Eduardo Weiss und schufen eine Form hypnoanalytischer Therapie, die als Ego-State-Therapie bekannt ist. Die Watkins konzeptualisierten das Ego als einen Zustand, der aus mehreren Ego-Zuständen besteht, die voneinander durch mehr oder weniger durchlässige Grenzen getrennt werden. Jeder dieser Ego-States wird als anpassungsfähig und in einer Familie von Subselbsten existierend angesehen, die in einer funktionellen Weise handeln und, wie viele Familien, unterschiedliche Grade an Dysfunktion aufweisen kann. Gewöhnlich zeigt sich eine Pathologie dann, wenn Uneinigkeiten oder ein Mangel an Kooperation zwischen den Ego-States auftritt. Das Ziel der Ego-State-Therapie ist die Integration. Ego-State-Therapie definiert die Integration als Zustand, in dem die einzelnen Ego-States in vollständiger Kommunikation miteinander stehen, mentale Inhalte teilen und in harmonischen und kooperativen Beziehungen miteinander existieren.« (2004)

Hier wurde noch einmal kurz und bündig auf den Punkt gebracht, was ich bisher in diesem zweiten Kapitel versucht habe zu vermitteln. Der nächste Schritt ist die Frage nach der Genese, der Entstehungsgeschichte der Ego-States in der Persönlichkeit eines Menschen.

Nach Ansicht der Watkins kommen dafür drei Prozesse infrage:

1. die normale Differenzierung,
2. die Introjektion der »important others« und
3. die Reaktion auf ein Trauma.

Die ersten beiden Möglichkeiten ergeben sich aus der normalen Entwicklungsgeschichte unserer Sozialisation und sind somit ein Beitrag zur allgemeinen Persönlichkeitstheorie; die dritte Möglichkeit ist der Spezialfall »Aufspaltung des Selbst bei Trauma« und somit Teil einer umfassenderen Traumatheorie und -therapie.

Normal-Differenzierung

Das Kind lernt in seiner normalen Entwicklung zu differenzieren zwischen Dingen, die guttun, und solchen, die schlechte Gefühle hervorrufen; es entwickelt ein Verhaltensrepertoire für den angepassten Umgang mit den Eltern, Geschwistern, Lehrern, Sportkameraden usw. »Diese Unterschiede betrachten wir als ganz normal, aber es handelt sich dabei um Verhaltens- und Erfahrungssyndrome, die sich um ein zentrales Motiv herum ausgeformt haben. Als solches können wir sie als Ich-Zustände betrachten.« (Watkins 2003/1997, S. 51) Diese in der Regel nicht so stark ausdifferenzierten Ego-States dienen der schnellen

Anpassung an wechselnde Herausforderungen des täglichen Lebens und erlauben dem Kind Rollenflexibilität.

Beim erwachsenen Menschen sind dieses eher »verborgene Zustände« und es braucht in der Regel den Einsatz von Hypnose, um sie zu aktivieren. Es sind »differenzierte Ich-Zustände« (Watkins 2003/1997, S. 106 ff.), die im Dienste einer effizienten Anpassung an das Leben meist unbewusst unser Denken, Entscheiden und Handeln bestimmen. »Je geringer der Grad der Abspaltung ist, [...], umso geringer ist die Wahrscheinlichkeit, dass die betreffenden Ich-Zustände die Bewusstseinsschwelle durchbrechen und spontan nach außen treten.« (Ebd., S. 107)

Diese normalen Ich-Zustände entstehen somit als Antwort auf psychosoziale Herausforderungen in der kindlichen Sozialisation. Auch im Erwachsenenalter kann, wie Watkins schreibt, noch ein neuer Ego-State entstehen. Er übernimmt nun in der erwachsenen Person die Führung und »verdrängt« den ursprünglich ausführenden Ich-Zustand.

Die Introjektion der wichtigen Bindungspersonen

»Aufgrund der *Introjektion bedeutsamer Anderer* errichtet das Kind Verhaltensmuster, die, sobald sie eine Ich-Besetzung erfahren, zu Rollen werden, die es selbst erfährt, und sobald sie eine Objekt-Besetzung erfahren, innere Objekte repräsentieren, mit denen es in Beziehung treten und interagieren muss.« (Ebd., S. 52, Hervorhebung im Original) Wenn ein Kind bemerkt, dass seine Mutter sich immer abwendet, auf kühle Distanz geht oder ungeduldig wird, sobald es den Ausdruck von körperlichem oder seelischem Schmerz zeigt, wird es diese missbilligende Mutter introjizieren. Um das Introjekt (Objekt-Besetzung) wird es einen bestimmten Ego-State organisieren, es fühlt sich schlecht, abgelehnt und denkt vielleicht: Immer wenn ich traurig bin, mag Mama mich nicht. In ihm tobt ein verzweifelter Kampf um Liebe und die Angst, nicht gewollt zu sein, es leidet an der sogenannten »Sei-nicht-Botschaft«. Dieser Ego-State könnte den Namen tragen: das ungewollte Kind. Macht das Kind später mit anderen Menschen ähnliche Erfahrungen, würde sich die Aussage des Ego-States weiter generalisieren und das Kind könnte denken: Kein Mensch mag mich, wenn ich traurig bin (Allaussage). Erfährt dieser Ich-Zustand später eine Ich-Besetzung, d. h. die Person identifiziert sich mit der Botschaft der Mutter

(»Man darf keine Schwächen zeigen«), dann hört die Person auf, darunter zu leiden, beginnt aber, die eigenen Kinder ähnlich hart und teilnahmslos zu behandeln (aus einem Introjekt wurde ein »Identofakt«, wie Watkins vorgeschlagen hatte).

Die Reaktion auf ein Trauma

Durch Traumatisierung wie Vernachlässigung, physische oder sexuelle Gewalt kann es zur Dissoziation kommen. »Ein einsames Kind zieht häufig die Ich-Besetzung von einem Teil seiner selbst ab, besetzt diesen Teil mit einer Objekt-Besetzung und schafft sich so einen imaginären Spielgefährten.« (Ebd., S. 52) Diese Abspaltung, die das Überleben in schwierigen Zeiten sichert, wird nach Beobachtung der Watkins häufig zur Zeit der Einschulung verdrängt, ist aber durch späteren traumatischen Stress reaktivierbar, häufig dann aber in bösartiger, bestrafender Form. Diese entwertenden und verfolgenden Ego-States finden wir häufig bei Patienten mit physischer und/oder sexueller Gewalterfahrung in der Kindheit, häufig bei Patienten mit der Diagnose Borderline-Störungen und noch deutlicher akzentuiert bei Patienten mit DIS/MPS.

Aus differenzierten Ichzuständen (normale Differenzierung) werden durch die traumatische Dissoziation in Existenzkrisen, bei denen es ums Überleben geht, offen hervortretende »Alter-Personen«. Erst durch die Dissoziation und die Verstärkung der dissoziativen Barrieren zwischen den Ego-States werden aus »verborgenen Zuständen« die eigentlichen Alter-Personen, wie wir sie z. B. bei der »Multiplen Persönlichkeit« finden.

Nach Watkins stehen Menschen, die Bedrohung und ein schweres Trauma überleben, wenig Handlungsmöglichkeiten zur Verfügung. Eine ist, nach den verheerenden Erlebnissen in der Kindheit psychotisch zu werden und sich auf Dauer in eine eigene ver-rückte Welt zu flüchten. Eine andere Lösung besteht darin, Selbstmord zu begehen. Und ein dritter Ausweg, der uns hier besonders interessiert, ist, zu dissoziieren, d. h. die Aktivierung des parasympathisch orchestrierten dissoziativen Kontinuums, die Immobilisierungsreaktion nach Bruce Perry (1999, 2001, Perry et al. 1994, 1998). Die dabei entstehenden Ego-States sind für den Moment eine kreative Lösung des Problems, aber später Teil des eigentlichen Problems im Erwachsenenalter.

Das Dissoziationskontinuum

In der oben zitierten Definition von Ego-States durch Watkins war von einer Grenze die Rede, die die einzelnen Ego-States voneinander trennt. Was ist damit gemeint?

Das sogenannte Differenzierungs-Dissoziations-Kontinuum nach Watkins zeigt die Abbildung 2-3.

Links eine normale Persönlichkeit mit einer guten Grenze nach außen und einzelnen Ego-States (A, B und C), die miteinander durchlässige Membranen bilden, d.h. miteinander im Austausch stehen und voneinander wissen. Diese Ich-Zustände sind somit gut integriert und in Kommunikation miteinander – wir sprechen von Co-Bewusstheit. Diese adaptive Differenzierung der States beeinflusst nicht ein gleichzeitig durchgehendes, ganzheitliches Kohärenzgefühl der Persönlichkeit. So jemand könnte sagen: Ich bin Klaus Mustermann und in mir stecken verschiedene Persönlichkeitsanteile.

Neurotische Konflikte, die sich in diesem Modell als Meinungs- und Intentionsunterschiede zwischen Teilen darstellen lassen, führen zu einer Verfestigung der Grenzen und zu zunehmendem Abwehrverhalten: Ich bin Klaus Mustermann, und ich spüre eine Lust an trotziger, bockiger Verweigerung meinem Chef gegenüber. Rechts davon beginnt der Bereich zunehmender Isolation der einzelnen Selbst-Anteile voneinander, durch immer rigidere Grenzziehungen bis hin zur Amnesie gegeneinander, wie bei der »multiplen Persönlichkeit«. Dies bewirkt, dass die Persönlichkeitsgrenzen nach außen immer poröser werden und die betroffene Person das eigentliche Ich-Gefühl, die Selbst-Kohä-

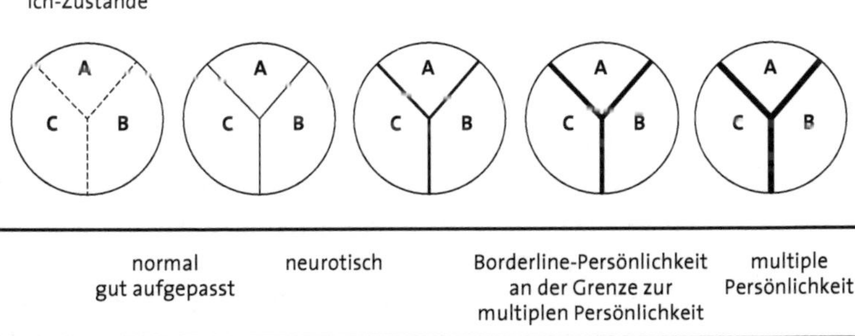

Abbildung 2-3: Differenzierungs-Dissoziations-Kontinuum nach Watkins

renz verliert. Hätte Herr Mustermann eine DIS, dann würde er sagen: Ich bin Klaus (Host = Alltagspersönlichkeit) und habe viele Alters[6] in mir, die einfach nach vorne auf die Bühne kommen und die Regie übernehmen. Das erlebe ich wie einen Zeitsprung, ohne Erinnerung, was zwischenzeitlich passiert ist. Das macht mir Angst, und ich möchte nicht, dass andere das bemerken.

Dissoziations-Kontinuum heißt, dass es einen Übergang zwischen »Alltagsdissoziation« auf der linken Seite des Spektrums gibt hin zur pathologischen Dissoziation auf der rechten Seite bei der DIS. Ob das so stimmt, werde ich später noch genauer diskutieren, zumindest die beiden Watkins gehen davon aus, dass nicht die Form der Dissoziation von links nach rechts sich grundsätzlich ändert, sondern nur die Ausprägung und Stärke.

Das Selbst in der Theorie von Watkins

Die Theorie der Ego-States soll uns ermöglichen zu verstehen, warum Menschen sich so oder auch anders verhalten, eine Art Erklärung ihrer Multiplizität, ihrer inkonsistenten Verhaltensweisen. Die Grundidee dazu stammt aus der Erfahrung in der Hypnose: Man kann in tiefer Hypnose bei einer Person einen Arm hypnotisch anästhesieren und auch lähmen. Damit ist der Arm der willkürlichen Kontrolle entzogen, er wird als nicht mehr zum Körperselbst gehörig erlebt: Er wird nicht mehr als »mein«, sondern als »er« erlebt, wie ein äußeres Objekt. Dieses Gefühl der »Meinigkeit« (Ichgefühl, Selfness) entscheidet, ob etwas zum Erleben des Selbst oder zum Nicht-Selbst gehört. Diese Idee des »Ichgefühls« zur Beschreibung des Selbsterlebens stammt, wie ich oben ausführlich beschrieben habe, von Paul Federn.

Die Ego-States bewirken, dass wir uns manchmal verhalten, als seien wir unterschiedliche Persönlichkeiten. Dies ist nichts Pathologisches, sondern Ausdruck unserer Vielfalt, als kreative menschliche Wesen, unserer Pluralität im Gegensatz zur Multiplizität bei der DIS. Die Ego-States bei nicht traumabelasteten Menschen sind normalerweise unbewusst, können aber durch Hypnose aktiviert werden.

Zum Beispiel: Ein Patient wurde als fünfjähriges Kind massiv gestraft. Er entwickelt ein Muster von innerem Rückzug, Schweigen und Passiv-aggressiv-Sein – ein Überlebensmuster, das damals mit 5 Jah-

[6] Alters kommt vom Englischen to alter = wechseln, ändern.

ren gut funktionierte. Durch spätere Autoritätskonflikte im Erwachsenenalter, zum Beispiel ein Gespräch mit seinem Chef, können das fünfjährige State reaktivieren – plötzlich verstummt der Patient im Bilanzgespräch mit dem Chef und spürt Fluchttendenzen –, das Notfallprogramm »Rückzug und Flucht« wurde durch den Stress aktiviert. Der Fünfjährige hatte die Steuerung übernommen, der Erwachsenenteil war abgemeldet.

Was ist Inhalt dieses Ego-State? Die Erfahrung als solche, mit Selbst- und Objektrepräsentanzen, die körperliche Erfahrung der Strafe, die Gefühle, die Bilder, Gedanken, Handlungsimpulse und die Lösungsstrategien und die Erfahrungen damit.

Ich würde Ego-States lieber Erfahrungszustände, Schemata oder Aktionsmodi nennen, um der ständigen Unklarheiten mit den Begriffen »Ich« oder »Selbst« zu entgehen. Somit sind Ego-States generalisierte Repräsentanzen von Erfahrungsniederschlägen in einem interaktiven Kontext. Erst ihr Gebrauch konstituiert das, was wir das Ich oder Selbst nennen.

Wie können wir uns das vorstellen? Watkins würden sagen: »Ist einer dieser Zustände mit einer größeren Menge an Ich-Energie besetzt, dann wird er zu dem, was wir das ›Selbst im Hier und Jetzt‹ nennen. Wir sagen dann, er sei der ausführende Ich-Zustand, und er erfährt die anderen Ich-Zustände (sofern er ihrer überhaupt gewahr ist) als ›er‹, ›sie‹ oder ›es‹, weil sie dann in erster Linie mit Objektenergie besetzt sind.« (Watkins 2003/1997, S. 46) Es gibt also bei Watkins eine Unterscheidung in »Ich-Zustand« und den Begriff des »Selbst«, der keine Struktur oder Wesenheit der Psyche meint, sondern eine Form der Besetzungsenergie. »Nach unserer Konzeption besteht das Selbst aus reiner Ich-Energie (Ich-Besetzung), nicht aus Inhalten, wie zum Beispiel Motivationen, Affekten, Gedanken usw. Diese Energie/Besetzung ist nicht die Energie des Selbst, sie *ist* das Selbst.« (Watkins 2003/1997, S. 59, kursiv im Original)

Die Konsequenz davon ist:

- Das Erleben unseres Selbst wechselt ständig kontextbezogen, je nachdem, welcher Ego-State mit »Ich-Energie« in einem bestimmten Moment besetzt ist – wir haben somit viele verschiedene Selbste.
- Bin ich in einem energetisch aktivierten Selbstzustand (z. B. jetzt gerade in meinem Ego-State »Begeisterter Buchschreiber«), sind *alle*

anderen Ego-States (Ehepartner-State, Vater von zwei Kindern, Weltenbummler-Ego-State usw.) mir zwar ko-bewusst, aber mit Objektenergie besetzt, und damit gehören sie zum »Nicht-Selbst«.

- Wenn ich jetzt gerade der erwachsene, 61-jährige Jochen am Schreibtisch bin, bin ich *nicht* gleichzeitig der jüngere Jochen mit Schultüte bei der Einschulung im sechsten Lebensjahr – obwohl wir normalerweise dazu sagen würden, »das Ich, als ich jünger war«. Das sei ein wichtiger Unterschied!
- Mein exekutives Selbst ist zur Zeit der »Begeisterte Buchschreiber« – aber es gibt bei Watkins keine qualitative Differenzierung zwischen den Teilen von mir, die gerade nicht exekutiv sind. Sie unterscheiden nicht zwischen den Ego-States, die gerade nicht mein aktuelles Selbst darstellen, und »inneren Objekten«, d. h. Repräsentanzen von äußeren Personen in unserer Psyche.

Somit gibt es eine individuelle Menge an Ego-States, meist entstanden in der Kindheit. Durch den Fluss von Ich- und Objektenergie wird mal das eine, dann wieder das andere EST herausgehoben und von dem Menschen als sein »Selbst im Moment« (exekutives Selbst genannt) erlebt. Die Persönlichkeit wird verstanden als dynamischer Fluss an Energiebesetzung ohne ein zentrales Selbst oder Ich; die multiple Persönlichkeit wäre also das Grundmodell für uns alle.

Zwei weitere wichtige Begriffe bei Watkins möchte ich noch nennen, nämlich das Kern-Selbst bzw. Kern-Ich und den inneren Beobachter. Zum Kern-Selbst findet sich folgende Definition: »Man könnte es als das *Kern-Ich* bezeichnen, das eine Reihe von Verhaltens- und Erfahrungselementen enthält, die bei einem normalen Menschen mehr oder weniger konstant sind und die – sowohl in den Augen des Individuums selbst wie auch der Welt gegenüber – das einigermaßen konsistente Bild bestimmen, wie jemand selbst und andere sein ›Selbst‹ wahrnehmen.« (Watkins 2003/1997, S. 46, kursiv im Original) Das Kern-Selbst ist also eine Art Standard-Rollen-Repertoire, unsere Stammmannschaft in unserem inneren Team, die für unsere Person typisch ist und uns einzigartig und unverwechselbar macht.

Das Konzept des inneren Beobachters geht auf Ernest Hilgard (1977) zurück, der mithilfe von Hypnose entdeckte, dass es in uns eine fiktive innere Instanz gibt, ein »verborgenes kognitives Struktursystem« (Watkins 2003/1997, S. 58), das auch in tiefer Hypnose noch aktiv bleibt. Es kann aus einer distanzierten beobachtenden Position heraus berichten, was im Innenraum passiert – eine Art innerer Zeuge. Der innere Beobachter gehört zu derselben Kategorie von Phänomen wie die Ego-States, und unter den Bedingungen »der Hypnose scheinen sie so etwas wie verborgene multiple Persönlichkeiten zu sein, Teil-Persönlichkeiten, von denen jede eine spezifische Funktion und ein begrenztes Verhaltensrepertoire hat«. (Watkins 2003/1997, S. 126) Sie nennen sich »Ich« oder »Ich-Selbst« und bezeichnen die Gesamtpersönlichkeit als »sie«, »er« oder »es«.

Wenn wir nun all diese verschiedenen Begriffe und Beschreibungsebenen zusammenfügen, kommen wir zu einem System, welches ich in Abbildung 2-4 versucht habe darzustellen.

Das Selbsterleben erfolgt auf 4 Ebenen:
Die **Ebene 1** umfasst alle möglichen und individuellen Ego-States, die wir im Verlaufe unser Sozialisation ausbilden. Jetzt in diesem Moment, wo ich am Schreibtisch sitze und dies schreibe, ist mein Ego-State »Der

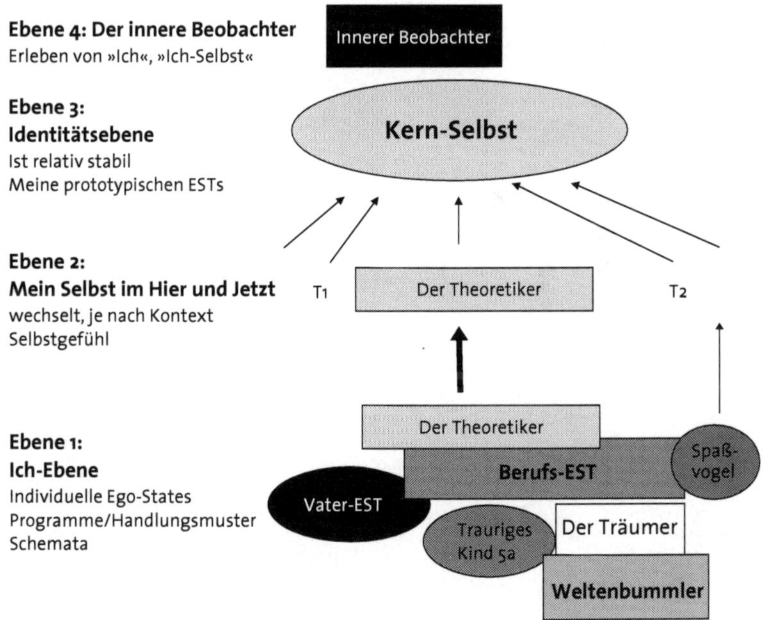

Abbildung 2-4: Das Selbstsystem bei Watkins

Theoretiker« mit Ich-Energie besetzt und wird zu »Mein Selbst im Hier und Jetzt« (Zeitpunkt T1). Auf dieser **Ebene 2** sind alle anderen States ein Teil meines »Nicht-Selbst-Pools«, auch das »Spaßvogel-Ego-State«, das hoffentlich heute Abend (Zeitpunkt T2) aktiv sein darf. Die **Ebene 3** ist meine »Identitätsebene«, meine Jochen-typischen Rollen, die ich normalerweise spiele, so wie ich und die Leute mich kennen – Watkins nennen das »das Kern-Selbst« oder »Kern-Ich«. Und davon abgetrennt gibt es auf **Ebene 4** noch den »inneren Beobachter« – eine zugleich akzeptierende, absichtslose und aufmerksame Art der Wahrnehmung der eigenen Person.

So weit die klassische Theorie, wie sie uns von den Watkins in zahlreichen Veröffentlichungen dargelegt wurde. Sie ist für mich der Orientierungsrahmen, den ich nutzen möchte, um von dieser Basis aus Erweiterungen und Neuformulierungen des Konzeptes zu wagen. Mein Ziel ist das Denkmodell einer hypno-analytischen Teiletheorie des Selbst, die die modernen Entwicklungen der Objektbeziehungstheorie in der Psychoanalyse, die Forschung über Dissoziation und die Erkenntnisse der neueren Hirnforschungen integriert.

3. Neurobiologische Erklärung für Ich-Zustände

3.1 Die Geschichte von Paula

Paula war nach dieser Begegnung mit der sechsjährigen »Kleinen« etwas ratlos und auch empört, hatte sie doch gedacht, dieses »dunkle Kapitel« der fehlgelaufenen Adoption lange hinter sich gelassen zu haben. Noch einmal Kontakt mit der Sechsjährigen aufzunehmen, konnte sie sich im Moment nicht vorstellen. Sie begann zu ahnen, dass zwischen den bulimischen Anfällen, dem Gefühl, ausgeschlossen zu sein, und »der Kleinen« möglicherweise Zusammenhänge bestehen.

Ich einer der nächsten Stunden führten wir folgenden Dialog:

Therapeut: »Ihre Abscheu und ihren Graus kann ich gut verstehen … hat es Sie doch wieder mit den schmerzlichen Gefühlen von damals in Kontakt gebracht. Dabei hatten Sie gehofft, all das hinter sich gelassen zu haben. Wie geht es Ihnen, wenn Sie als die Erwachsene, die heute vor mir sitzt, an die ›Kleine‹ denken, die ja auch ein Teil von Ihnen ist?«

Patientin: »Schlimm … schlimm … da mag ich gar nicht dran denken. Ich dachte, ich hätte mich endlich davon befreit. Können Sie nicht etwas tun, damit sie verschwindet … sie rausmachen, oder so.«

Therapeut: »Nein, so etwas geht nicht – so sehr ich das nachvollziehen kann, was Sie sagen. In der Teile-Arbeit haben wir die Überzeugung, dass alle Teil eine wichtige Funktion haben und da sind, um zu helfen – auch wenn das auf den ersten Blick nicht so scheint. Ich möchte Sie ermutigen herauszufinden, welche Geschichte und Funktion die ›Kleine‹ für Sie hatte und bis heute hat.«

Patientin: »Wie soll das gehen?«

Therapeut: »Indem Sie in Ihrer inneren Fantasiewelt ein Treffen mit der Sechsjährigen arrangieren, zum Beispiel in einem imaginierten inneren Konferenzraum oder auf einer inneren Bühne oder wo Sie mögen. Wichtig ist, dass Sie sich gegenseitig einmal kennenlernen.«

Patientin: »Warum sollte ich diese blöde Kuh kennenlernen wollen, die macht doch nur Ärger, und meine Kotzerei kommt von der.«

Therapeut: »Weil dieser Teil in Ihnen – wir sagen dieser Selbstanteil oder Ich-Zustand – entstanden ist zu einem Zeitpunkt Ihres Lebens, wo Sie in höchster Not waren. In diesem Anteil steckt all die Verzweiflung von damals, das Leid, die körperlichen Reaktionen, die Bilder, die Gedanken usw., die in Ihnen waren, als dieser ›Verrat ihres Vertrauens‹, wie Sie sagen, passierte. Sie konnten weiterleben, heranwachsen, sich entwickeln, und dieser Teil fror ein, erstarrte in seiner Verletzung – ein Netzwerk von Erfahrungen, welche sich immer dann in Ihrem Leben meldete, wenn es um Dinge wie Verrat, Vertrauen oder Dazugehörigkeit ging – erinnern Sie sich, als Ihr damaliger Freund mit Ihnen zusammenziehen wollte und Sie aus Panik die Beziehung abbrachen?«

Patientin: »Ich versteh … die Kleine ist meine rote Warnlampe, wenn es ums Vertrauenkönnen geht … ich will's mal versuchen mit dem Kennenlernen«.

3.2 Neuronale Netzwerke – allgemeiner Teil

Das menschliche Gehirn besteht schätzungsweise aus 100 Milliarden bis zu einer Billion Nervenzellen, die sich in neuronalen Netzwerken organisieren, um spezielle Aufgaben zielgenau erfüllen zu können. Wenn wir neue Erfahrungen im Leben machen, werden diese Erfahrungen in diesen Netzwerken gespeichert und stehen uns damit für einen späteren Gebrauch zur Verfügung – umgangssprachlich sagen wir: Wir haben was dazugelernt. Um das Gelernte festzuhalten, vernetzen sich die Neuronenverbände intensiver, indem sie die Verbindungen untereinander stärken (Stärkung der Synapsenverbindung durch Langzeit-Potenzierung [engl.: long-term potentiation, LTP]) oder indem neue Kontaktstellen aussprossen und so die Übertragungsintensität zwischen den Neuronen erhöhen. Durch Gebrauch, d. h. wiederholte Nutzung, wird aus einem schmalen Synapsenpfad gleichsam eine vierspurige Autobahn.

Man könnte das Ganze ansatzweise mit den optischen Faserkabeln für das Hochgeschwindigkeitsinternet der Deutschen Telecom vergleichen, durch die Millionen von Computern hier und auf der ganzen

Welt in ein riesiges Netzwerk zusammengeschaltet wurden, welche wir das Internet nennen. Diese Computer, die da in unserem Gehirn zusammengeschaltet wurden, sind die 100 Milliarden bis zu einer Billion Nervenzellen, und sie bilden Netzwerke, die wieder in eine Unzahl andere Netzwerke eingebettet sind, usw. Da jedes Neuron in vielen unterschiedlichen Netzwerken einen Platz einnehmen kann, sind somit unendlich viele Kombinationen von Netzwerken denkbar.

Jedes dieser Netzwerke hat eine Funktion. Für die tägliche Routine haben wir Netzwerke für das Binden von Schuhen, das Schalten und Kuppeln im Auto oder das Wählen einer Telefonnummer. Sehr viel komplexere Netzwerke sind nötig, um Aufgaben zu meistern wie das Backen meines Lieblingskuchens, auf einem Bein Ski fahren, die Frage »Wer bin ich?« zu beantworten oder eine Partnerschaft liebevoll zu gestalten.

In diesem großen Netzwerkverbund unseres Gehirns gibt es, wenn wir uns topdown vom Allgemeinen zum Speziellen bewegen, so etwas wie kleine Untereinheiten. Diese Elementarbausteine des Systems nennen wir kognitive Karten (cognitiv maps), und sie repräsentieren ein Cluster von Neuronen und ihre Verzweigungen, in denen spezielle Verhaltensintentionen, Erinnerungen, Glaubensüberzeugungen, Gefühle, Gedankenmuster, Bilder usw. gespeichert sind.

Wir beginnen schon sehr früh im Mutterleib Netzwerke erster Erfahrungen zu bilden, die wir dann nach der Geburt mehr und mehr durch Übung und Gebrauch vervollkommnen und ausbauen. Sie erlauben uns, automatisch etwas zu tun, ohne dass wir noch groß darüber nachdenken müssten, z. B. unser Auto von Punkt A zu Punkt B fahren. Einige Netzwerke sind eher ungünstig und hinderlich für unser Leben: die Sucht, zur Zigarette zu greifen, wenn man in Spannung gerät, die übertriebene Furcht vor Ratten oder andere nicht akzeptierte Gefühle oder Verhaltensweisen.

Damit sich ein neues Netzwerk bildet, müssen wir einen Vorgang, wie zum Beispiel das Klavierspielen, immer und immer wieder üben, und es dauert ein paar Wochen, bis sich der Vorgang automatisiert, d. h. Teil des impliziten Gedächtnisses geworden ist. Ein anderer Weg, neue Erfahrungen in Netzwerken zu speichern, ist, dass diese Ereignisse mit starken Gefühlen einhergehen: unser erster Schultag, unsere Hochzeit oder einfach ein besonderer Tag in unserem Leben – die Gedanken, Gefühle, das Körperempfinden und die Bilder sind zeitlebens eingebrannt.

Das ist die gute Nachricht, dass wir das Schöne in unserem Leben nicht vergessen müssen, die schlechte Nachricht ist, dass das Ganze auch mit traumatischen Erlebnissen passiert: Auch sie werden eingespeichert in Erinnerungsnetzwerken, und diese sind sehr löschungsresistent.

Lassen Sie mich noch etwas über die Zustandsabhängigkeit von neuronalen Netzwerken sagen. Die Ausprägung von neuronalen Netzen geht immer mit spezifischen emotionalen Zuständen einher, Zuständen, die nicht nur im Nervensystem wirken, sondern das gesamte Körpersystem verändern. Sollen ein altes Netzwerk aktiviert und die darin abgelegten Strategien genutzt werden, muss ein Auslösereiz passgenau die emotionalen Zustände und Verteilung der zellulären Neurochemie aktivieren, wie sie damals vorherrschte, als das Netzwerk gebildet wurde. Andersherum bedeutet das: Schafft eine Situation heute einen emotionalen Zustand (z. B. »Für mich gibt es keinen Stuhl, ich bin überflüssig« – trostlose Verlassenheit), dann wird das gegenwärtige Netzwerk mit einem bestehenden Netzwerk verknüpft, welches ähnliche Biochemieparameter aufweist, und das Gegenwartsereignis wird durch ein altes Ereignis (»Ich muss wieder ins Heim, weil mich keiner haben will und ich böse bin«) überlagert. Die Folge ist: Ich handle, denke, fühle wie damals. Das nennt man »zustandsabhängiges Erinnern und Lernen«. Schon van der Kolk et al. (1996, S. 291 – 292) hatten die Zustandsabhängigkeit von Symptomen bei der PTBS nachgewiesen, indem sie den Probanden Laktat, welches das physiologische Erregungssystem stimuliert, spritzten, wodurch ein Flashback bei PTBS-Patienten ausgelöst wurde – aber nicht bei einer symptomfreien Kontrollgruppe.

So weit die allgemeinen Informationen zu neuronalen Netzwerken.

3.3 Der Ich-Zustand als Manifestation eines neuronalen Zustandes

Jeder Moment unseres bewussten Erlebens ist Folge der Vernetzung von Milliarden von Neuronen, die für einen kurzen Moment ein spezifisches neuronales Muster und dadurch einen mentalen Zustand erzeugen. Wie diese Synchronisation passiert, ist noch weitgehend unerforscht, aber die Arbeitsgruppe um Wolf Singer vom Max-Planck-Institut Frankfurt vermutet, dass der Zusammenschluss über eine rhythmische Oszillation um 40 Hertz erzeugt wird (Singer 2005).

Diese Netzwerke lassen sich in einzelne Informationsverarbeitungsmodule unterteilen, die jedes einen spezifischen Beitrag zum Gegenwartserleben beisteuern und die in weitläufigen Netzwerken über das ganze Gehirn verteilt sind. Nach Daniel Siegel (2006) können wir uns einen »furchtsamen mentalen Zustand« so vorstellen, dass in einem bestimmten Moment verschiedene, häufig weit auseinanderliegende Schaltkreise zusammengeschlossen werden, die alle etwas mit der Erzeugung und dem Erleben des mentalen Zustandes »Furchtsamkeit« zu tun haben. Dazu gehören: »Ein Zustand erhöhter Vorsicht, fokaler Aufmerksamkeit, im Verhalten zum Ausdruck kommender Hypervigilanz, Erinnerungen an frühere Bedrohungserlebnisse, ein Modell der eigenen Person als eines schutzbedürftigen Opfers und emotionale Erregung, die Körper und Geist in einen Zustand erhöhter Wachsamkeit versetzt, um sie auf eventuell schädigende Einflüsse vorzubereiten – all dies sind Prozesse, die funktional auf Aktivitäten vorbereiten«. (Ebd., S. 233) Somit ist ein mentaler Zustand ein funktionaler Zusammenschluss verschiedener Teilaspekte der mentalen Informationsverarbeitung mit dem Ziel optimierter Handlungsmöglichkeiten zur Anpassung an das innere und äußere Milieu.

Wir können uns mentale Zustände aus einer Übereinanderlagerung von immer komplexeren Systemen vorstellen:

- **Das Modul:** grundlegende Verarbeitungsmodule sind Gruppen neuronaler Schaltkreise, die eine bestimmte Art von Informationen prozessieren und eine ähnliche Form mentaler Codes verwenden, zum Beispiel das Modul für die Verarbeitung visueller Information, die vom Auge zum primären Wahrnehmungsfeld in der Area 8 laufen.
- **Der Modus:** im visuellen Modus werden alle Module zusammengefasst, von denen jedes hoch spezialisiert, z. B. mit der Wahrnehmung eines Objektes, beschäftigt ist; wir kennen Module für Formen, Kanten, Winkel usw.
- **Das System:** ein Wahrnehmungssystem zum Beispiel koordiniert ausschließlich Informationen aus einem Modus, dem Wahrnehmungsmodus.

So werden die Schichten immer komplexer und während der Informationsverarbeitung zu Aktivitätsmustern organisiert, die wir dann als mentalen Zustand erleben. Siegel schreibt über die Funktion dieser Musterbildung: »Wir werden sehen, dass ein mentaler Zustand zwei wichtige Aufgaben erfüllt: Er koordiniert Aktivität im Augenblick und erzeugt ein Muster der Gehirnaktivierung, das [durch eben diese Aktivierung] in Zukunft mit höherer Wahrscheinlichkeit erneut aktiviert wird. Das bedeutet, dass ein mentaler Zustand zu einer erinnerten Konfiguration von Gehirnaktivität oder zu einem neuronalen Profil werden kann.« (Ebd., S. 235)

Werden einzelne mentale Zustände immer häufiger aktiviert, dann führt das zu einer Bahnung durch Verstärkung der synaptischen Bildung zwischen den Neuronen. Auf diese Weise werden z. B. Zustände von Angst, Scham usw. zu Charakterzügen von Menschen verfestigt.

Die Frage, was denn die Aktivitäten einzelner Verarbeitungssysteme zu einem mentalen Zustand zusammenfasst, der von uns als besonders und herausgehoben erlebt und benannt werden kann, beantwortet Siegel mit dem Verweis auf die Bedeutung der Emotionen und die Emotionsregulierung durch subkortikale Regionen (limbische Region). Diese Koordination von Gehirnaktivitäten aus verschiedenen Systemen zu einem gleichzeitig aktivierten Zustand synchronisierter Erregung nennen wir einen einzigartigen **mentalen Zustand**.

Was lässt sich nun über die Organisation dieser mentalen Zustände sagen? »Ein mentaler Zustand kann als ein Muster der Aktivierung innerhalb des Gehirns genutzter Systeme verstanden werden, die für die Muster (1) der Wahrnehmungstendenz, (2) der Tönung und Regulierung von Emotionen, (3) der Gedächtnisprozesse, (4) der mentalen Modelle und (5) der Verhaltensreaktion verantwortlich sind. Ein mentaler Zustand kann dauerhafte Aktivierungs-Cluster aller genannten Grundelemente umfassen.« (Ebd., S. 236, kursiv im Original)

Anders ausgedrückt, und das scheint mir hier für meine Überlegungen zu den Ich-Zuständen wichtig, setzt sich ein mentaler Zustand aus bestimmten Elementen zusammen, die in einer spezifischen Mischung die besondere Erscheinungsform des mentalen Zustandes generieren; er besteht aus:

- Elementen der Wahrnehmungen,
- aus Gefühlen,

- aus Gedanken,
- aus Erinnerungen,
- aus Einstellungen und Überzeugungen und
- Wünschen des Betreffenden.

Und diese Elemente, die einen mentalen Zustand erzeugen, sind es auch, die wir in der Sichtweise der Watkins auch in einem Ego-State/ Ich-Zustand zusammengebunden finden (mentaler Zustand = Ich-Zustand). Siehe dazu Abbildung 3-1.

Lassen Sie mich das Gesagte mithilfe von Daniel Siegel an einem Beispiel verdeutlichen:

Sandy wurde in den ersten drei Lebensjahren wenig beachtet, und da die Mutter als Alleinerziehende sofort wieder arbeitete, wurde Sandy von verschiedenen Tagesmüttern betreut. Durch die Unerfahrenheit und Nachlässigkeit der oft noch jungen Tagesmütter kam es zu wiederholter Vernachlässigung, und ein Gefühl von Verzweiflung, abgrundtiefem Selbstzweifel und dem Gefühl, nicht erwünscht zu sein, konnte sich verfestigen. Geriet Sandy in so einen Seelenzustand, dann wirkte sie energetisch leer, antriebslos und nahm die Welt um sie herum nur noch als eine große »Verweigerung und Zurückweisung« wahr, sie spürte in sich brennende Scham und Hoffnungslosigkeit. Durch wiederholte Erfahrung dieses Zustandes entwickelte Sandy ein Modell von

Neuronale Netzwerke:
Modul – Modus-System

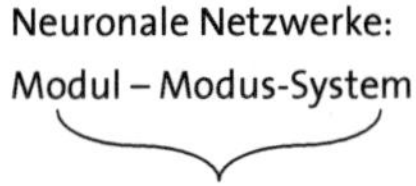

Mentales Verarbeitungssystem + spezifischer emotionaler Zustand (Limbisches System)

Spezifischer **mentaler Zustand** = Ich-Zustand = Ego-State (Watkins)

Besteht aus:
aus Elementen der Wahrnehmungen
aus Gefühlen
aus Gedanken
aus Erinnerungen
aus Einstellungen und Überzeugungen
Wünschen des Betreffenden

Abbildung 3-1: Die Beschaffenheit von mentalen Zuständen nach Daniel Siegel

ihrem Selbst als nicht liebenswert und von anderen missachtet, andere waren für sie kaum erreichbar und wenig vertrauenswürdig. Je mehr dieses Gefühl zu überwiegen schien, umso auffälliger wurde ihr Rückzug aus der Gemeinschaft, und Verhaltenstendenzen der Verweigerung nahmen zu. Wird dieser State der Verzweiflung immer wieder aktiviert, dann wird das neuronale Netzwerk mit all seinen beteiligten Modalitäten der Erfahrung gebahnt (synaptische Verstärkung) und bei einer erneuten Situation der Zurückweisung umso leichter aktiviert: Das gesamte Cluster wird immer mehr zum dominierenden Reaktionsmodus auf eine ganz besondere Form von Stress und beim Betroffenen »ein Gefühl massiver Ablehnung und Verzweiflung hervorrufen, das über die Wirkung des ursprünglichen Reizes weit hinausgeht und keine klar und dem Bewusstsein zugängliche Verbindung zu früheren Erlebnissen hat«. (Ebd., S. 237)

Dieses subjektive Erleben von Sandy entspringt also einem mentalen Zustand, der durch spezifische soziale Interaktionen in der Gegenwart angetriggert wird und durch ihre Vorgeschichte von Vernachlässigung zu einem Übermaß an Sensibilität und Empfänglichkeit für Gefühle der Zurückweisung führte. Sandy verknüpft maladaptiv ein Gegenwartserleben mit einem mentalen Zustand der Vergangenheit, und es kam zur Neuauflage der Vergangenheit in der Gegenwart. In der Teile-Sprache heißt das: Eine Gegenwartserfahrung verbindet ein zentrales Element des Erlebens im Hier und Jetzt mit einem gebahnten neuronalen Netzwerk der Vergangenheit, der als Ego-State, als Innerer-Kind-Zustand, als neuronales Netzwerk durch häufigen Gebrauch gebahnt wurde. Unser Gehirn arbeitet auf Basis des Vergleichs einer neu auflaufenden Information mit den schon abgelegten Informationen. Dadurch besteht die Gefahr, dass immer wieder besonders prägende Informationen und die daraus zum Überleben abgeleiteten Bewertungen sich als unbewusste Schemata oder Ich-Zustände ungefragt und schwer kontrollierbar durchsetzten: Wir schauen – ob wir wollen oder nicht – dann auf das Heute mit der Brille von damals.

Warum wir plötzlich die Welt wieder als 5-jähriges trotziges Kind oder als stolzes 6-jähriges Schulkind erleben, ist oft nur dann verständlich, wenn es uns gelingt, die Kontextsignale zu dechiffrieren, die die alten Zustände aktivierten. Eine Frau mit traumatischer Vorerfahrung wird sich in der Regel nicht erklären können, warum sie bei helllichtem Tag mitten in der Fußgängerzone einen Panikanfall bekommt. Vielleicht hat das sensorische Modul der Gesichtererkennung innerhalb von 200 msec. einen Mann in der Menge registriert, der dem Täter zumindest sehr ähnlich war – das reicht aus, den Reaktionsmodus von entspanntem Shopping auf »Achtung, Gefahr« zu stellen und die panische Flucht vorzubereiten.

3.4 Kontinuität und kontinuierliches Selbst nach Daniel Siegel

Die Vorstellung eines einheitlichen und kontinuierlichen Selbst, welches vom Geist erzeugt wird, ist nach Überzeugung von Siegel eine Illusion. Wie schon die Watkins erkannten, differenziert sich die Persönlichkeit des heranwachsenden Kindes in unterscheidbare Ich-Zustände, je nachdem, mit welchen Anforderungen, mit welchen Rollenerwartungen das Kind im Laufe der Entwicklung konfrontiert wird. Watkins nannte das die normale Differenzierung in Ego-States, die uns mehr wie Rollen erscheinen, in denen wir unterschiedliche Herausforderungen des Lebens meistern. Diese Differenzierung unserer Persönlichkeit in verschiedene Selbste[7] setzt sich dann bis in die Pubertät fort, und Siegel nennt Selbstzustände, die den Herausforderungen dieser Pubertätszeit entsprechen: ein sexuelles Selbst, ein Schüler-/Studenten-Selbst und ein Selbst der Abgrenzung von den Eltern. Für ihn ist ein mentaler Zustand (siehe oben) ein Selbstzustand.

Aus der Beobachtung von Säuglingen in der Entwicklung des emotionalen Lebens der ersten Kindheitsjahre folgert Alan Sroufe, dass das Selbst ein innerlich organisiertes Cluster von Einstellungen, Erwartungen, Bedeutungen und Gefühlen darstellt, welches sich aufgrund der Kontextbedingungen des Kindes in verschiedene Sub-Selbste (spezialisierte Selbstzustände innerhalb eines komplexen Systems) ausdifferenziert, die in sich die Geschichte unserer Beziehungserlebnisse repräsentieren. »So beeinflussen die Lebensgeschichte und der gegenwärtige Kontext, welches ›Selbst‹ im Augenblick organisiert wird. Wenn Beziehungserlebnisse sich wiederholen, werden diese Selbstzustände wiederholt verankert und entwickeln im Lauf der Zeit ihre eigene Geschichte und eigene Aktivitätsmuster.« (Sroufe 1996, S. 255)

---

[7] Siegel verwendet Selbst und Ich meist synonym.

Somit sind Selbstzustände so etwas wie Sammelordner oder Schubläden, um einen Vergleich aus der Büroorganisation zu bemühen, in diesen unter einer markanten Überschrift alle mentalen Zustände gesammelt oder abgelegt werden, die etwas mit der jeweiligen Thematik zu tun haben. Diese Selbstzustände sind im Lauf der Persönlichkeitsentwicklung gemachte Niederschläge von Erfahrungen, das heißt Beziehungserfahrungen zwischen mir und den anderen. Nehmen wir einen Selbstzustand, der in der Entwicklung eines Mannes sicher eine wichtige Rolle spielt: das Sohn-Selbst. Es ist ja allgemein bekannt, dass ein Besuch im Elternhaus, auch nach jahrelanger Trennung und Aufbau eines eigenständigen Lebens mit Familie, eigenen Kindern und Erfolg im Beruf, schon beim Überschreiten der Haustür einen Selbstanteil in uns aktiviert, den ich mein Sohn-Selbst nenne. Die Rückkehr in die physische und soziale Umgebung, in der ich meine Kindheit verbracht habe, enthält Kontexttrigger, durch die alte mentale Zustände reaktiviert werden und die bei mir eine Art Zeitregression in einen »Kind-State« starten können: Ich fühle mich wieder jünger, und plötzlich können die alten Beziehungsempfindlichkeiten mit Mama und Papa wieder auferstehen. Aber das geht nicht nur mir so, auch die Eltern reaktivieren komplementär ihr Eltern-Selbst und verhalten sich so wie damals; wenn beide Seiten nicht aufpassen, inszeniert sich schon bald das ewige »Eltern-Kind«-Schauspiel – entweder als humorvolle Komödie oder als Drama.

In meinem Sohn-Selbst-State steckt ein Clustern von Beziehungserfahrungen als »Sohn mit Eltern«, den realen, aber auch fantasierten idealen oder befürchteten Eltern, meine inneren Körperzustände in diesen Beziehungserfahrungen (»Wie habe ich mich dabei gefühlt, ›Sohn‹ zu sein?«), meine Welt der Kognitionen, Gefühle, Bilder und Fantasien. Dieser Selbstzustand, so schreibt Siegel, zeichnet sich durch »Kohäsion im Augenblick und Kontinuität im zeitlichen Verlauf« (Siegel 2006, S. 256) aus.

Was mich an dieser Stelle interessiert, ist die Frage, wie unser Gehirn das Gefühl der Kontinuität erzeugt, um alle möglichen mentalen Zustände, die wir uns als Cluster der Hirnaktivität in einem bestimmten Augenblick vorstellen, zusammenzuschließen und ein Ganzheitserleben zu erzeugen. Siegels Vorschlag zum Verständnis scheint mir an dieser Stelle noch wenig hilfreich. Er meint, dass die mentalen Zustände zu spezifischen Selbst-States zusammengefasst werden, »bei denen es sich um dauerhafte mentale Zustände handelt, die im Zeitkontinuum ein sich wiederholendes Aktivitätsmuster erkennen lassen«. (Siegel 2006, S. 257)

3.5 Ich-Zustände als Sinnattraktor

Um uns vorstellen zu können, wie das Gehirn funktioniert, haben wir immer schon Vergleiche aus der Technik verwendet. Freud wählte im 10. Kapitel der »Traumdeutung« die Metapher des Platten-Foto-Apparates, um die Vorgänge beim Träumen zu beschreiben, später folgte die Vorstellung, das Gehirn funktioniere wie ein serieller Computer, und heute stellen wir uns das Gehirn wie ein Netzwerk vor, welches mit systemtheoretischen Begriffen annähernd beschrieben werden kann: Das Gehirn ist ein komplexes, nicht lineares, selbstorganisierendes System. Welche Konsequenz der Systemgedanke für den hier vorgestellten Teile-Ansatz hat, werden wir im 7. Kapitel diskutieren – nur so viel vorweg: Nicht nur die »reale« Familie auf der äußeren Bühne, sondern auch die innere Selbstfamilie, d. h. die Summe der Ich-Zustände, funktioniert nach systemischen Modellen. Richard Schwartz hat hier mit seinem Modell der »Inneren Familiensystem-Therapie« erste wichtige Beiträge geleistet. Aber kommen wir wieder zu den neuronalen Netzen zurück.

Die Schematherapie, und an erster Stelle hier in Deutschland Eckhard Roediger, haben in mehreren Publikationen interessante Konzepte zum Schemabegriff vorgelegt, die in vielem auch für die Beschreibung von Ich-Zuständen oder Selbstanteilen hilfreich sind. Ich beziehe mich ausdrücklich im Folgenden auf diese Arbeiten (Roediger 2006, 2009) und beabsichtige, wegen ihrer Klarheit und Prägnanz die neurobiologische Metatheorie der Schemaentstehung für mein Konzept der Ich-Zustände oder inneren Selbstanteil zu übernehmen.

Einschub: Ich möchte Sie an dieser Stelle bitten, die Begriffe Ich-Zustände und Selbstanteile erstmals synonym zu denken, da bei den in diesem Kapitel verwendeten Autoren keine Unterscheidung dazwischen getroffen wird. Ich werde mich aber am Ende dieses Kapitels bemühen, einen Vorschlag zu machen, wie wir in Zukunft mit dem Terminus ICH und SELBST umgehen wollen.

In den letzten Jahren wurde der Schemabegriff vor allem durch die Arbeiten von Klaus Grawe populär. »Er benutzt das Konstrukt des Schemas im Sinne eines Organisators bzw. Ordners im psychischen Apparat, das jenseits vorhandener Therapieschulen inneres Erleben und beobachtbares Verhalten mit neuronalen Prozessen und Modellen aus der psychologischen Forschung sowie der Kybernetik zu einem theoretischen Modell verbindet (Grawe 2004).« (Roediger 2006, S. 187)

Somit ist ein Ich-Zustand, oder ein Ego-State bei Watkins, ähnlich wie das Schema eine »subjektive und zum Teil auch objektiv beobachtbare, wiederkehrende, abgrenzbare Erlebniseinheit, die Kognitionen, Emotionen und Körperempfindungen umfasst und die in wesentlichen Zügen bereits in der Kindheit und Jugend angelegt werden. Das körperlich-funktionelle Substrat dieser Erlebniszustände sind synchronisierte Aktivitätszustände von neuronalen Netzwerken.« (Roediger 2006, S. 188) – eine Beschreibung, die uns nach der Beschäftigung mit dem Netzwerkkonzept von Daniel Siegel zu Beginn dieses Kapitels schon sehr bekannt vorkommen dürfte.

Warum, so werden Sie vielleicht fragen, werden diese Muster, diese stabilisierten Netzwerke, die wir dann Ich-Zustände/Ego-States nennen, vom Gehirn gebildet? Das hat zum einen damit zu tun, dass das Gehirn faul ist, denn es hat in Jahrtausenden gelernt, dass es effektiver und ressourcensparender ist, auf neue Reize mit bekannten Musterantworten zu reagieren, als immer neue Reaktionen zu erfinden – so können Lernprozesse optimiert werden. Das Gehirn neigt dazu, die Welt vor unseren Augen durch den Filter unserer früher gebildeten neuronalen Organisationsstrukturen zu betrachten: »Man sieht, was man kennt.«

»In der Sprache der Synergetik spricht man von Ordnern bzw. Attraktoren (Haken 1990), die unsere inneren Antworten auf äußere Wahrnehmungen in diese vorbereiteten Bahnen lenken. Durch diese Selbstverstärkung werden die neuronalen Strukturen bzw. Schemata immer stabiler.« (Roediger 2006, S. 188) Wenn ein Signal einem vorbereiteten Muster zugeordnet werden kann, nimmt die Erregungsspannung im System ab – das spart Energie.

Zum anderen finden sich Antworten auf die Frage nach der Entstehung stabiler, reproduzierbarer und vorhersagbarer Ordnung in der individuellen Erlebniswirklichkeit und der allgemeinen Lebenswelt eines Menschen im Konzept der Kognitiven Selbstorganisationstheorie von Peter Kruse und Vladimir A. Gheorghiu (1992), die auf der Theorie des Radikalen Konstruktivismus beruht. Während in den klassischen Theorien der Psychologie zur Informationsverarbeitung immer noch davon ausgegangen wird, dass Ordnungsbildung durch eine ordnende Instanz geschaffen wird (der Geist, das Bewusstsein, das Ich), so betrachtet Kruse (1989) das Gehirn als ein sich selbst organisierendes System, welches die Basis für das kognitive System bildet – eine Idee, die uns von Daniel Siegel schon vertraut ist. Somit sind kognitive Prozesse als das Produkt »autonomer Ordnungsbildung« (Kruse & Gheorghiu 1989, S. 55) und der Interaktion autonomer Subsysteme zu verstehen. Somit werden die autonomen Anteile kognitiver Ordnungsbildung betont, und die eigendynamischen Aspekte des Psychischen gewinnen an Bedeutung. »Das Gehirn schafft sich aufgrund der eigenen innersystemischen Erregungszustände eine Wirklichkeit, die Außenwelt regt nur unspezifische Zustandsänderungen an.« (Wanzel 2010, S. 128) Die Ichzustände sind somit das Ergebnis eines Selbstorganisationsprozesses zur Reduktion von Komplexität.

Wie wir heute aus der Traumaforschung wissen, ist der Zustand von Hilflosigkeit und Verlust von Kontrolle der menschliche Erfahrungszustand, der von uns Säugetieren mit aller Macht vermieden werden muss. Hilflos zu sein scheint uns Menschen schier unerträglich. Somit ist Sinnhaftigkeit eine notwendige Grundstruktur der menschlichen Lebenswelten und der Wunsch, ja der Drang, die Lebenswelt als eine sinnhaft strukturierte konstituieren zu wollen und gar zu müssen.

»Dies liegt daran, dass Sinn und Bedeutung nur dadurch erkauft werden können, dass die ungeheure Komplexität der Welt- und Lebensvorgänge extrem selektiert, reduziert und geordnet wird. Unsere Lebenswelt ist eben nicht die von Physikern thematisierte Welt ungeheurer Reizströme. Sondern sie ist eine Welt, die in Figur(en) und Grund geordnet ist. Unsere Lebenswelt besteht auch nicht aus Myriaden fragmentierter Einzelmomente (oder aus einem Quantenstrom), sondern aus vergleichsweise wenigen zusammenhängenden Geschichten.« (Kriz 2005, S. 24)

So leben wir nicht in einem Datenstrom dahin, in einem komplexen Raum zusammenhangloser Informationsquanten, sondern wir suchen das Chaos zu strukturieren, zu reduzieren und bilden Episoden und »Geschichten« (Narrationen) für eine geordnete Lebenswelt. Diese konstruktive Leistung ist zwar Grundlage der Alltagswelt und wird innerhalb dieser daher gewöhnlich auch gar nicht thematisiert – wir glätten den Erlebensstrom zu Mustern. Der Mensch versucht dem Chaos, mit dem er konfrontiert ist, zumindest einen Rest von Ordnung abzuringen. Ich denke aber auch von der Sinnfrage her: In das Unvorhersehbare und Unvertraute eine Ordnung bringen, d. h., im Strom des Unkalkulierbaren soll Regelmäßigkeit ge- und erfunden werden, um daraus Sinn abzuleiten und so der Angst der chaotischen Zufälligkeit des Lebens zu entgehen.

Worin liegt der evolutionäre Vorteil, in einem dahinströmenden Prozess des Lebens die Abfolge von Kategorien, und somit Regelhaftigkeit, auszumachen? Ganz einfach: Damit erhöhen sich die Voraussagbarkeit und Planbarkeit signifikant, und die Unsicherheit im Umgang mit der Welt verringert sich. Hier sei mir erlaubt, einen späteren Gedanken dieses Buches schon einmal vorwegzunehmen: Das, was wir unser Selbst nennen, ist auch so Attraktor, der in uns einen virtuellen Mittelpunkt erzeugt, um uns als handelndes Subjekt mit freiem Willen wahrzunehmen. Über diese Illusion und ihren Überlebenssinn werde ich im 9. Kapitel berichten.

»Daher sollten wir die positive Seite der Ordnung durchaus würdigen: Die Reduktion eines komplexen, einmaligen Prozesses in regelhaft wiederkehrende Klassen von Phänomenen strukturiert das Chaos, ermöglicht Prognosen, reduziert damit die Unsicherheit und schafft so Verlässlichkeit. Und diese verlässliche Ordnung begleitet uns von den ersten Lebenstagen an.« (Kriz 2005, S. 28) Diese Attraktorfunktion in der Strukturierung des chaotischen Erfahrungsstroms in der Psyche eines Menschen ist auch eine Eigenschaft der Ego-States, Schemata oder Ich-Zustände. Ich habe in meinen Überlegungen den Attraktor, den Ich-Zustand und das Schema aus Sicht der Systemtheorie der Selbstorganisation gleichgesetzt und schreibe allen dreien gleiche Eigenschaften in der Organisation der Psyche zu. Ich bin mir dabei bewusst, dass ich mich dabei theoretisch im Bereich der Synergetik und der Chaostheorie bewege, ein Bereich, dem wir Psychotherapeuten durch Arbeiten von Günther Schiepek viel zu verdanken haben (siehe z. B. G. Strunk und G. Schiepek 2006).

Um sich diese sehr abstrakten Gedanken der Systemtheorie besser vorstellen zu können, zeigt Abbildung 3-2 die Schaffung von Ordnung in einer zuerst sehr zufallsverteilten Struktur. Das quadratische Feld wäre für mich dann der Ich-Zustand, der sich als neuronales Netzwerk

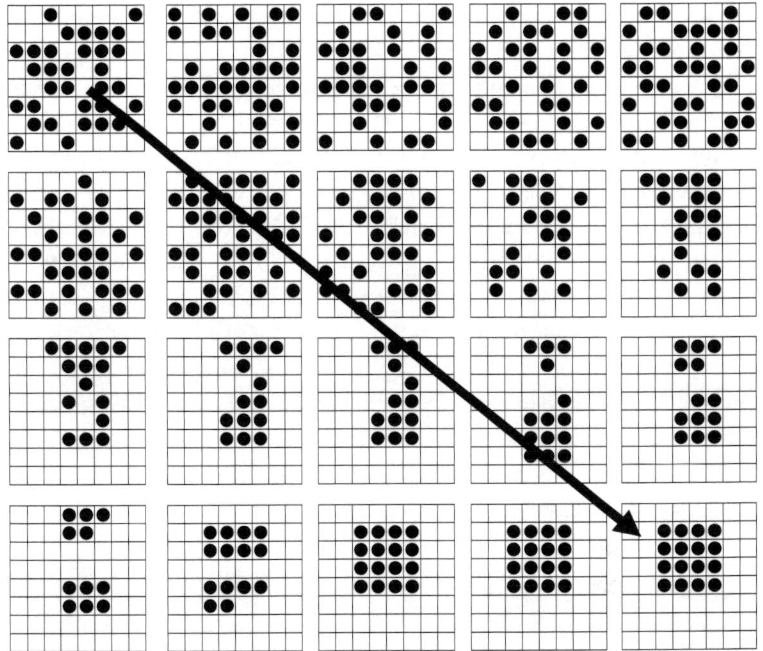

Abbildung 3-2: Attraktor, in: Kriz 2005

stabilisiert und für den Moment die optimale Konfiguration aus den Elementen Kognition, Emotion, Körperempfinden usw. darstellt.

Noch einmal Jürgen Kriz zum Sinnattraktor, anhand der Darstellung in der Abbildung 3-2: »In den Wahrnehmungs- und Denkprozessen entwickeln sich Muster beziehungsweise Ordnungen, welche die Komplexität seiner Situation sinnhaft reduzieren und diese reduzierte Ordnung gleichzeitig stabilisieren. Die Komplexität, Unbestimmtheit und Mehrdeutigkeit von zahlreichen Situationen erfordert es nämlich, dass bei der Konstruktion unserer Lebenswelt die Fülle der Außen- und Innenreize geordnet, vereinfacht und auf diese Weise ›stimmig‹ gemacht wird« (Kriz 2005, S. 34)

Diese Reduktion von Komplexität hat einen großen Vorteil für das Überleben in einer Welt, in der Millionen von Bits an Information aus dem Außen- wie dem Innenraum jeden Moment auf uns einströmen. Die Bildung von Schemata oder Ich-Zuständen/Ego-States ist im Sinne einer Musterbildung zwar eine Vereinfachung, aber auch eine Reduktion auf das Wesentliche. Neben diesem positiven Effekt soll aber auch ein negativer nicht verschwiegen werden: Nicht nur die Komplexität wurde erfolgreich reduziert, sondern auch das Maß an Freiheitsgraden, sich immer wieder neu und kreativ zu verhalten. Durch die Reduktion an Aspekten der Vielfalt werden einmal festgezurrte Lösungsmuster, Sichtweisen, Reaktionsschemata gebahnt und eine Adaptation an neue Bedingungen erschwert – das Lösungspotenzial verarmt, der berühmte Hammer von Paul Watzlawick sieht überall nur noch Nägel. Mit dieser Schattenseite der Musterbildung werden wir uns später beschäftigen müssen – Ich-Zustände/Ego-States sind als Ordnungsprinzip des Ich sinnvoll, aber als gebahnte Attraktoren höchst veränderungsresistent und konservativ. Stephen Wollinky hat das in einem seiner ersten Bücher »Die dunkle Seite des inneren Kindes« genannt. Davon später mehr im Kapitel 7.4.

Zur Zusammenfassung dieser wichtigen neurobiologischen Definitionen von Ich-Zuständen siehe Kasten 1.

Definition von Schema (Young), Ich-Zustand (Peichl), Ego-State (Watkins), mentalem Zustand (Siegel):
»Ein Schema ist im Sinne Youngs eine subjektive und zum Teil auch objektiv beobachtbare, wiederkehrende, abgrenzbare Erlebniseinheit, die Kognitionen, Emotionen und Körperempfindungen umfasst und die in wesentlichen Zügen bereits in der Kindheit und Jugend angelegt werden. Das körperlich-funktionelle Substrat dieser Erlebniszustände sind synchronisierte Aktivitätszustände von umschriebenen Neuronenverbindungen.« (Roediger 2006, S. 188)
Ein Schema/Ich-Zustand ist ein Attraktor:
»In den Wahrnehmungs- und Denkprozessen entwickeln sich Muster beziehungsweise Ordnungen, welche die Komplexität seiner Situation sinnhaft reduzieren und diese reduzierte Ordnung gleichzeitig stabilisieren. Die Komplexität, Unbestimmtheit und Mehrdeutigkeit von zahlreichen Situationen erfordert es nämlich, dass bei der Konstruktion unserer Lebenswelt die Fülle der Außen- und Innenreize geordnet, vereinfacht und auf diese Weise ›stimmig‹ gemacht wird.« (Kriz 2005, S. 34)

Kasten 1: Die Definition von Schema, Ich-Zustand, Ego-State und mentalem Zustand

3.6 Sprachverwirrung: Ich-Zustände oder Selbst-Zustände?

Ich hatte versprochen, dass ich mich am Ende des Kapitels diesem Problem widmen werde. Nachdem ich mich in meinem Buch »Innere Traumalandschaften« (2007) über viele Seiten abgemüht hatte, um zu klären, ob es Ich-Zustände oder Selbst-Zustände heißen muss[8], möchte ich hier eine pragmatische Lösung vorschlagen.

Alles, was wir brauchen, ist eine stabile Unterscheidung zwischen ICH und SELBST – und auch das ist gar nicht so einfach. Folgende Definition von **Ich** könnte hilfreich sein:

»Das Ich ist die von jedem Menschen selbst empfundene und als persönliche Einheit erlebte Summe aller geistigen und körperlichen Vorgänge.«[9]

Das Ich ist das maßgebliche Steuerungs-, Regulations- und Kontrollorgan der Persönlichkeit und eng mit dem Begriff des Bewusstseins verbunden. Gerhard Roth, der sich an der Bündel-Theorie des Ichs des berühmten Philosophen David Hume orientiert, schreibt: »Seiner Meinung (gemeint ist D. Hume, J. P.) nach sind Ich und Selbst keine eigenständigen Wesenheiten oder ›denkende Substanzen‹ im Sinne Descartes', sondern nur ein Bündel besonderer Bewusstseinszustände, die nacheinander erlebt und in diesem Erleben zu einer *Scheininstanz* integriert werden.« (Roth 2003, S. 139, kursiv im Original) Dieses Ich besteht aus vielen unterscheidbaren Erlebniszuständen (mentalen Zuständen nach Daniel Siegel), d. h. genauer gesagt Bewusstseinszuständen, die jeweils mit unterschiedlichen Ich-Vorstellungen verbunden sind. Diese Ich-Empfindungen, wie Roth sie nennt, sind mit diversen Funktionen von verschiedenen Regionen des Gehirns verknüpft (davon später mehr) – er spricht hier auch von »Ich-Zuständen«. »Diese verschiedenen Ich-Zustände bilden funktionale Einheiten oder *Module*, und deshalb spricht man von einer *Modularität* der Ich-Zustände.« (Roth 2007, S. 73, kursiv im Original) Dieses neuro-anatomische Grundmuster ist die Basis für das Erleben eines Menschen in Bezug auf seine Umwelt. Die auf der Basis dieser neurogenen Grundausstattung gemachten Erfahrungen und deren Niederschläge sind die Ego-States/Ich-Zu-

---

8 Am Ende sprach vieles dafür, die Begriffe synonym zu verwenden.

9 http://www.denkmodelle.de/themen/Inhalt/definitionen/alle.htm

stände im Sinne der Teile-Theorie. Es ist wie bei einem Computer: Die neurobiologische Grundausstattung (Hardware) und die erworbenen psychologischen Schemata (Software) sind das, was ich einen **neuropsychologischen Ich-Zustand** nenne (eine neuro-psychologische Matrix). Wenn ich also in Zukunft von einem Ich-Zustand oder State spreche, dann meine ich diese neuro-psychologische Ebene des Gehirns.

Einer dieser von Roth gemeinten »Ich-Zustände« (Module) ist das »selbst-reflexive Ich«. Wenn dieses Modul beginnt, über den Erlebnismoment im Hier und Jetzt nachzudenken (Selbstreflexion), dann beschreibt es das eigene Ich in Bezug und Abgrenzung zu den Anderen. Diese Beschreibung erzeugt das Selbst – das Wissen über die eigene Person – im Sinne des »sozialen Selbst« der amerikanischen Sozialpsychologie. Das Selbst, so könnte man mit einem gewissen Zirkelschluss sagen, das sind die Gedanken und Überzeugungen, die wir über uns selbst haben, im Bezug auf andere, mit denen wir interagieren. »Eine Person entwickelt ein soziales Selbst, indem sie sich selbst als Objekt bzw. als Anderer für andere Personen im Rahmen von Interaktionen betrachtet. Sie erfährt, dass sie von anderen Personen wahrgenommen und erfahren wird und dass ihr von anderen Eigenschaften, Motivationen u. Ä. zugeschrieben werden.«[10] Ein Art von Überzeugung ist, dass ich aus verschiedenen Teilen bestehe, die mich, d. h. mein Selbst, ausmachen. In diesem Moment der Selbstreflexion ist es sinnvoll, von **Selbstanteilen** zu sprechen. Aus diesem Grunde bevorzuge ich auch im therapeutischen Kontext von den Selbstanteilen meiner Patienten zu sprechen, da ich mich ja zusammen mit dem Patienten auf einer selbst reflexiven Ebene bewege, auch wenn der Patient zwischenzeitlich ins direkte Erleben eintaucht.

[10] http://www.denkmodelle.de/themen/Inhalt/definitionen/alle.htm

4. Die Entwicklung der Ich-Zustände – ein erweitertes Modell

4.1 Die Geschichte von Paula

In der nächsten Sitzung schlug ich der Patientin eine direkte Begegnung mit der 6-jährigen »Kleinen« vor. Nachdem ich Paula in eine leichte Trance geführt hatte, bat ich sie, sich einen geschützten, angenehmen und geborgenen Ort vor ihrem inneren Auge vorzustellen, an den sie die »Kleine« einladen wollte. Sie wählte dafür eine Bank im Stadtpark, und ich bat sie zu berichten, was gerade auf ihrer inneren Bühne passiert.

Patientin: »Es passiert nichts ... ich bin ganz allein hier ... doch, da hinter dem Baum regt sich was.«

Therapeut: »Wenn Sie mal genau hinschauen, was sehen Sie?«

Patientin: »Ein kleines Kind ... es schaut ganz ängstlich ... ist schon wieder verschwunden.«

Therapeut: »Mögen Sie sie zu sich herrufen?«

Patientin: »Ich weiß nicht ... die sieht komisch aus.«

Therapeut: »Beschreiben Sie mir bitte, was Sie sehen.«

Patientin: »Ein Mädchen von ca. 6 – 7 Jahren ... total schüchtern ... hat ein T-Shirt an und Jeans ... blonde kurze Haare ... ich weiß nicht.«

Therapeut: »Was wissen Sie nicht?«

Patientin: »Ob ich das bin ... damals?«

Therapeut: »Wollen Sie es herausfinden?«

Patientin: »Ja, schon ...«

Therapeut: »Sprechen Sie sie doch mal mit dem Namen an ... stellen Sie sich vor ... und laden Sie sie auf die Bank ein.«

Patientin: »Hallo Kleine ... hab keine Angst ... ich bin die erwachsene Paula ... hast du Lust, dich zu mir auf die Bank zu setzen?«

Therapeut: »Was passiert jetzt?«

Patientin: »Sie kommt langsam näher.«

4.2 Die Ideengeschichte der »relativ stabilen psychischen Zustände«

Der Psychotherapieforscher und Psychologische Psychotherapeut Klaus Grawe entwickelte, angeregt durch seine Wirksamkeitsstudien in der Psychotherapie, das Ziel, den Schulenstreit zu überwinden und die Grundlagen einer Allgemeinen Psychotherapie zu entwickeln. Dadurch bereitete er den Weg für eine Verschmelzung neurowissenschaftlicher Erkenntnisse über die Funktion des Gehirns der letzten Dekaden mit dem phänomenologischen Wissen psychotherapeutischer, klinischer Praxiserfahrung. In dem kurz vor seinem Tode veröffentlichten Werk »Neuropsychotherapie« (2004) legte er einen richtungweisenden Ansatz neurowissenschaftlich fundierter Psychotherapie vor, der effiziente neue Perspektiven und Möglichkeiten beinhaltet. Diesen seinen Ideen fühle ich mich verpflichtet, wenn ich nun ein Modell vorstelle, wie »Ich-Zustände« als Organisationsprinzip des Seelischen verstanden werden können.

Wie wir im letzten Kapitel gesehen haben, ist heute der etablierte Begriff für die Organisationsform unseres Gehirns auf neuro-physiologischer Ebene das neuronale Netzwerk. Es entspricht für mich auf psychologischer Ebene dem Begriff des Ich-Zustandes oder des Schemas[11], wie ich mit Anlehnung an Eckkard Roediger (Schematherapie) dargelegt habe.

Die Idee von zeitüberdauernden, relativ stabilen psychischen Zuständen geht aber schon bis auf Pierre Janet (1889) zurück. Er sprach davon, dass die durch das perzeptive System aufgenommenen Sinnesreize durch ein sog. »Synthesesystem« unter Abgleich mit aufgespeicherten Gedächtniserfahrungen zu einem »Perzept« synthetisiert werden. Diese Hypothese findet sich in der Zeit nach Janet unter anderem Namen in verschiedenen Theorierichtungen wieder: als »Schema« bei Piaget (1947), als »Plan« bei Miller et al. (1960), als »Frame« (Minsky 1975), als »skript« (Neiser 1976/1996) und als »State-of-mind« bei Horowitz (1979). Für den Bereich der Psychoanalyse könnte ich mir den Begriff »Übertragungsmuster« oder »Übertragungsschema« vorstellen, um diese neuro-psychologischen Muster im Patienten zu beschreiben, welches er dann auf der äußeren Bühne auf den Analytiker überträgt. In

[11] Wobei nach dem Schemamodell der Terminus »Modus« passgenauer wäre.

die gleiche Reihe würde ich auch den Terminus »Ego-State« bei Watkins und meine Auffassung von »Ich-Zustand« für das Modell der inneren Bühne einreihen.

Nicht vergessen möchte ich an dieser Stelle den von Gunther Schmidt in seinen Seminaren oft zitierten Psychologen Donald Hebb (1949, 2002) und die nach ihm benannte Hebb'sche Lernregel: »Neurons that fire together wire together.« Das heißt einfach ausgedrückt: Die zu einem Zeitpunkt X im Gehirn vorhandenen Wahrnehmungen und aktivierten Erinnerungen werden miteinander zu einem neuronalen Netzwerk verknüpft, ein Prinzip, welches wir täglich in der Traumatherapie nutzen, indem traumatisches Erleben mit Ressourcennetzwerken in der Traumakonfrontation verknüpft werden. Nur so sind Lernen und auch Weiterentwicklung in der Psychotherapie möglich. Deshalb gilt uns Donald Hebb heute als der Entdecker der synaptischen Plastizität, welche die neurophysiologische Grundlage von Lernen und Gedächtnis darstellt.

4.3 Die Normale Differenzierung und die Bruchstellen der Sozialisation

Wollte man das Wesen der Ich-Zustände aus einer verallgemeinernden Perspektive beschreiben, so trifft Watkins' klassische Definition den Sachverhalt am besten: Ein Ich-Zustand ist ein organisiertes Verhaltens- und Erfahrungssystem. Wenn wir uns fragen, aus welchen Elementen ein Ich-Zustand zusammengesetzt ist, dann ist uns die Definition von Claire Frederick hilfreich: »Jeder Ich-Zustand besitzt seine eigenen, relativ überdauernden Affekte, Körperempfindungen, Fantasien und Verhaltensweisen[12], und er hat seine eigenen Wünsche, Träume und Bedürfnisse. Ich-Zustände stehen in ähnlicher Beziehung zueinander wie Familienmitglieder.« (Frederick 2007, S. 19) Letzteres führt zu der Annahme, dass jeder Ich-Zustand eine Funktion in einem ganzheitlichen Sinn hat und in einem System von Teilen eine konstruktive Aufgabe erfüllt – wir sagen vereinfacht: Jeder Teil ist gekommen, um zu helfen.

---

12 Das ist ein Unterschied zur »Schematherapie«, die Handlungsexekutive ist da nicht Teil des Schemas, nur das kognitiv-emotional-vegetativ-körperhaltungsbezogene Erleben (Jeffrey Young).

Dieses grundlegende Verständnis möchte ich jetzt nutzen, um in diesem Kapitel die Entwicklung von Ich-Zuständen in der Persönlichkeit eines Menschen genauer zu beschreiben, wobei ich damit weit über die Beschreibungen von Ego-States bei Watkins hinausgehen werde. Beginnen wir mit der Entstehung von Ich-Zuständen bei normalen Individuen.

Die normale Entwicklung

Jeder Einzelne von uns kann zu unterschiedlichen Zeiten verschieden handeln, denken und fühlen, je nachdem, welcher State gerade unser exekutives Selbst darstellt – welcher Ich-Zustand gerade vorne an der Rampe ist –, um im Bühnenmodell zu bleiben.

Ein Beispiel:

> Denken Sie an einen freundlichen, ruhigen Bankbeamten in Köln, verheiratet, zwei Kinder, der seine Arbeit gut macht und seit Jahren im Urlaub in die gleiche Pension am Gardasee fährt – nennen wir ihn Herrn Mustermann. Aber dann, ab dem 11. 11., scheint er abends und am Wochenende in eine andere Haut zu schlüpfen: Als Vorsitzender des Karnevalsvereins Köln-Nippes »Die 3 Funken« ist er bei der Prunksitzung nicht wiederzuerkennen. Würden Sie ihn am Sitzungsabend oder beim Rosenmontagsumzug nach seiner Banktätigkeit fragen, wäre diese ihm weit weg und fremd: Der Karneval-Ich-Zustand wäre mit Ich-Energie besetzt (Ich-Besetzung) und würde im Moment als Ich oder Selbst erfahren, der Banker-Ich-Zustand würde von ihm als Objekt, als »Nicht-Ich«, als »Es« angesehen und erhielte Objekt-Besetzung. Am Aschermittwoch in der Bank wäre es wieder andersherum. Dies alles ist relativ unproblematisch, solange die einzelnen »Teil«-Persönlichkeiten voneinander wissen, d. h. zwischen ihnen keine Amnesiebarrieren existieren und die Person trotz unterschiedlichen Rollenerlebens sich in der Identität als konsistent und zeitstabil erlebt. Bei normalen Individuen ist dies in der Regel der Fall, anders bei DIS/MPS-Patienten.

Bei normalen Individuen sind die Ich-Zustände fast nahtlos verbunden, und ihre Beziehungen untereinander sind relativ harmonisch – es herrscht Ko-Bewusstheit, schreibt Claire Frederick. Auch wenn diese überwiegend adaptiven Ich-Zustände dazu da sind, damit ein Mensch »in seiner Kultur, seinen Rollen, bei Arbeit und Spiel zurechtkommen«

(Frederick 2007, S.20) kann, so bleibt doch die Frage: Unter welchen individuellen Bedingungen entstehen diese States? Welche Erfahrungen machen Menschen in der Kindheit, dass diese und keine anderen inneren Teile entstehen? Unser Bankbeamter hätte ja auch ein leidenschaftlicher Anti-Karnevalist werden können, mit einem »Bücherwurm-State«, das nie die Wohnung verlässt. Die bei den Watkins unter der Überschrift »Normale Adaptation und Differenzierung« laufenden Ego-States werden in ihrer Theorie nicht weiter auf ihre Genese hin – ihre Entstehung in der klinischen Entwicklung – untersucht.

Das finde ich unbefriedigend, da eine Ego-State-Theorie, die als »Hypno-Analyse« überzeugen will, eine Metatheorie für die Genese der Ich-Zustände in der Entwicklungsgeschichte des Säuglings zum Kind und zum jungen Erwachsenen bereithalten muss. Auch das Lernen von Rollen ist in einen Beziehungskontext eingebettet, der spezifische Konflikte und Krisen bereitstellt. Und diese Schwellensituationen der Entwicklung sind für die meisten von uns ziemlich prototypisch und es ist zu erwarten, dass die entstehenden Ich-Zustände zwar unterschiedlich, aber was die darin enthaltene Problemlösestrategie angeht, sehr ähnlich sind. Schauen wir mal in die Literatur, woher wir Hilfe herbekommen könnten.

Im »Voice-Dialogue«-Modell des amerikanischen Ehepaars Hal und Sidra Stone (1994) findet sich eine Beschreibung von Teil-Selbsten oder inneren Stimmen, die dem Ego-State-Modell der Watkins sehr ähnlich ist. »Sie erforschten, wie diese ›Teil-Selbste‹ (subpersonalities) autonom und oft gegensätzlich das Ruder unserer Psyche übernehmen und entsprechend unseres persönlichen Wertesystems real fühlen, handeln und Entscheidungen treffen. Für die meisten Menschen ist dies der gewohnte Lebenszustand und entspricht unserem Alltags-Ich (Ego).« Und weiter: »Einige dieser Teil-Selbste haben sich schon sehr früh in unserem Leben herangebildet, um unser Überleben und unseren Erfolg im Alltag zu sichern. Diese Teil-Selbste werden ›Haupt-Selbste‹ genannt, welche den Kern unserer Persönlichkeit ausmachen und mit denen wir uns stark identifizieren.«[13] Diese zentralen Teil-Persönlichkeiten (major Sub-Personalities) sind der Schützer/der Kontrolleur (protector/controller), der Perfektionist (perfectionist), der Antreiber

---

13 Homepage eines Ausbildungsinstitutes: http://www.praxis-integrationsarbeit.de/voice-dialogue/

(pusher), der Kritiker (critic) und der Rechtmacher (pleaser). Aus der weitläufigen Behauptung von Watkins, es wären unendlich viel Ego-States denkbar, sind wir jetzt in eine verengte Perspektive geraten. Mein Vorschlag wäre, hinter diesen Rollenträgern auf der Stone'schen Bühne die Repräsentanten für Konflikte und Krisen unserer kindlichen Entwicklung zu vermuten. Dafür ist das Stufenmodell der psychosozialen Entwicklung des Psychoanalytikers Erik H. Erikson (1902 – 1994) sehr geeignet.

Ohne das Modell hier weiter auszuführen, möchte ich vorschlagen, dass wir einen Blick auf die Hauptentwicklungskonflikte werfen.

Erikson übersetzt die Phasenlehre Freuds ins Soziale und beschreibt acht Lebenskrisen (Erikson 1966, S. 214 – 215); zusätzlich habe ich in der Auflistung die Teil-Persönlichkeit aufgeführt, wie sie sich aus Sicht des Teil-Persönlichkeiten-Konzepts von Stone ergibt:

1. Stadium – ca. 1. Lebensjahr – Säuglingsalter: Ur-Vertrauen vs. Ur-Misstrauen ***Selbst-Beruhiger***
2. Stadium – ca. 2. – 3. Lebensjahr – Kleinkindalter: Autonomie vs. Scham und Zweifel ***Kontrolleur***
3. Stadium – ca. 4. – 5. Lebensjahr – Spielalter: Initiative vs. Schuldgefühl ***Schützer***
4. Stadium – ca. 6 – 11/12 Jahre – Schulalter: Werksinn vs. Minderwertigkeitsgefühl ***Antreiber***
5. Stadium – ca. 11/12 – 15/16 Jahre – Adoleszenz: Identität und Ablehnung vs. Identitätsdiffusion ***Rechtmacher***
6. Stadium – frühes Erwachsenenalter: Intimität und Solidarität vs. Isolierung
7. Stadium – Erwachsenenalter: Generativität vs. Selbstabsorption
8. Stadium – reifes Erwachsenenalter: Integrität vs. Verzweiflung

So beschreibt Erik Erikson in seinem Stufenmodell die Entwicklung der kindlichen Identität in einem Spannungsfeld zwischen Bedürfnissen und Wünschen des Kindes und den Forderungen der Umwelt, repräsentiert durch die primären Beziehungspersonen, die Peers und die Repräsentanten der Gesellschaft.

Jeder von uns wird den einen Entwicklungsschritt besser, den anderen schlechter gemeistert haben und trägt kleine Verwundungen und Vernarbungen durchs Leben, die wir die normal-neurotischen Seiten von uns Normalos nennen. Sie zeigen sich in fixierten Rollen, Charaktereigenschaften, sind Teil unserer Über-Ich-Struktur und Ausdruck unserer Werte und Normen. Im Leben zeigen sie sich als Haltungen, als Seiten von uns oder, wie Watkins schreiben: als verborgene Zustände.

Ich möchte an dieser Stelle zum besseren Verständnis einen Grundkonflikt herausgreifen und mögliche Bildungen von Ich-Zuständen exemplarisch erläutern.

Nehmen wir das von Erikson deklarierte **2. Stadium** – ca. 2.–3. Lebensjahr – Kleinkindalter: Autonomie vs. Scham und Zweifel.

In dieser Phase waren wir als Kleinkinder mit dem großen Thema »Selbstkontrolle« beschäftigt. Wir mussten lernen, die Ausscheidung zu kontrollieren (Stuhlgang, Blase), und lernten mit der Gefährlichkeit der Welt – aus der Sicht der Erwachsenen – zu leben: »Das ist bäh … das darf man nicht in den Mund stecken«, »Steck nicht den Finger in die Steckdose« und »Bleib hier«. Hatten wir wieder etwas falsch gemacht und die Erwachsenen gerieten in Hektik (Vorsicht ›Tante Helgas Porzellanente fällt um …‹), dann waren wir (wurden wir!) beschämt und zweifelten an uns. Gelang es, alles richtig zu machen, konnten wir uns an der neu gewonnenen Freiheit freuen und uns autonom fühlen. Die äußere Kontrolle ging langsam in unser Inneres über, ein Vorgang der Introjektion und Identifikation, den wir noch näher im nächsten Kapitel besprechen werden. Für die Meisterung der Körperfunktionen und die Einhaltung der basalen sozialen Regeln entwickelten wir einen Persönlichkeitsanteil, den man den »Inneren Kontrolleur« nennen könnte oder den »Inneren Regelwart«. Wurde uns viel in dieser Phase an »Zucht und Ordnung« abverlangt, hatte der »Regelwart« viel zu tun, um uns vorsorglich vor Scham und Selbstzweifel zu schützen. Wenn wir sagen, ein Ich-Zustand ist entstanden, um zu helfen, so lässt sich das an diesem Beispiel gut zeigen: Die gute Absicht des strengen, inneren Regelwarts war die Vermeidung von Peinlichkeit und Scham. Das erreicht er auch heute noch in unserem Leben, indem er versucht, uns von allen riskanten Dingen abzuhalten. Er hinterfragt intellektuell und rational die Dinge ganz genau und beschwört uns, ja kein unkalkulierbares Risiko einzugehen – Gefühle am besten in die Gefriertruhe. Zustände mit ausufernden Gefühlen rufen ihn auf den Plan oder auf die innere Bühne. In psychoanalytischen Begriffen gesprochen ist das unsere zwanghafte Seite – ein Bild dafür wäre »Herr Fehlerzähler«: hager, fahles Gesicht und mit erhobenem Zeigefinger.

Wir könnten uns vorstellen, dass je nach dominierendem Grundkonflikt unserer Kindheit ein Ich-Zustand als Blaupause zur Lösung dieses Konfliktes in einem neuronalen Netzwerk stabilisiert wird. Durch häufigen Gebrauch (Bahnung) wird dieses Schema eine dominante Rolle bei der Bewertung und Lösung von Anforderungen im Leben spielen – so wie im obigen Beispiel eines Autonomie- vs. Scham-Themas der Herr Fehlerzähler.

So ist es möglich, sich vorzustellen, dass bei allen Charakter- und Persönlichkeitsstörungen, die wir aus der psychiatrischen Nomenklatur kennen, ein typischer Protagonist als personifizierter Ich-Zustand die innere Bühne bevölkert. Er repräsentiert ein organisiertes Verhaltens- und Erfahrungssystem, welches als Reaktion auf eine Sozialisationsherausforderung durch die Umwelt in unserem Gehirn neuronal vernetzt ist. In Abbildung 4-1 sehen Sie die 13 verschiedenen Persön-

Persönlichkeitsstil	Selbstanteil
(1) Zwanghafter Stil	(1) Der zwanghafte Perfektionist
(2) Narzisstischer Stil	(2) Der ichbezogene Großartige
(3) Dependenter Stil	(3) Der hilflose Anklammernde
(4) Histrionischer Stil	(4) Der ahnungslose Schauspieler
(5) Paranoider Stil	(5) Der misstrauische Zweifler
(6) Selbstunsicherer Stil	(6) Das scheue Sensibelchen
(7) Passiv-aggressiver Stil	(7) Der gereizte Nein-Sager
(8) Antisozialer Stil	(8) Der gefühllose Manipulierer
(9) Schizo-typischer Stil	(9) Der weltfremde Exzentriker
(10) Schizoider Stil	(10) Der Gefühlsanalphabet
(11) Borderline Stil	(11) Der instabile Verzweifelte
(12) Selbstschädigender Stil	(12) Der sich Aufopfernde
(13) Sadistischer Stil	(13) Der tückische Schikanierer

Abbildung 4-1: Persönlichkeitsstile nach DSM-IV und Selbstanteile

lichkeitsstile, wie sie in die Beschreibung der Persönlichkeitsstörung der DSM-IV[14] eingegangen sind.

Ich versuchte mittels des Persönlichkeitsstils und der Beschreibung der Störungen im DSM-IV, die entsprechenden »Charakterköpfe« zu benennen, die wir mehr oder weniger markant auf der inneren Bühne bei Charakterstörungen erwarten können.

Nach dieser Spielerei mit der Personifizierung von Ich-Zuständen und ihre Beschreibung als Selbst-Anteile, hier eine weitere Definition von Ich-Zuständen, dieses Mal mehr aus psychologischer und nicht mehr neurobiologischer Sicht (siehe dazu Kasten 1):

Ich-Zustände sind Organisationsmuster von gemachten Beziehungserfahrungen – sie sind sowohl als neuronale Netzwerke als auch psychologisch als Selbstanteile repräsentiert.

Um besser zu verstehen, wie wir die Werte und Normen des Außenraums in uns aufnehmen, möchte ich mich jetzt mit dem Thema »Verinnerlichung« beschäftigen – der zweiten Kategorie der Ego-State-Bildung bei Watkins.

4.4 Die Introjektion der signifikanten Anderen für die Bildung von Ich-Zuständen

Ein zweiter wichtiger Punkt für die Entstehung von Ego-States ist bei John und Helen Watkins die Verinnerlichung als wichtige Bestandteile der Entwicklung in unserem Leben. »Die entsprechenden Gestalten erscheinen im Besitz von Liebe, Macht, Wissen und Fähigkeiten und/oder Eigenschaften, die das Kind braucht, um das Leben in seiner Familie und in der Welt zu bestreiten. In einem sehr realen Sinne waren viele bedeutungsvolle Gestalten unseres Lebens, sowohl in der Kindheit als auch im Erwachsenenleben, Ursprung für die Entwicklung unsrer Ich-Zustände.« (Frederick 2007, S. 21)

Dieser Begriff der Introjektion ist deshalb so entscheidend, da Imitation und nachfolgende Identifikation das Grundmuster in der Früh-

[14] Diagnostic and Statistical Manual of Mental Disorders (Diagnostisches und Statistisches Handbuch Psychischer Störungen).

zeit des Lebens darstellt, wodurch sich unsere inneren Strukturen (Ich, Selbst, Über-Ich, Ich-Ideal) überhaupt erst bilden konnten.

Das psychoanalytische Modell der Internalisierung – Inkorporation, Identifikation, Introjektion

Introjektion ist ein Terminus der psychoanalytischen Theoriebildung zu Beginn des letzten Jahrhunderts und meint einen fundamentalen Prozess in der mentalen Entwicklung des Säuglings, eng verknüpft mit Einverleibungsfantasien. Introjektion ist ein früher und primitiver Abwehrmechanismus des Ichs, der eine große entwicklungsfördernde und strukturbildende Funktion für das Ich/Selbst hat. Ganz allgemein bedeutet Introjektion (neulateinisch: introiectio aus intra = innerhalb und iacere = werfen): ein unbewusster psychischer Vorgang, bei dem etwas Äußeres ins Innere[15] des Subjektes hereingenommen wird. Damit sind in der klassischen Psychoanalyse überwiegend Objekte gemeint, also frühere Bezugspersonen oder zumindest Teile von ihnen.

Internalisierung wird in der psychoanalytischen Theorie als Oberbegriff für eine Anzahl von Verinnerlichungsvorgängen verwendet, zu denen Inkorporation (Einverleibung), Introjektion, Identifizierung zählen. Lassen Sie mich zum besseren Verständnis etwas ausholen.

Schon bei Sigmund Freud wird im »Abriss der Psychoanalyse« (1940) zwischen der Innenwelt des Kindes und seiner Außenwelt unterschieden, um die Bildung des Über-Ichs, als einer Instanz im Innenraum des psychischen Apparates, zu erklären. Diese Zuschreibungen »innen« und »außen« sind rein deskriptiv zu verstehen und folgen der Idee, dass vor der Bildung des Über-Ichs die Objekte für das Kind ausschließlich in der Außenwelt existierten, aber durch Identifikation und Introjektion ins Ich aufgenommen wurden. Hier werden sie zu einer psychischen Instanz, die die Funktion fortführt, die früher die reale Person der Außenwelt für das Kind hatte – diese Instanz ist nun im deskriptiven Sinne innerlich.

Mit Recht wenden Sandler und Rosenblatt gegen diese frühen Ideen Freuds ein, dass eine Wahrnehmung von »Objekten der Außenwelt nicht ohne die Entwicklung einer zunehmend organisierten und komplexen Menge von Vorstellungen äußerer Realität innerhalb des kind-

15 Aus Sicht des Radikalen Konstruktivismus sind Begriffe wie »innen« und »außen« sehr problematisch.

lichen Ichs erfolgen kann« (1984, S. 238) – was eine definitive Unterscheidung zwischen »innen« und »außen« zumindest erschwert. Dieses führte aber bei beiden Autoren zur kreativen Suche nach anderen Kriterien, die psychische Welt des Kindes zu beschreiben.

Das Kind bildet aus den im Hirn einlaufenden Sinnesdaten aus dem Körper und der Umwelt Vorstellungen, um diese Rohdaten zu organisieren, sie in eine Struktur zu bringen und um daraus Orientierungsmerkmale für eine Überlebensanpassung zu generieren. So verstanden ist Wahrnehmung ein aktiver Prozess, und die erzeugte Vorstellungswelt konstruiert im Sinne des »Konstruktivismus« von Maturana und Valera (1990) Bilder und Organisationen für das, was wir Innenwelt und Außenwelt nennen. Aufgrund der Unreife des kindlichen Wahrnehmungsapparates in den ersten Lebensjahren oder unter Stress kann diese Unterscheidung wieder aufgeweicht werden.

Wenn ein Kind beginnt, sich von einem Objekt der Außenwelt eine innere Vorstellung zu erschaffen, dann ist dieses Bild zwar in seiner inneren Vorstellungswelt angesiedelt, bezieht sich aber auf etwas, was der Außenwelt zugerechnet wird. Somit haben wir zwei Voraussetzungen: zuerst muss der Wahrnehmungsapparat Programme gebildet haben, um Objekte zuverlässig von Selbstrepräsentationen abzugrenzen, und dann lernen, stabil zwischen »innen« und »außen« zu unterscheiden. Somit ist die im »Psychojargon« oft gebrauchte simple Idee, im Vorgang der Identifikation und Introjektion werde »etwas von außen nach innen hineingenommen«, zu vereinfachend. »Die Eltern müssen erst wahrgenommen werden, bevor sie introjiziert werden können, und um wahrgenommen zu werden, müssen sie innerhalb der Vorstellungswelt als Objektvorstellungen irgendwelcher Art gebildet worden sein.« (Sandler und Rosenblatt 1984, S. 239 – 240)

Es leuchtet unmittelbar ein, wenn Sandler und Rosenblatt vorschlagen, diese Raummetapher »von außen geht etwas nach innen« aufzugeben und den Vorgang der Identifikation und Introjektion »im Sinne von Besetzungswechseln innerhalb der Vorstellungswelt begrifflich« (ebd., S. 240) zu fassen.

Die Vorstellungswelt des Kindes (representational world) besteht aus Repräsentanzen von Objekten und Dingen der Außenwelt, aber auch von Körpervorstellungen – den Vorläufern der Selbstrepräsentanzen- und von Repräsentanzen von Affekten; somit stehen dem Individuum eine ganz Reihe unterschiedlicher Selbst- und Objektrepräsentanzen zur Verfügung, die in Abhängigkeit von der jeweiligen Bedürfnislage und Umweltkonstellation aktualisiert werden.

Wie können wir nun nach all den theoretischen Vorüberlegungen von Sandler und Rosenblatt die Begriffe Inkorporation, Identifikation und Introjektion besser fassen? Beide bezeichnen Verinnerlichungen von Beziehungserfahrungen.

Die Inkorporation

Dieser Begriff steht für die reale oder symbolische Einverleibung eines äußeren Objektes. Seelisch handelt es sich um eine sehr frühe subjektive, körperbezogene und konkretistische Wahrnehmung des Verinnerlichungsvorgangs, wobei das Objekt so empfunden wird, als sei es physisch in das Innere des Körpers gelangt: »Die verachtende Mutter liegt mir wie ein Stein im Magen.« Vorbild ist die orale Einverleibung, z. B. die Milch aus Mutters Brust.

Identifikation

»Identifikation wird für uns zu einer Modifikation der Selbstvorstellung auf der Grundlage einer weiteren Vorstellung, die als Modell dient (gewöhnlich eine Objektvorstellung« [ebd., S. 244]) – kurz gesagt: Identifikation ist die Veränderung der Selbstrepräsentanz nach dem Vorbild der Objektrepräsentanz. Dieses kann die Repräsentanz eines idealen, bewunderten Objektes sein, aber auch der Niederschlag eines gefürchteten Objektes; die Identifikation kann natürlich auch auf weitgehender Fantasie beruhen, die der historischen Wesenheit des Objektes gar nicht entsprechen muss (z. B. Identifikation mit Bühnenstars). Siehe dazu Abbildung 4-2.

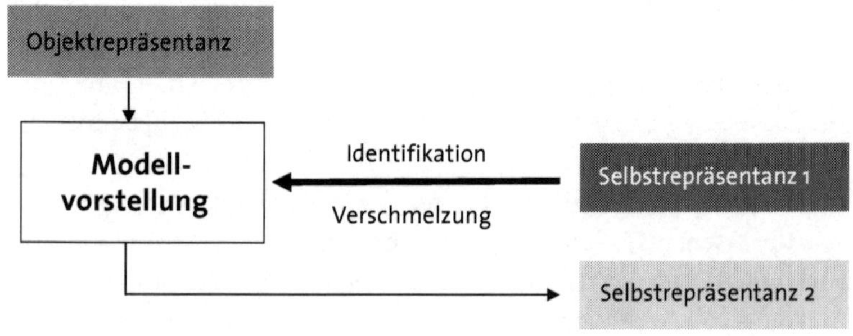

Abbildung 4-2: Die Identifikation

Eine spezielle, uns später interessierende Identifikation ist die von Anna Freud (1936) beschriebene »Identifikation mit dem Angreifer«.

Anna Freud unterscheidet drei Formen, in der sich die Identifikation mit dem Angreifer ausdrücken kann, denen jedoch sämtlich eine Wendung vom passiv Erlittenen zur Aktivität zugrunde liegt. Damit gemeint ist die Wendung der Rolle des Opfers in die Rolle des Täters, wodurch die real erlebte Bindungserfahrung ins Gegenteil verkehrt wurde – eine Art Verkehrung ins Gegenteil (siehe gleichnamigen Abwehrmechanismus bei Anna Freud 1936).

Introjektion

Introjektion meint das Annehmen derjenigen Rolle, die dem Kind im realen Beziehungskontext von den Eltern oder anderen wichtigen Bezugspersonen angetragen wurde. Nach Sandler und Rosenblatt lassen sich bei der Introjektion unterscheidbare Schritte benennen (s. Abbildung 4-3):

1. **Zuweisung:** Die »Zuweisung eines besonderen Status an bestimmte Objektvorstellungen ..., sodaß diese als mit der ganzen elterlichen Macht und Autorität der realen Eltern ausgestattet empfunden werden« (ebd., S. 245) – dies ist die eigentliche Bildung des Introjektes.
2. **Verzerrung:** »Wir wissen aber, daß der Prozeß der Introjektion von Verzerrungen in den Objektvorstellung begleitet wird« (ebd., S. 245) – gemeint ist, dass die spezifische Erfahrung des Kindes mit dem Objekt direkt in die Wahrnehmung dieses Objektes und die Repräsentanzenbildung eingeht, sodass kindliche Angst oder Aggression die Objektvorstellung aufladen und verändern – die Eltern werden dadurch z. B. strenger, als sie eigentlich sind.
3. **Objektkonstanz:** »Introjektion in diesem Sinne bedeutet, daß das Kind in Abwesenheit der Eltern so reagiert, als seien sie anwesend« (ebd., S. 245). Das bedeutet aber nicht, dass das Kind seine Eltern kopiert – das wäre ja Identifikation –, es übernimmt die von den Eltern vorgegebene Rolle. Ein Kind von strengen, kontrollierenden Eltern wird auch bei deren Abwesenheit sehr darauf achten, alles richtig zu machen und alle Regeln zu befolgen. Es erkennt damit an, das die Elternkontrolle notwendig ist, und akzeptiert die komplementäre Rolle: ich brauche Überwachung. Ein Beispiel: Das Kind nimmt sich in Abwesenheit der Eltern nicht einfach massenweise

Eiscreme aus der Gefriertruhe, was Erwachsene ja ohne zu fragen tun könnten, sondern gehorcht dem elterlichen Gebot der Bescheidenheit – es behält die ihm von anderen zugedachte Rolle bei, auch in deren Abwesenheit.

4. **Idealselbst:** Wir könnten vereinfacht sagen, das Kind identifiziert sich mit den Forderungen der Eltern. »Vermutlich gibt es bei der Introjektion immer eine begleitende Identifikation mit einer idealen Selbstvorstellung, die dem Kind durch die Eltern vermittelt wird oder die auf den kindlichen Verzerrungen elterlicher Wünsche oder Reaktionen beruht.« (Ebd., S. 245) Diese Identifikation ist aber sekundär.

Das, so werden Sie vielleicht denken, sind psychoanalytische Spitzfindigkeiten – mag sein, aber hilfreich, die Entstehung und Funktion des Täter-Introjektes zu verstehen. Den entscheidenden Unterschied zwischen Identifikation und Introjektion können wir so beschreiben:

1. Bei der Identifikation verändere ich meine Selbstrepräsentanz nach dem Vorbild der Objektrepräsentanz – ein Teil von mir ist wie der andere, ist der andere (Identifikation mit dem Aggressor) – das ist ich-synton.
2. Bei der Introjektion spiele ich die Rolle, die mir von anderen angetragen wurde – meine Selbstrepräsentanz bleibt dabei unverändert. Hatte ich z. B. sehr strenge Eltern, dann werde ich versuchen, alles

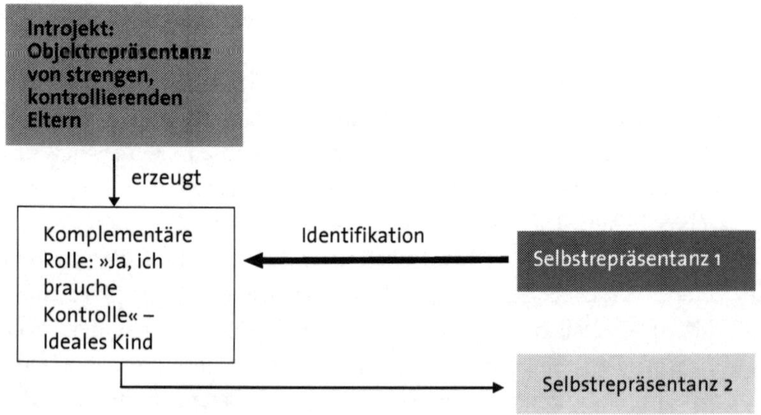

Abbildung 4-3: Introjektion und sekundäre Identifikation nach Sandler und Rosenblatt 1984

richtig zu machen und die Regeln genau zu erfüllen, auch wenn die Eltern nicht anwesend sind. Dabei habe ich mich mit der »zum Elternverhalten komplementären Rolle, nämlich überwacht zu werden, identifiziert« (Leising 2002, S. 8) – damit ist eine Veränderung im Ich-Ideal entstanden.

Ausgerüstet mit diesen präzisen Unterscheidungen, möchte ich als Arbeitsdefinition von Introjektion an dieser Stelle vorschlagen:

Introjektion

beschreibt den vom Kind passiv erlebten Prozess der Aufnahme von bestimmten Teilen des Verhaltens, Werten, Normen, spezifischen Merkmalen oder Anschauungen einer anderen Person in die eigene Persönlichkeit: Eigenschaften und Verhaltensweisen anderer werden sozusagen im Rahmen der Sozialisation adoptiert.

4.5 Introjektion: ein verwirrender Begriff – Versuch einer Klärung

Alle drei Formen der Internalisierung sind Teil des frühen Stadiums der Ich-Entwicklung des Säuglings bei der Herausbildung von Selbst- und Objektrepräsentanzen (Kernberg 1981, S. 24 ff.) und können im Weiteren in den Dienst der Abwehr gestellt werden. Leider werden diese drei Begriffe häufig in der Arbeit mit inneren Selbstanteilen synonym gebraucht, und da der Begriff »Introjektion« mittlerweile auch bei Patienten weit verbreitet ist, will ich noch etwas dabei verweilen.

Introjektion ist, nach dem eben Gesagten, eine sehr frühe und fundamentale Ebene der Organisation von Internalisierungsprozessen. Sie dient

- als Wachstumsmechanismus des psychischen Apparates zur Bildung der Ich-Strukturen und des Über-Ichs und
- ist ein früher Abwehrmechanismus des Ichs, vor allem gegenüber überwältigender Angst und Verlust.

Introjektion[16] ist ein unbewusster psychischer Vorgang, und sein Gegenteil ist die Projektion. »Durch die Verinnerlichung entstehen psy-

[16] Mir ist klar, dass in der »Intersubjektivitätstheorie« der modernen Psychoanalyse die klassischen Begriffe Introjektion und Introjekt keinen Platz mehr haben.

chische Repräsentanzen eines Objekts, ohne dass das Subjekt dabei in seinem Inneren zwischen Selbst und introjiziertem Objekt unterscheiden kann. Das geschieht zum Beispiel, wenn ein Kind die Erwartungen seiner Eltern übernimmt und sich entsprechend dieser Erwartungen verhält, unabhängig davon, ob die Eltern aktuell anwesend sind oder nicht. […] Die Introjektion stellt einen Vorläufer der Identifikation dar.« (Auchter & Strauss 2003, S. 94) Dabei wirkt die Übernahme der Eigenschaften einer angsteinflößenden Autorität angstmildernd, da die Differenz vermeintlich ausgeglichen wird (z. B. eine 14-Jährige zu sich selbst: »Es macht nichts, wenn ich heute Abend nicht in die Disko darf, ich habe noch genug Zeit, nette Männer kennenzulernen.«)

Das Durcheinander des verwirrenden Gebrauchs und der unterschiedlichsten Definitionen des Begriffs »Introjekt« lichtet sich ein wenig, wenn wir zwei Dinge beachten:

1) **Der Vorgang der Introjektion bei einem Menschen muss nicht notwendig zur Bildung eines Introjektes führen!**
   Milrod schreibt: »Die normalen Identifikationen, die ein aufwachsendes Kind vornimmt, das den Mechanismus der Introjektion verwendet, sind keine Introjekte.« (1988, S. 82, siehe auch Hirsch 1997) Das heißt, bei dem ubiquitären Internalisierungsvorgang der Introjektion zur Herausbildung von Ich und Über-Ich entsteht *kein* Introjekt, weil auf die Introjektion unter normalen Bedingungen sofort die Identifikation folgt. Deshalb werden Introjektion und Identifikation auch bei Freud und Ferenczi häufig synonym verwendet.
2) **Introjektbildung nur bei realem oder fantasiertem Verlust eines lebenswichtigen äußeren Objektes.**
   Die Voraussetzung der Introjektbildung war bei Freud (1917) der völlige Abzug der Objektbesetzung, wie er es für die Melancholie und die Introjektion des verlorenen Objektes beschrieben hat. »Ein Introjekt ist das Resultat einer Introjektion nur dann, wenn die Besetzung des Objektes aufgehoben ist, im Sinne von Freuds Arbeit bei unverarbeitetem Verlust, aber auch, wie ich hinzufügen möchte, bei der traumatischen Einwirkung *durch* das Objekt, mit der Folge des Aufgebens der Beziehung, an der festzuhalten unerträglich wäre …« (Hirsch 1997, S. 106 – 107, kursiv im Original)

Somit ist Introjektbildung immer ein Abwehrvorgang gegen überwältigende Angst und Verlusterleben und darf nicht mit einem inneren Objekt oder einer Objektrepräsentanz verwechselt werden. Es ist eine unbewusste Anpassungsstrategie, um realen oder fantasierten Verlust eines lebenswichtigen Objektes zu meistern – und es gibt Introjektion *ohne* und *mit* Introjektbildung.

Die Introjektion ohne Introjektbildung – der normale Modus

Der Prozess der Introjektion besteht nach meinem Verständnis aus mehreren Schritten, die ich versucht habe, in Abbildung 4-4 darzustellen.

In der Relation zu äußeren Objekten werden die Rollen und Merkmale dieser Bindungsfiguren handelnd erfahren und nach innen abgebildet: Aus einem realen **äußeren Objekt** wird via Perzeption im inneren Wahrnehmungsraum ein physiologisches Wahrnehmungsbild der äußeren Person. In diesem inneren Objektbild, das sich von der Außenperson auf meinem inneren Display aufbaut, spiegelt sich die auf mich gerichtete Handlungsintension wider (»transitive Kommunikation«), die ich mithilfe der Spiegelneurone zu dechiffrieren lerne. Mit einem spezifischen Selbstanteil reagiere ich auf diese Objekterfahrung; eine Selbst-Objekt-Affekt-Einheit (self-object-affect-unit), wie sie von Kernberg (1981) im Rahmen der Objektbeziehungstheorie beschrieben wurde, entsteht und wird im Gedächtnis abgespeichert; diese zuerst äußere und dann nach innen genommene Relation erzeugt einen Affekt zwischen einer Objektrepräsentanz und einer Selbstrepräsentanz. Somit ist ein inneres Objekt oder eine Objektrepräsentanz keine »wahrheitsgetreue« Abbildung des äußeren Objektes, sondern eine seelische Repräsentanz oder Fantasie eines äußeren Objektes infolge der mentalen Konstruktion des dabei involvierten Selbstanteils – ich konstruiere meine Objektwelt. Kernberg schreibt dazu: »Alle diese Internalisie-

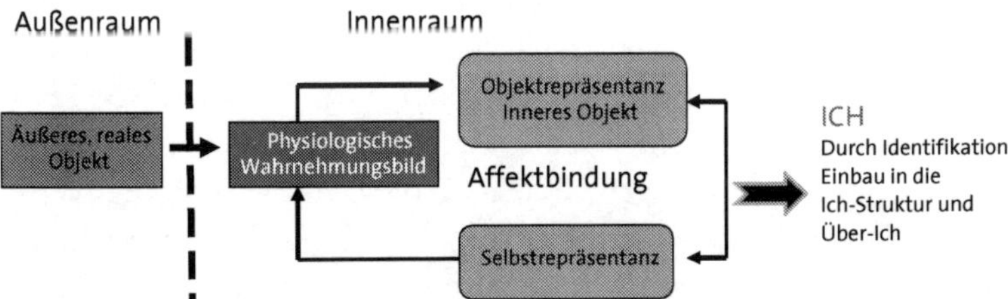

Abbildung 4-4: Normale Verinnerlichung – Introjektion und nachfolgende Identifikation ohne Introjektbildung

rungsprozesse bestehen aus drei Grundkomponenten: a) Objektbilder oder Objektvorstellungen, b) Selbstbilder oder Selbstvorstellungen und c) Triebderivaten oder Dispositionen für spezifische Affektzustände.« (Kernberg 1981, S. 21)

Durch unbewusste Bedeutungsgebung, Aufmerksamkeitsfokussierung und Interaktion mit diesem inneren Objekt (lebenswichtige Bedeutung, libidinöse Besetzung usw.) verstärkt sich die Ausgestaltung dieser psychischen Repräsentanz zu einem wichtigen inneren Bezugspunkt. Dies alles bezeichnen wir als eine Introjektion im Rahmen der ichstrukturbildenden »Internalisierung« mit nachfolgender Identifikation und Übernahme in Ich, Über-Ich und Ich-Ideal, aber **ohne** (!) Introjektbildung.

Ein Beispiel: Noch heute denke ich gerne an meinen Deutschlehrer im Gymnasium, den ich wegen seines spannenden Unterrichts, seiner Begeisterung für die moderne deutschsprachige Literatur (Böll, Frisch, Grass usw.) und für die »Kunst des Lesens« geliebt habe. Diese wertschätzende Haltung geschriebenen Texten gegenüber, diese Neugier in Bezug auf die Erfahrungswelten anderer und das Vertrauen in die Kraft der Poesie haben sicher auch dazu beigetragen, dass ich noch immer neugierig auf die Geschichten meiner Patienten bin und Bücher liebe. So lebt Herr Stoll in mir weiter, und seine Werte habe ich wieder an meine Kinder weitergegeben.

Dieses Konglomerat aus realer Außenobjektwahrnehmung durch die Sinne (äußeres Objekt), Reaktion des Selbst auf dieses Beziehungsangebot und Umgestaltung in der Fantasie haben wir ein inneres Objekt genannt. Durch Identifikation geht die darin angelegte Botschaft und Beziehungserfahrung in das Selbst ein, und ein Selbstanteil verändert sich durch unbewusste Übernahme der Werte, Normen, Ideen und Konzepten, der uns wichtigen Anderen: die internalisierte Selbstrepräsentanz übernimmt die psychologische Funktion des äußeren Objektes. Erst durch die Identifikation und nicht durch die Introjektion verändert sich die Selbstrepräsentanz – wie wir oben in der Definition von Sandler und Rosenblatt gelernt haben.

Im Rahmen dieser Verinnerlichung ohne Abwehrvorgang entstehen so innere Repräsentanzen wichtiger Außenpersonen: die innere Mutter, der innere Vater usw. – sie Introjekt zu nennen wäre falsch.

Wir unterscheiden aggressiv besetzte Objektrepräsentanzen, die fordernd und verbietend im Sinne eines strengen Über-Ichs wirksam sind, und libidinös besetzte Introjekte, die dem Ich-Ideal angehören und für unser Wohlbefinden sorgen.

Die Introjektion mit Introjektbildung – der traumatische Modus
Der oben beschriebene Weg von der äußeren Wahrnehmung zur Ausbildung einer psychischen Objektrepräsentanz und zur Assimilierung ins Selbst via Identifikation ist sehr von der Bindungserfahrung des Kindes abhängig, und sein Gelingen oder Misslingen ist ein Indikator für mögliche traumatische Erfahrungen in der Frühzeit. Das sich aus dem inneren Objekt herausbildende Introjekt unterscheidet sich oft ganz erheblich von einfachen Nachbildungen äußerer Objekte, denn sie spiegeln nicht nur wegen kognitiver Unreife mögliche Verzerrungen des äußeren Objektes wider, sondern können durch Projektionen des Kindes auf die Eltern dämonisch verzerrt werden. Das Ziel der Introjektbildung als Abwehrvorgang ist der Ersatz des verlorenen äußeren Objektes (infolge von Verlust oder traumatischer Bindung) durch ein Surrogat im Innenraum – im Ich/Selbst. Der Verlust muss nicht real sein, sondern kann auch einer unbewussten Fantasie entstammen (»wenn ich böse bin, werde ich verlassen«). Dieses Konstrukt »Introjekt« ist eine im Gedächtnis abgekapselte, verdichtete mentale Formation, die aus der psychischen Repräsentanz des äußeren Objektes besteht und deren Ausdrucksgehalt durch den traumatischen Stress häufig »monströs« überformt ist. »Introjektion ist somit Aufrichten eines inneren Begleiters, mit dem man im Dialog stehen kann, der aber nicht ein Teil der Selbst-Repräsentation ist. Das Introjekt ist so eher wie ein Beifahrer, jemand, der einem entweder freundlich oder unfreundlich erzählt, was man tun soll, mit dem man einen unbewußten Austausch haben kann.« (Sandler 1988, S. 52) Der komplementäre Selbstanteil – also der Ich-Zustand des traumatisierten Kindes – wird im Abwehrvorgang der Introjektbildung bei Traumabelastung meist dissoziiert, und dies umso nachhaltiger, je größer die Ausweglosigkeit der Bedrohung ist. Siehe dazu Abbildung 4-5.

Dieses konstruierte Introjekt hat nach Hirsch (1997) folgende Eigenschaften: Es hat Objektcharakter, ist ich-dyston und ist als ein Fremdkörper vom Ich-Erleben, vom Denken, von der Fantasie und Sprechen abgetrennt – es ist ein isolierter Ich-Anteil. So ein Introjekt steuert als Programm das Erleben und das Verhalten des Patienten und ist in der Lage, massive Schuldgefühle zu erzeugen. Eine Identifikation

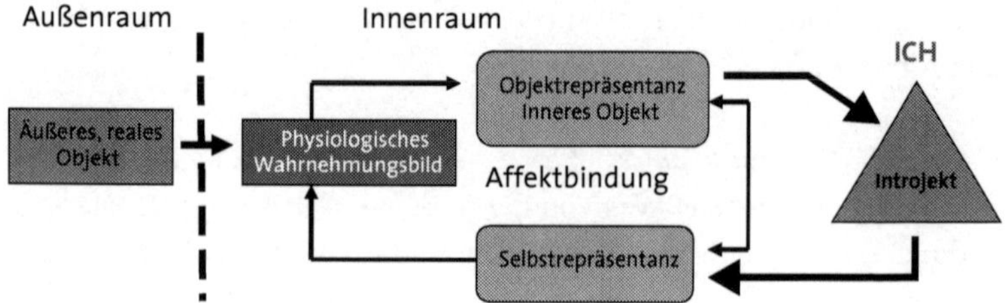

Abbildung 4-5: Traumatische Verinnerlichung – Introjektion mit Introjektbildung

mit ihm vermindert die Schuldgefühle und die innere, oft unerträgliche Anspannung.

Dieses Introjekt setzt sich im Über-Ich als Trojaner fest und steuert mit dem Denkprogramm, das der pathologisch narzisstischen Weltsicht des Täters entspricht, das Wertedenken des Opfers. Dadurch kommt es zu Veränderungen im Über-Ich durch die Implantation archaischerer Über-Ich-Formen und weiter zu einer Veränderung im Idealselbst (»ich müsse [??] ganz lieb und brav sein«).

Eine Assimilierung gelingt häufig nur sehr rudimentär (»Identifikation mit dem Aggressor«), weil die durch das Introjekt vermittelte Wertehaltung oder Forderung die eigenen Leitnormen und Wertepositionen übersteigen. Mit diesem traumatischen Modus möchte ich mich im nächsten Abschnitt ausführlicher beschäftigen.

Zusammenfassung:
Introjektion hat folgende unterschiedliche Wesensmerkmale:

1. **Introjektion als Lern- und Differenzierungsprozess**
   Das Kind internalisiert von den Elternfiguren deren Ideen und Konzepte, die moralischen Werte und Normenstrukturen. Dadurch wird das Ich aufgebaut und das Über-Ich und Ich-Ideal gebildet.
2. **Introjektion als Abwehrmechanismus**
   a. *Bei Verlassenheit:* Die abwesenden Eltern werden zu einem Teil des mentalen Prozesses, sie sind da, obwohl sie abwesend sind. Dadurch lernt das Kind Objektkonstanz (»ihr seid weg, aber in meinen Gedanken seid ihr bei mir«).
   b. *Traumatischer Verlust:* Durch die Introjektion als Abwehroperation wird die totale Abhängigkeit reduziert.

4.6 Die Bildung traumatischer Ich-Zustände

Dieser letzte Teil im vorangehenden Abschnitt, die Beschreibung der Introjektion **mit** Introjektbildung im traumatischen Modus, gehört nach der normalen Differenzierung, der Introjektion der wichtigen Anderen (Introjektion ohne Introjekt), schon zum dritten Punkt der von Watkins genannten Entstehungsursachen für Ego-States/Ich-Zustände. Ich nehme den Faden noch einmal auf und entwickle das Konzept der verschiedenen Formen der Introjektion weiter.

In der klassischen Theorie der Psychoanalyse waren Introjektion und Identifikation zwei Vorgänge, die Hand in Hand gingen und häufig auch nicht säuberlich (z. B. bei Sandor Ferenczi) unterschieden wurden. Was passiert aber, wenn das Introjekt, z. B. eine missbrauchende Bezugsperson, durch Identifizierung und Assimilierung nicht ins Selbst aufgenommen werden kann, weil die vermittelte Wertehaltung oder Forderung die eigenen Grundpositionen übersteigt?

Das Introjekt bleibt trotz der Aufnahme in den Organismus ein Fremdkörper, der wie ein Krankheitsherd in einem Organismus von den struktur- und lebenserhaltenden psychischen Mechanismen mit der Absicht der Assimilation oder Ausstoßung angegriffen wird. Gelingt weder Assimilation (Integration) noch Ausstoßung, so versucht der Organismus das Introjekt zu isolieren. Somit geht die klassische Psychoanalyse davon aus, dass das Introjekt abgekapselt oder isoliert wird, um ein Stück Weiterentwicklung der Person zu ermöglichen. In diesem Zusammenhang spricht Hirsch von dem Introjekt als »einer Leiche in sich selbst«, »seelisch tot«, »kalter Kern«, »wie im Nebel, innerlich gefroren« und vieles mehr (siehe Hirsch 1997, S. 100). Diese Abkapselungstheorie ist ein Versuch im Theoriegebäude der Psychoanalyse, die Einheit des Bewusstseins in einem Menschen, der traumatischen Erfahrungen ausgesetzt ist, zu erhalten. Diese Einheit des Bewusstseins und des Ich-Apparates war immer ein Anliegen Freuds, da er sich so von den Dissoziationstheorien Pierre Janets abzugrenzen wusste.

Eine Alternative wäre die Aufspaltung im Selbstsystem durch Dissoziation und Weiterverarbeitung zu inneren Anteilen (Ego-States oder parts), die als kreative Überlebensstrategie zu verstehen wären. Dabei auftretende Verfolger-Teile wären dann Teil einer Anpassungsstrategie des Selbstsystems. Diese alternative Erklärung versucht psychobiologische Vorgänge mit einzubeziehen, die im Gehirn im Moment der Traumaerfahrung ablaufen. Geht der psychische Missbrauch mit grober körperlicher und sexueller Gewalt einher, so gibt es aus meiner Sicht im Bereich der neurobiologischen Reaktionsschemata auf überwältigenden Stress einen qualitativen Sprung bei den Überlebensstrategien, was sich auf die Ausbildung und Funktion von Introjektion auswirkt. Das Entscheidende an lebensgefährlich bedrohlichen Ereignissen ist das Gefühl der völligen Hilflosigkeit und des Kontrollverlustes, was den gravierenden Unterschied ausmacht. Mein alternatives Modell zur Psychoanalysetheorie der Introjektion macht es nötig, uns noch einmal intensiv mit dem Vorgang der Aufspaltung des Selbstsystems zu beschäftigen und unterscheidbare Grade der Introjektion bei psychischer, physischer und sexueller Traumatisierung zu unterscheiden.

»Normale« und »traumabedingte« Introjektion

Um den psychischen Vorgang der »normalen« und »traumabedingten« Introjektion besser zu verstehen und unterscheiden zu können, werde ich ein Modell unterscheidbarer Formen der Introjektion anbieten mit der Einteilung in

- A: Adaptive Introjektion
- B: Maladaptive Introjektion
  - einfache Introjektion
  - feindliche Introjektion
- C: Traumatische Introjektion.

Dafür nehme ich Bezug auf die Mentalisierungsforschung von Peter Fonagy et al. (1993, 1996, 2006), die Theorie der Strukturellen Dissoziation nach Ellert Nijenhuis und seinem Team (1998, 2004a + b + c) unter Verwendung des Teile-Modells von John und Helen Watkins[17].

Meine Grundüberlegungen lauten:

A) Adaptive Introjektion – die Stimme des Gewissens (Innerer Kritiker)

Sind die Eltern in ihrem Verhalten dem Kind gegenüber überwiegend vertrauenswürdig, konsistent, respektvoll schützend und sorgend, so wird das adaptive innere Objekt diese Haltung an das Selbst via Identifikation weitergeben, und das Kind, und später der Erwachsene, wird sich selbst gegenüber unterstützend, sorgend und selbstbemutternd

[17] Eine ausführlichere Darstellung findet sich unter J. Peichl (2010).

verhalten können. Daneben entstehen durch diese unbewusste Verinnerlichung im Kind Gehorsam, Moral und Gewissen; gegen diese verinnerlichten Pflichten zu verstoßen, erzeugt im Menschen ein Schuld- oder Schamgefühl (schlechtes Gewissen). In der Trotzphase kann der Wunsch nach Aufmerksamkeit aber auch in der Verweigerung liegen. Dass die Ich-Reifung und die Über-Ich-Bildung sich gegenseitig verstärken, ist sofort einleuchtend: Die Befolgung elterlicher Normen und Prinzipien garantiert elterliche Anerkennung und Bewunderung und führt zur Ich-Stärkung. Siehe dazu Abbildung 4-6.

In der Teile-Arbeit mit »normal-neurotischen« Menschen finden sich Selbst-Anteile, die in der inneren Selbstfamilie für Selbstakzeptanz und Selbstfürsorge zuständig sind, aber auch für Moral und Normen – entweder in Form eines wohlwollenden bis strengen inneren Kritikers oder eines Teils mit funktionalen bis leicht dysfunktionalen Glaubenssätzen (z. B. der Alles-besser-Wisser, der Fehler-Zähler usw.). Daneben gibt es innere Repräsentanzen wichtiger Erziehungspersonen (innere Mutter, innerer Vater usw.) mit unterschiedlichsten Eigenschaften. Für diese Teile besteht Co-Bewusstheit in einem relativ gut integrierten System innerer Selbstanteile. Der Vorgang der Introjektion und die Herausbildung eines Introjektes im Gedächtnissystem ist eine psychische Formation, welche unter »normal-neurotischen« Bedingungen

Sei nicht so faule - tue was!!
Ich muss mich mehr anstrengen

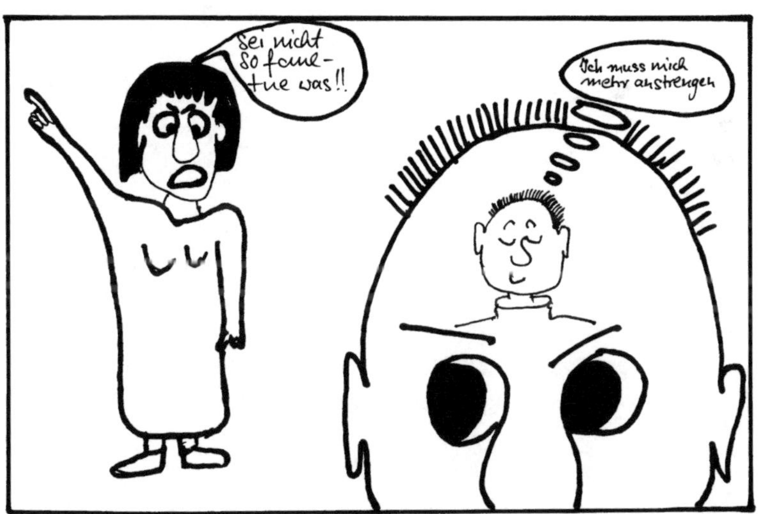

Abbildung 4-6: Adaptive Introjektion – die Stimme des Gewissens

eine fundamentale Wichtigkeit für die seelische Strukturierung hat, und ist Grundlage für das Gewissen und Ich-Ideal (= adaptive Introjektion). So entsteht in uns die Stimme des Gewissens – einmal mehr, mal weniger freundlich und kritisch in Bezug auf unser Sinnen und Trachten.

B) Die maladaptive Introjektion – Selbstentwertung und innerer Verfolger

Ich möchte zwei verschiedene Formen der maladaptiven Introjektion unterscheiden: 1) die einfache Introjektion und 2) die feindliche Introjektion[18]. Beide sind Ausdruck einer wenig förderlichen, angespannten bis destruktiven häuslichen Situation, eine Erfahrung für das Kind, die man als elterliche Kälte bis hin zum psychischen Missbrauch bezeichnen könnte. Wir finden hier ein deutlich ausgeprägtes Maß an dissoziativer Abwehr und Nutzung der Introjektion zur psychischen Stabilisierung. Die Aktivierung der Introjektion als Abwehrmechanismus gegen Angst und Panik ist Folge einer realen oder fantasierten Befürchtung, von einer lebenswichtigen Außenperson verlassen zu werden. Damit die Abhängigkeit von dieser Außenperson gemildert werden kann, wird im Ich eine psychische Formation aufgebaut, die wir Introjekt nennen. Durch Introjektion, d. h. Einpflanzung ins Ich, ist die abwesende Bindungsperson da, obwohl sie real abwesend ist – »ich fühle unbewusst die Anwesenheit bei Abwesenheit«. Der Selbstanteil, der bisher als Selbstrepräsentanz in Verbindung zum inneren Objekt stand, gerät durch das konstruierte Introjekt im Ich noch heftiger in die Opferposition. Der Konflikt zwischen mir und den anderen ist jetzt in den Innenraum als Konflikt zwischen Introjekt (Täter) und Selbstanteil (Opfer) verlagert. Je hasserfüllter und ablehnender eine wichtige Bezugsperson auf das Kind reagiert, umso stärker steigt der traumatogene Stresspegel im Kind, und das Notfallprogramm schaltet auf Dissoziation – umso elaborierter sind die einzelnen sich bildenden Ich-Zustände.

Der Vorgang der maladaptiven Introjektion bei einem psychischen Missbrauch lässt sich unterscheiden in:

[18] Siehe dazu die Ego-State-Therapeutin Shirley Jean Schmidt (2004) aus San Antonio/USA.

1) Das einfache Introjekt[19] – das depressive Muster

Die Eltern sind für das Kind affektiv unerreichbar, sie sind desinteressiert, depressiv klagend, nur mit sich beschäftigt. Eine Spiegelung im Dialog mit den Eltern gelingt nicht: das Kind kann keine mentale Abbildung seiner eigenen inneren Welt in den Bezugspersonen etablieren und dann internalisieren, um ein Selbst zu bilden. Die Botschaft, die von der Bindungsperson für das Kind ausgeht und die durch Introjektion verinnerlicht wird, heißt: Ich bin selbst ein Opfer, bedürftig, hilflos, ich muss mich aufopfern und brauche niemanden. Siehe dazu Abbildung 4-7.

Die Welt ist un-
gerecht – ich
bin ein Opfer
Ich bin ein
Opfer!

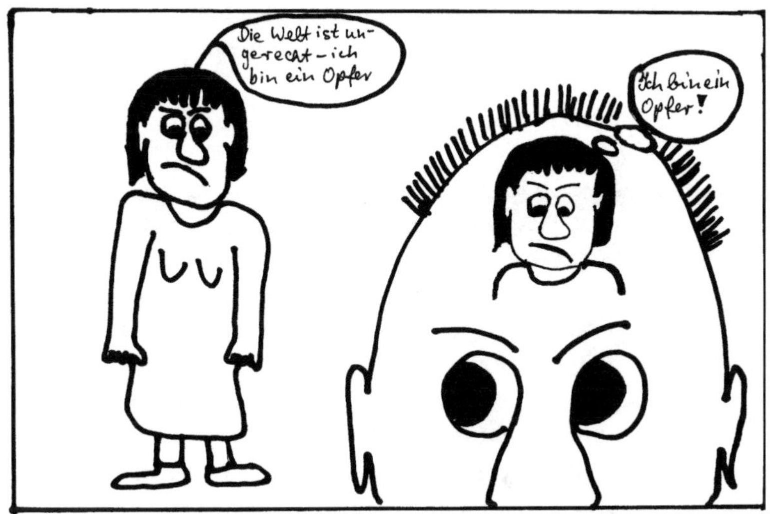

Abbildung 4-7: Das einfache Introjekt – das depressive Muster

Die Folgen sind eine Zunahme des Als-ob-Modus[20] (siehe Fornagy et al. 2001, Dornes 2004), damit mehr Ausbildung eines narzisstisch »falsches Selbst«, ein Mangel an Konsistenzerfahrung und in der Folge ein unsicher-vermeidender Bindungsstil. Der Niederschlag der realen

19 Von Shirley Schmidt habe ich die Bezeichnung »simple Introject« übernommen.

20 Hier haben wir eine strikte Trennung zwischen der symbolischen Welt der Gefühle/ Fantasien und der realen Welt. Die Vorstellungen sind rein innerlich und symbolisch, und die Realität ist außer Kraft gesetzt. Traumaerfahrung: die Extremform dieses Mode ist die »Dissoziation« (die Fantasie ist von der realen Welt angeschnitten).

Beziehungserfahrung manifestiert sich im Introjekt als eine innere gefühllose, kalte Mutter, wie sie von Kohut (1971, 1995) für die narzisstische Persönlichkeitsstörung beschrieben wurde: Ihre Botschaft wurde via Identifikation von dem Selbstanteil verinnerlicht, um die unerträgliche Spannung zwischen Introjekt und Ich abzuschwächen. All dies wirkt sich aber massiv auf das sich entwickelnde frühkindliche Selbstwertsystem aus und untergräbt das Selbstbewusstsein.

Bei diesen überwiegend narzisstisch strukturierten Erwachsenen finden wir in der Teile-Arbeit einen kindlichen Selbstanteil, der die intrapunitive Botschaft der Mutter verinnerlicht hat, und seine Botschaft lautet: Ich bin hilflos, ich bin nichts wert. Neben diesem Kleinheits-Selbst findet sich häufig ein grandioser Anteil, der unbewusst zur Kompensation geschaffen wurde, aber auf der inneren Bühne kaum sichtbar ist (tief verdrängt).

2) Das unterdrückende, feindselige[21] Introjekt: der innere Verfolger

In diesem Fall zeigen die Eltern aktiv ihre Ablehnung und weisen das Kind rüde zurück. Das Kind sieht Hass und Ekel in der Mimik der Eltern und glaubt sich real gespiegelt; es denkt: ich bin so hassenswert wie das, was ich sehe. Ich möchte die vom Kind erlebte Bindungserfahrung als eine mehr oder weniger massive Form von **seelischem Missbrauch** bezeichnen.

Die Botschaft, die von der Bindungsperson für das Kind ausgeht und die durch Introjektion verinnerlicht wird, könnte lauten:

»Du bist wertlos, wärest du nie geboren« (feindliche Mutter), »meine Bedürfnisse sind immer wichtiger als deine, du musst immer da sein« (ausbeuterische Mutter) oder »erwarte nichts von mir, du bist mir gleichgültig« (distanzierte Mutter). Diese verstrickten Mütter spiegeln negative Affekte des Kindes in übertriebener Weise oder verwechseln sie mit eigenen Erfahrungen, was auf das Kind fremd und alarmierend wirkt. Die unsichere Bindung zwingt dazu, die Haltung der Bezugsperson zu internalisieren.

Die Verstärkung des Äquivalenzmodus[22] (siehe Fornagy et al. 2001)

---

21 Von Shirley Schmidt habe ich die Bezeichnung »oppressive Introject« übernommen.

22 Das Kind erlebt seine Gedanken, als ob sie Realität wären – d. h., das Gedachte existiert auch in der physischen Realität. »Der Gedanke, ein Krokodil ist unter dem Bett, ist so schlimm, wie wenn ein echtes da wäre.«

ist ein Indiz für Pathologie, da damit angezeigt ist, dass die Person Gedanken nicht als bloße Gedanken erfahren kann, sondern als bedrohliche Realität. Das Gefühl von »Bösartigkeit« wird direkt umgewandelt in eine »reale Bösartigkeit«, aus der Flucht nur durch Selbstzerstörung möglich scheint. So kommt es zu einem Stopp der Mentalisierung, und daraus entwickelt sich eine Zunahme der projektiven Identifikation und in Folge ein unsicher-verstrickter Bindungsstil. Siehe dazu Abbildung 4-8.

Wichtig ist, dass eine Identifikation mit den Aussagen und Werthaltungen des Introjektes wegen ihrer verbal zerstörerischen Fremdartigkeit nur zu einem kleinen Teil stattfindet, d. h., das Mutter-Introjekt mit einer der obigen Botschaften wird nicht ins Ich/Selbst assimiliert. Es bleibt erhalten und spricht als eine Art innerer Verfolger im Patienten in der Du-Form den Text der Mutter: »Du bist böse, du bist wertlos.« Aus der teilweisen Identifikation mit Mutters Botschaft (»du bist böse, du bist wertlos«) entsteht ein reaktiver Teil. Dieser kindliche Ich-Zustand hat die Botschaft verinnerlicht und sagt: »Ich bin wertlos und böse.« In der Teile-Therapie finden wir regelmäßig einen inneren Verfolgerteil mit einer Du-Botschaft (»du bist dumm«) und einen kindlichen Anteil, der sich selbst beschuldigt und oft in »vorauseilendem

Du bist böse und wertlos
Ich bin wertlos!
Du bist böse u. wertlos

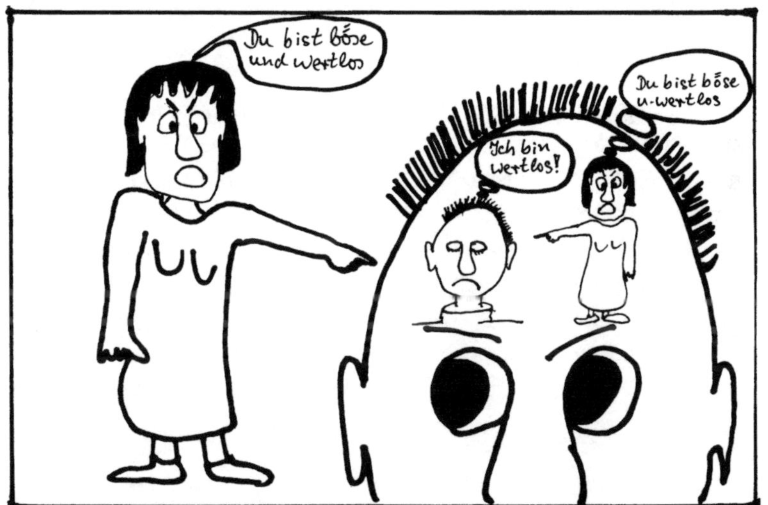

Abbildung 4-8: Das unterdrückende, feindselige Introjekt: der innere Verfolger

Gehorsam« sich entwertet, um so einen Rest an Selbstkontrolle zu behalten.

C) Die traumatische Introjektion – das Täterintrojekt

Die dritte Form der Introjektion habe ich die traumatische Introjektion genannt. Wegen der ständigen Bedrohung durch physische und/oder sexuelle Gewalt kommt es zu einer fehlenden Verspieltheit mit einer Persistenz von Äquivalenzmodus und Als-ob-Modus nebeneinander ohne Weiterentwicklung zum sog. reflektierenden Modus[23]. Die Folgen sind Neigung zu Selbstverletzung, Dissoziation und zwanghafte Bedeutungssuche aufgrund einer desorganisierten Bindungsstruktur und Introjektion eines fremden Selbst, wie von Fonagy & Target (2001) beschrieben.

Durch das Trauma muss die äußere Welt ständig bewacht und kontrolliert werden, um ein letztes Stück Sicherheit zu garantieren. Dadurch bleibt kein Raum für die Vorstellung einer damit verbundenen und dennoch getrennten inneren Welt. Entweder wird die innere Welt wie die äußere Missbrauchswelt erlebt (Äquivalenzmodus), oder die äußere Welt wird durch Dissoziation ausgeblendet (Als-ob-Modus) und die Person zieht sich auf den infantilen Als-ob-Modus zurück. Als Reaktion auf Leere und Abgetrenntsein erzeugt der Als-ob-Modus eine zwanghafte Suche nach Sinn, das als »sich verrückt machen« beschrieben wurde.

Typisch für Traumatisierung ist nach Dornes (2004) ein Hin und Her zwischen beiden Modi. Da das Kind, um Schutz zu finden, sich an den Traumatisierenden bindet, steigt der Disstresspegel (sympathisches Hyperarousal), was wiederum zu noch mehr Abhängigkeit zur Bindungsperson führt.

Was jetzt beginnt, stelle ich mir als eine Aufspaltung der psychischen Realität in einzelne Selbstanteile vor, eine Auftrennung des Selbsterlebens, die durch die Theorie der »Strukturellen Dissoziation« von Ellert Nijenhuis et al. (2004 a + b + c) zutreffend beschrieben wird. Danach geschieht diese Aufspaltung unter traumatischen Bedingungen

---

[23] Das Kind hat eine repräsentationale Theorie des Geistes – seine Gedanken und Gefühle sind Einstellungen zur Realität. »Mutter denkt, ich bin böse, ich bin es aber nicht!« Das Kind erkennt die Unterschiede zwischen innerer und äußerer Realität und nimmt auch die Unterschiede deutlich wahr.

nicht zufällig, sondern an den sog. neurobiologischen »Sollbruchstellen« im Rahmen der verschiedenen angeborenen Handlungs- bzw. Aktionssysteme, die zur Steuerung der Anpassungsfähigkeit in der Umwelt dienen. Die für uns wichtigste Trennung ist die zwischen Alltagssystem (Überlebensfunktionen im Alltag) und Verteidigungssystem (Schutz- und Verteidigungsfunktionen bei Bedrohung). Als Folge psychischer Traumatisierung in der frühen Kindheit integrieren diese Systeme nicht ausreichend zu komplexeren Bewältigungsstrategien und dienen der strukturellen Aufteilung der Persönlichkeit, um das Überleben und die Funktionsfähigkeit im Alltag zu erhalten. Es kommt im individuellen Bewusstseinssystem zu dissoziativen und dauerhaften (deshalb strukturellen) Empfindungs- und Handlungsmustern – die Basis der Bildung von Ich-Ständen/Ego-States. Ich möchte an diese Stelle die traumabedingte Entstehung der Ich-Stände nicht weiter ausführen, da ich im 10. Kapitel ausführlich darauf eingehen werde. Siehe dazu Abbildung 4-9, wo von mir neben dem Täterintrojekt drei reaktive Teile abgebildet wurden, die den Handlungssystemen Flucht, Kampf und Unterwerfung entstammen.

Zusammenfassend lässt sich zur traumatischen Introjektion als Überlebensmechanismus Folgendes sagen:

Du bist böse und verdienst Prügel
Ich gebe auf
Ich bin wütend
Ich habe Angst
Du bist böse – verdienst Prügel

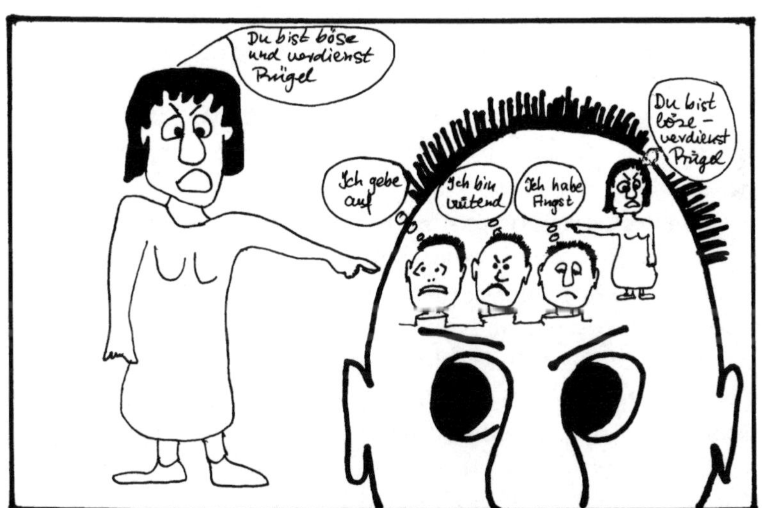

Abbildung 4-9: Das traumatische Introjekt und die Aufspaltung in reaktive Teile

Bei Zunahme traumatischen Erlebens mit Hilflosigkeit, Kontrollverlust und Todesangst greift das psychische Copingsystem zu drei neurobiologisch orchestrierten Überlebensmechanismen:

- Die Aufspaltung des Selbst in verschiedene Anteile (Ego-States/Ich-Zustände) nach dem Dissoziations-Kontinuum (Watkins).
- Strukturelle Dissoziation als neurophysiologische Traumafolge entlang der Handlungssysteme »Alltagsbewältigung« und »Verteidigung« mit reaktiven Ich-Zuständen/parts/EPs (emotionaler Teil der Persönlichkeit) und einem oder mehreren ANPs (anscheinend normaler Teil der Persönlichkeit).
- Beibehaltung oder Regression auf den de-mentalisierten Modus nach Fonagy (Äquivalent und Als-ob-Modus) und Bildung eines »Fremden Selbst«.

4.7 Bindung, Ich-Zustände und Übergangsobjekte

Wie wir gesehen haben, spielt bei allen drei von Watkins genannten Gründen der Ego-State-Entwicklung der psychische Vorgang der Introjektion eine große Rolle, und deshalb habe ich ihr im letzten Kapitel einen so großen Raum eingeräumt. Ich möchte an dieser Stelle nicht verschweigen, dass es Claire Frederick war, von der der Vorschlag kam, noch eine vierte Möglichkeit der Entstehung von Ich-Zuständen ins Auge zu fassen. Sie meint, die Pathologie der Bindung in Beziehungssystemen könnte auch eine Ursache für die Entwicklung von Ich-Zuständen sein.

Bindung an die primären Beziehungspersonen ist in der Frühzeit des Lebens ein Garant für den Säugling, in dieser unwirtlichen Welt zu überleben. »Bindung ist eines der angeborenen psychobiologischen emotionalen Systeme, die das Verhalten von Menschen und Tieren steuern. Das Streben nach Sicherheit und Trost ist vorrangiges Ziel einer Beziehung (Ainsworth 1989).« (Frederick 2007, S. 23) Was tun, wenn die Eltern nicht ausreichend als Bindungspartner zur Verfügung stehen konnten – sei es wegen eigener Bindungsprobleme oder wegen Abwesenheit, z. B. bei Krankenhausaufenthalten usw.? Claire Frederick meint, die Person, die die Beziehungsangebote schmerzlich vermisst, gleicht die Lücken aus und erschafft Ich-Zustände im Innenraum im

Sinne von »Übergangserfahrungen«. Um »Versorgung, Beständigkeit und Kameradschaft zu vermitteln« (ebd., S. 24), wird ein Ich-Zustand kreiert. »Häufig sind sie Produkte der Imagination, beispielsweise idealisierte Eltern, Spielkameraden, Geschwister und Helden, die in der realen Welt ohne Entsprechung sind.« (Ebd.)

Einschränkend schreibt Frederick, dass diese Ich-Zustände zwar unterbrochene oder fehlende Bindungen kompensieren können, um so eine Übergangserfahrung sicherzustellen, dennoch kann es mit ihnen Ärger geben: »Nach Fink (1973) können manche ausgesprochen zum Fetisch werden (Greenacre 1971), als fest verankerte Ich-Zustände mit spezieller selbstbeschwichtigender Funktion und nicht selten begleitet von sado-masochistischen Phantasien.« (Ebd.) Wie ist das zu verstehen?

In ihrem Buch »Inner Strengths. Contemporary Psychotherapy and Hypnosis for Ego-Strengthening«, das sie 1998 zusammen mit Shirley McNeal veröffentlichte, führt sie das weiter aus. Es geht dabei um den Gebrauch von »Übergangsobjekten« (z. B. Teddybären) für verletzte innere Kindanteile und die Fähigkeit einzelner Ich-Zustände, eine heilsame »Übergangserfahrung« im Sinne Donald Winnicotts (1969) für bedürftige, traumatisierte Ich-Zustände zu erzeugen. »Meist sind das reifere und nährende Ego-States, und diese können als Ko-Therapeuten im Behandlungsprozess gewonnen werden. Die umfassendere Persönlichkeit kann freimütig daran beteiligt werden, Übergangserfahrung und zu bestimmten Zeiten auch Übergangsobjekte für weniger reife Ego-States zur Verfügung zu stellen.« (Frederick et al. 1999, S. 139) Wenn nun die Integration der Ego-States gelingt, dann ist es die »greater personality« (umfassendere Persönlichkeit), die am Ende in der Lage ist, ganz einfach Zonen des Wohlbehagens, der Selbstberuhigung, des Spiels, der Kreativität zu schaffen. Manchmal müssen für versorgende Ich-Zustände (caregiver ego-states), die bisher in der inneren Familie für Beruhigung und Spannungsreduzierung zuständig waren, eigens neue Rollen gefunden werden, so schreiben die beiden Autorinnen. Gelingt dieses wegen zu großer Rigidität im System nicht, dann können die Ego-States mit »einer speziellen Beziehung zu und mit Übergangsphänomen« (ebd.) sich verselbstständigen und unintegriert bleiben – sie gehen in den Untergrund und entwickeln pathologische Züge. Solche States, so meint Fink (1993) bei einigen Formen der DIS beobachtet zu haben, sind dann die Ursache für pathologisches Übergangsverhalten (»pathological transitional behavior«): wie zwanghafte Selbstbefriedigung, Promiskuität und Essstörungen (vor allem Bulimie), Drogenabhängigkeit und Sucht nach Fantasien, Menschen und Dingen.

Es klingt zwar etwas kompliziert, aber mir fällt sofort eine Reihe von Patientinnen mit DIS/MPS ein, die geradezu süchtig eine innere Welt mit Übergangsobjekten erschaffen, was wie ein »Fantasiespiel« aus dem Computer anmutet. Das wäre eine Erklärung, über die ich noch weiter nachdenken müsste.

Vielleicht haben sie sich wie ich gefragt, was Claire Frederick mit dem Begriff »greater personality« wohl meint. An einer anderen Stelle schreibt sie von einer »umfassenden, integrierten Persönlichkeit« (2007, S. 67) – beides Begriff für Persönlichkeitsanteile, die in dem klassischen Modell der Ego-State-Theorie von Watkins so nicht vorkommen. Eine Literaturrecherche zeigt, dass wir mit dieser Begrifflichkeit eher im spirituellen Sektor angelangt sind. Frederick scheint ein sog. »personales Selbst« zu meinen. »Schreibt man einer Person ein ›personales Selbst‹ zu, so stellt man sich darunter häufiger ihren Kern vor, mit dem sie Handlungen steuert, die sich durch besondere Individualität auszeichnen. Äquivalente Begriffe zu dem des ›personalen Selbst‹ sind der des ›Subjekts‹ oder der des ›Selbst als Subjekt‹.«[24] An einer anderen Stelle finden wir einen Verweis auf C. G. Jung und auf den Prozess der »Selbstwerdung«. Bei ihm verkörpert das Selbst die Idee der integrierten und umfassenden Persönlichkeit, bei der bewusste und unbewusste Anteile zur Einheit gekommen sind.

Wie dem auch sei, ich werde versuchen, in meinem hypno-analytischen Teilemodell ohne so einen unscharfen und schwer zu fassenden Identitätsbegriff wie »Integrierte und umfassende Persönlichkeit (greater personality)« auszukommen.

[24] www.psychologische-praxis.rielaender.de/Literatur/Person_als_Subjekt.pdf

4.8 Gibt es Ego-States in verschiedenen Dimensionen?

Wenn wir uns noch mal einmal an das Beispiel auf S. 74 mit dem angepassten Bankbeamten aus Köln erinnern, der zur Karnevalszeit wie ausgewechselt erscheint, so haben wir bei dieser Persönlichkeit zwei Ich-Zustände beschrieben (Banker-State und Karnevalls-State), deren sich die Person bewusst ist und auch die Wahl hat, von der einen in die andere frei zu wechseln. Im Rahmen der Bankkaufmannslehre hatte Herr Mustermann viel Zeit und Energie darauf verwendet, diese Banker-Seite von sich so gut als möglich zu entwickeln, hatte viele Erfahrungen gemacht, sodass dieser Selbstanteil von ihm ziemlich komplex und differenziert sein dürfte. Das Gleiche gilt sicher auch für seinen Jecken-Ich-Zustand. Eigentlich könnte man auch sagen, ich beschreibe in meinem Fallbeispiel einen Mann in zwei unterschiedlichen Rollen seiner Persönlichkeit. Sind States das Gleiche wie »Rollen«, die Menschen ausüben? Um das zu entscheiden, wähle ich aus den vielen kursierenden Definitionen für »soziale Rolle« die des Psychologen Philip George Zimbardo, die mir aus dem Studium noch vertraut ist:

> »Eine Rolle ist ein sozial definiertes Verhaltensmuster, das von einer Person, die eine bestimmte Funktion in einer Gruppe hat, erwartet wird. Rollen sind großenteils von dem bestimmten Individuum, das sie innehat, unabhängig. Die erwarteten Verhaltensweisen sind die gleichen, gleichgültig, über welche persönlichen Merkmale der Rolleninhaber verfügt.« (Zimbardo 1988, S. 723)

Wesentlich scheint mir bei dieser und anderen Definitionen, dass die »soziale Rolle« als eine Summe von Erwartungen an das soziale Verhalten eines Menschen von außen herangetragen wird. Das entspricht nicht so ganz dem, was wir unter Ich-Zuständen verstehen würden. Dennoch spielen bei der Ausdifferenzierung des States die soziale Erwartung, der Übernahmedruck durch die Gesellschaft und die Erfolgsbelohnung eine wichtige Rolle – sie ist ein Teil des komplexen Netzwerkes. Watkins schreiben dazu: »Ich-Zustände können in unterschiedlichen Dimensionen organisiert sein. Sie können eine große Reichweite haben und all die verschiedenen Verhaltensweisen und Erfahrungen einschließen, die zum Beispiel durch den Beruf aktiviert werden.« (Watkins 2003/1997,

S. 46) So ein komplexes State beschreibt einen wichtigen Aggregatzustand der Gesamtpersönlichkeit von unserem Herrn Mustermann und ist mehr als ein »Schema«, mit dem man Probleme lösen und Konflikte bewältigen kann. Es ist das derzeitige Endprodukt eines langen Strukturierungs- und Re-Strukturierungsprozesses unserer Persönlichkeit in einem speziellen Sektor, der einmal eine Herausforderung im Leben war: Herr Mustermann hat irgendwann auch zum ersten Mal in der Bütt gestanden, war aufgeregt und hatte Lampenfieber. Irgendwo in diesem komplexen Erlebenssystem muss es einen Kristallisationskern geben, eine Urerfahrung, um den sich der Ich-Zustand gebildet hat. Wäre Herr Mustermann bei mir in Therapie und ich würde von außen in das System hineinfragen: »Wer in dem erwachsenen Klaus hat denn so viel Spaß am Redenschreiben und am Jeck-sein?«, dann würde sich vermutlich ein kindlicher Teil melden, der sich vielleicht mit Begeisterung schon im Kindergarten verkleidet hatte und Clown spielte. Die soziale Rolle muss ja auch zum Menschen passen, der sie auch aktiv sucht und ausgestaltet.

Dann gibt es aber auch Ich-Zustände, die nur ein Gefühl, ein Körperempfinden, einen Moment im Leben umfassen. »Sie (die Ego-States, J. P.) können eng umgrenzt sein und nur die Verhaltensweisen und Gefühle umfassen, die hervorgerufen werden, wenn man etwa ein Baseball-Spiel besucht.« (Watkins 2003/1997, S. 46) Was damit gemeint ist, kann man sich gut am »Bild des Schaukelns« im Roman »Effi Briest« von Theodor Fontane verdeutlichen: Das Motiv des Fluges wird vom Autor zu einem wesentlichen Element der Beschreibung ihres Charakterzuges, ihrer inneren Natur erhoben – die »Tochter der Luft«.

> »Die ironische Variation des Bildes von der ›Tochter der Luft‹ bestätigt auf ihre Weise, wie intim Effis Vorliebe für das Klettern und ihre Leidenschaft für das Schaukeln zusammengehören. Beide entspringen dem gleichen drängenden Impuls; beide entfalten sich, indem sie die Jahre der Kindheit überdauern, jenseits des eigentlich Schicklichen, des Dekorums, der vorgeschriebenen Mädchensitte. Merkwürdig, wie Effi ihre geliebte Schaukel aus den Jahren der Kindheit in die spätere Epoche ihres Mädchen- und Frauentums hinüberrettet: Es ist, als wollte Fontane in ihrer Starrköpfigkeit das eigentlich Unwandelbare ihres Charakters betonen.« (Demetz 1964, S. 211)

Dieses Erleben der Leichtigkeit, die Effi als wohlbehütetes Kind im Elternhaus erfahren hatte, lebte in ihr als State, als Sehnsuchtsziel weiter, auch als sie unglücklich von den Eltern verheiratet wurde. Ein kindlicher State, entstanden aus einem Körpergefühl, der für sie zu einer Art Ressource in der schrecklichen Ehe wurde.

Neben diesen eher vorbewussten Ich-Zuständen, die man gut über eine Affektbrücke[25] aus dem Gegenwartsempfinden heraus therapeutisch erreichen kann, gibt es aber auch viele »verborgene Ego-States« (Watkins 2003/1997), die uns gänzlich unbewusst sind. Dazu eine kleine Geschichte: Immer wieder, wenn ich vor größeren Gruppen sprechen musste, spürte ich in mir innere Unruhe, mein Schlaf war schlecht, und am Tag der »Aufführung« hätte ich am liebsten gekniffen und wäre gerne »ausgebüxt«. Dann entdeckte ich vor Jahren in der Selbsterfahrung in tiefer Trance einen kleinen 12-jährigen Jungen in mir, der für das Gefühl von »Beschämungsangst« in mir verantwortlich war, und er erzählte mir eine Geschichte, die ich total vergessen hatte: Als ich 12 Jahre alt war, musste ich im Deutschunterricht das Gedicht »Der Mond ist aufgegangen« vor der Klasse vortragen und blieb schon in der dritten Zeile stecken. Unter großem Gejohle der Jungs schlich ich zu meinem Platz – setzen sechs. Seitdem ich dies weiß, spreche ich immer wieder vor Vorträgen und Seminaren mit dem Selbst-Anteil in mir, beruhige ihn und mache ihm klar, dass ich mittlerweile erwachsen bin und gelernt habe, gut auf mich aufzupassen.

Wie könnten wir die Vielfalt der Ich-Zustände und ihre unterscheidbaren Dimensionen beschreiben?

Wie wir bereits wissen, hat jeder von uns Ich-Zustände, und meine States unterscheiden sich in vielen Punkten von den Ihren. Wenn jeder aber seine Landkarte der Ich-Zustände zeichnen würde, dann fänden sich sicher ein paar Übereinstimmungen: Da gibt es kindliche Ich-Zustände, erwachsene States, States, die wichtige Bezugspersonen wie Mutter oder Vater verkörpern, Niederschläge von ganz speziellen und einmaligen Lebenserfahrungen und States, die wir einmal gerne sein würden – soweit uns das alles bewusst ist, denn über unbewusste States können wir auch durch Nachdenken nichts erfahren.

Wir können davon ausgehen, dass wir in der Regel fünf bis fünf-

---

[25] Zu Brückentechniken siehe J. Peichl (2007). Innere Kinder, Helfer, Täter und Co. Stuttgart: Klett-Cotta, S. 159 f.

zehn leicht aktivierbare States besitzen, um unseren Alltag zu bewältigen. Gordon Emmerson (2003) nennt sie die »Oberflächen-Ego-States« (surface states). Sie können in der Therapie leicht bewusst gemacht werden, sind relativ konfliktfrei und primär funktional. Wir haben aber noch mehr States: Solche, die wir in der Vergangenheit gebrauchten und die uns momentan beim Nachdenken nicht präsent sind (vorbewusst würde die Psychoanalyse sagen), aber auch solche, die wir nur wenig benutzen, die aber etwas für uns ganz Wichtiges aus der Vergangenheit in sich aufbewahren (underlying states) – wie mein kleiner 12-jähriger »Beschämungs-Jochen«.

Viele Ich-Zustände, die seit der Kindheit in uns entstanden sind und unsere Lebensgeschichte in sich tragen, sind nur durch Hypnose oder Methoden des Monodrama (nach Jacob Lewis Moreno) zum Leben zu erwecken. Noch einmal zur Unterscheidung von Oberflächen- und Tiefen-States:

Oberflächen-States:

- Die Funktionsträger der täglichen Lebensbewältigung
- Sind uns zumeist bewusst
- Gute Kommunikation zwischen ihnen, d. h. große Ko-Bewusstheit
- Relativ konfliktfrei
- Kognitive Teile und emotionale Teile bilden eine Wahrnehmungseinheit

Tiefen-States:

- Mehr oder weniger weit von der Bewusstseinsoberfläche entfernt, d. h. unterschiedlich leicht zu aktivieren
- Sind unbewusst
- Tragen wichtige Kindheitserinnerungen
- Lassen sich meist durch Hypnose an die Oberfläche bringen
- Ungelöste Traumaerfahrungen werden in der Regel hier abgelegt

Auch wenn diese Differenzierung der unterschiedlichen Dimensionen von Ich-Zuständen zu etwas mehr Klarheit geführt hat, so löst sie das Problem nicht, dass unter der Überschrift »Ego-State« einmal ein ganzer Lebensroman als dominierender Persönlichkeitsanteil (z. B. mein Ich-Zustand des leidenschaftlichen Dozenten und Bücherschreibers) und einmal ein Erfahrungssplitter eines prägenden Lebensmomentes (Steckenbleiben im Gedichtvortrag) verstanden wird. Meine Lösung im

Moment dafür ist, dass hinter allen Ich-Zuständen eine kindliche Urerfahrung steckt, eine soziale Erfahrung, in der ein »Schema«, ein Ego-State, ein Ich-Zustand zur Bewältigung eines Konfliktes oder zur Anpassung gebildet wurde, welcher dann durch wiederholten Gebrauch zu einer Persönlichkeits-Rolle (ein trait, d. h. eine Persönlichkeitseigenschaft) verdichtet oder schon früh verdrängt und von einer Weiterentwicklung abgeschnitten wurde.

Wir werden die Frage nach der Dimension eines Ich-Zustandes im Zusammenhang mit der DIS noch einmal aufgreifen.

4.9 Ich-Zustände: theoretisches Konstrukt oder Fantasie?

Wenn wir über unsere Ego-States, unsere Innen-Teile reden oder darüber nachdenken, wenn wir sagen »mein kleiner 5-jähriger Jochen ist von der Wasserrutsche im Schwimmbad begeistert«, dann sprechen wir über etwas, das die Psychoanalyse ein »mentales Objekt« nennt. Dieser Begriff wird leider von unterschiedlichen Theoretikern für eine ganze Gruppe von Konzepten gebraucht: für die Erinnerungen an andere Personen, für die Beziehungen zu ihnen, für die sogenannten »inneren Objekte«, für Teil-Objekte, für Introjekte, für Objekte, mit denen ich mich identifiziere, usw. Spätestens bei den Introjekten und Identifikanten (Watkins 1997/2003) innerhalb der Teile-Theorie sollten wir uns klarmachen, was wir eigentlich mit Ego-States meinen.

Hilfreich ist dabei eine Unterscheidung, die Perlow nutzt, um im Dschungel der psychoanalytischen Begriffsverwirrungen Klarheit zu schaffen. Er beklagt mit Recht, dass die Begriffe »inneres Objekt« oder »mentales Objekt« in der psychoanalytischen Literatur nicht einheitlich benutzt werden. Meir Perlow schreibt in seinem Buch »Understanding mental Objects«: »Ich gebrauche diesen Fachausdruck in Bezug auf eine Gruppe von Konzepten, die in der psychoanalytischen Theorie genutzt werden, um unterschiedliche mentale Organisationen, Strukturen, Prozesse und Möglichkeiten in einem Individuum zu beschreiben, welche ihre oder seine Wahrnehmung, Haltung, Beziehung mit und Erinnerungen an andere Menschen (gemeinhin als »Objekte« in der psychoanalytischen Literatur bezeichnet) verbindet. Einige der bekanntesten Mitglieder dieser Gruppe sind: Objektbilder, innere Objekte, Teil-Objekte, Objektrepräsentanzen, Identifikation, Übergangsobjekte, Selbstobjekte, psychische Erscheinungen und Objektkonstanz.« (1995, S. 1) Das ist eine ganz illustre Truppe von Begriffen, die Perlow hier aufführt und die alle mit unserem Thema zu tun haben: die Außenwelt in der Innenwelt oder die Verinnerlichung der sog. Realität und ihre Repräsentation im psychischen Raum – die Grundlage der Ego-State-Bildung.

Ein wesentlicher Aspekt des Textes von Perlow war für mich als Ego-State-Therapeut die im sechsten Kapitel des Buches aufgeworfene Frage nach der Erfahrbarkeit oder Nicht-Erfahrbarkeit von mentalen Objekten. Das ist deshalb spannend, weil wir dieselbe Frage nicht nur an mentale Objekte stellen können, sondern auch an Ego-States oder im Speziellen an Introjekte.

Es waren Sandler und Joffe (1969), die vorschlugen, das Maß an Begriffsverwirrung innerhalb der psychoanalytischen Gemeinschaft in Bezug auf komplexe Theoriebegriffe dadurch zu verringern, dass wir zuerst fragen: Gehört das gerade diskutierte Konzept zu den experimentell erfahrbaren oder nicht erfahrbaren Bereichen der Theorieannahmen? Diese Unterscheidung ist in der Psychoanalyse deshalb so wichtig, weil sich viele Konzepte auf unbewusste Erfahrungen beziehen, die auch nicht bewusst gemacht werden können – damit haben sie den Status von Hypothesen oder theoretischen Konzepten.

Diese Unterscheidung in »erfahrbar« und »nicht erfahrbar« findet sich auch in Hartmanns (1939) und Rapaports (1967) Unterscheidung des psychischen Erfahrungsraumes in »innere Welt« (erfahrbar) und »internale Welt« (nicht erfahrbar) wieder. Auch Roy Schafer (1968) folgt dieser Aufteilung in »innen« und »internal« in Bezug auf seine Auffassung von Introjekten, was für unser Thema interessant sein könnte: Introjekte sind auf der einen Seite eine Art Primärprozesserleben und damit eine erfahrbare, subjektive Erfahrung und auf der anderen Seite eine Repräsentanz und eine Form der Besetzung, was Ausdruck einer Metapsychologie ist und damit ein theoretisches Konzept und nicht erfahrbar.

Diese Frage nach der »Erfahrbarkeit« von Innen-Teilen hat schon Claire Frederic und Shirley McNeal 1998 in ihrem Buch »Inner Strengths« beschäftigt. Die beiden Autorinnen schreiben über die Theorie der Ich-Zustände: »Die Elemente von Theorien sind keine Sachen. So wie wir die Verdinglichung des Es in ein Monster, des Über-Ichs in eine zeitgenössische Version von Jiminy Cricket oder des Ich in einen Modell-Erwachsenen rechtfertigen können, so können wir es auch nicht rechtfertigen, Ego-States in kleine Menschen zu verwandeln. Das Ego-State-Modell ist ein Energiemodell. (…) Wenn wir von Ego-States in einer anthropomorphen oder in einer anderen personifizierten Weise sprechen (»die Kleine«, »das Stacheltier«, »Anne«), dann tun wir das nur, weil wir mit den Grenzen der Sprache bei der Beschreibung klinischer Phänomene kämpfen, um in irgendeiner Weise die Erfahrungen überhaupt zu kommunizieren.« (S. 73) Auch wenn uns allen klar sein sollte, dass es da in uns keine »Inneren Kinder«, keinen »kleinen Menschen« gibt, so lässt mich das von den beiden Schülerinnen des Ehepaares Watkins immer wieder vorgetragene Statement »Ego-States sind Energien der Persönlichkeit« unzufrieden mit den Schultern zucken: »Und wenn ich das Energiemodell der Frühphase der Freud'schen Psychoanalyse für völlig veraltert halte, um Informationsverarbeitungsprozesse des Gehirns zu erklären?« Wie könnten wir dann Ego-States am Beginn des 21. Jahrhunderts begrifflich fassen?

Ego-States als theoretisches Konstrukt

Ego-States als eine Beschreibung der Funktion und der Organisationsstruktur des Ichs oder Selbst sind **nicht** subjektiv erfahrbar, da sie theoretische Konstrukte über die Funktionsweise unseres Gehirns darstellen. Das Gleiche gilt in der Psychoanalyse für die strukturellen Begriffe »Ich – Es – Über-Ich«, für Abwehrmechanismen, Ich-Funktionen – nichts, was man bewusst machen könnte. Da Ego-States durch Realerfahrungen mit der Außenwelt entstehen – als Folge normaler Differenzierung, durch Introjektion wichtiger Außenpersonen, durch traumatische Anpassung –, gilt für Ego-States das Gleiche wie für mentale Objekte der Psychoanalyse.

»Im Prozess der Beziehungsaufnahme mit anderen werden Präsentanzen von ihnen konstruiert, bestehend aus kognitiven, perzeptuellen und emotionalen Aspekten, welche später als ›antizipatorische Niederschläge‹ für zukünftige Interaktionen (real oder in der Phantasie) dienen.« (Perlow 1995, S. 150) In diesem Sinn – d. h. mentale Objekte als Repräsentanzen oder Schemata – haben wir es aber mit *nicht* erfahrbaren theoretischen Konstrukten zu tun, die uns helfen, eine mentale Theorie psychischen Funktionierens zu entwickeln – aber dabei handelt es sich nicht um Erfahrungstatsachen. »Es kann nicht davon ausgegangen werden, dass diese (gemeint sind die Repräsentanzen oder Schemata, J. P.) Erfahrungen an sich darstellen, so wie Bilder, Gedanken, Wahrnehmungen oder Phantasien. Eine Person kann ›seine Repräsentanzen nicht erfahren‹, so wie man einen kognitiven Stil oder die Abwehrmechanismen nicht erfahren kann, das sind theoretische Abstraktionen usw.« (Ebd.)

Ego-States als Fantasien

Wenn wir aber anfangen, einen inneren Erlebniszustand zu personifizieren, wenn wir einen aversiven Affekt, eine für uns unerklärliche Handlung versuchen, einem inneren Selbst-Anteil zuzuordnen, dann erzeugen wir eine Fantasie über ein mentales Phänomen. Wenn ich, wie im ersten Kapitel beschrieben, über Paula sage: das war nicht die erwachsene Paula, die da vor der Tür zum Sozialraum weggelaufen ist und abends einen bulimischen Anfall provozierte, das was ein Inneres Kind, das plötzlich wieder das Gefühl hatte, keinen Ort, keine Heimat, keinen Stuhl zu haben, und sich von allen abgelehnt fühlte, dann erzeuge ich eine Imagination, eine Fantasie.

Was aber in diesem Zusammenhang wichtig ist: Das Konzept der Fantasie bezieht sich auf etwas, was man ein subjektiv erfahrbares Phänomen bezeichnen könnte – sei es bewusst oder unbewusst. Damit unterscheidet es sich deutlich von den Repräsentanzen als theoretische Konstrukte, denn diese, so hatte Perlow (siehe oben) geschrieben, seien »antizipatorische Niederschläge« (antizipatory sets), um zukünftige Erfahrungen zu organisieren und nicht Erfahrungen an sich.

Was ist nun das Spezifische am Terminus »Fantasie« und wie wird er heute definiert?

Die Frage, warum Fantasien auftauchen, wer ihr Erscheinen im psychischen Wahrnehmungsraum initiiert, verband Freud mit den Zielen der Wunscherfüllung, der Befriedigung von sexuellen, aggressiven oder narzisstischen Triebwünschen in der Fantasie. Heute sehen wir in Fantasien nicht mehr nur imaginierte Wunscherfüllungen oder Ersatzbefriedigungen, sondern hilfreiche Selbstentwürfe ohne begrenzendes Diktat des Realitätsprinzips oder als Ausdruck menschlicher Kreativität. Gerhard Roth (1997) unterscheidet als Hirnforscher drei Welten: die Außenwelt, die Welt der neuronalen Impulse und die Erlebniswelt. Unser Gehirn ist das neuronale System zwischen den beiden Welten, eine Art »Black Box«, welche die eintreffenden Informationen aufnimmt, weiterleitet und interpretiert und daraus ein Bild von uns und unserem Körper in der Welt konstruiert. Abgebildet wird diese Beziehung zwischen uns und der Welt nach innen in der Erlebniswelt. Jedes Bild, das wir sehen, zum Beispiel die Kaffeetasse vor mir, ist ein inneres Bild: wir sehen nur innen. Die verschiedenen Wahrnehmungsmodalitäten (Hören, Sehen, Schmecken, Tasten, Riechen) sind somit das Ergebnis eines Konstruktionsprozesses des Gehirns, eine Interpretation einlaufender Sinnesdaten aus den primären und sekundären Assoziationsfeldern und damit kein Eins-zu-eins-Abbild der Realität. Da etwa eine Sinneszelle der Retina mit ca. 100 000 Neuronen im Sehzentrum vernetzt ist, die das einlaufende Flimmern der Synapsen auswerten, kann man sich vorstellen, wie selbstzentriert das Gehirn mit sich selbst beschäftigt ist. »Und mindestens beim Menschen sind neben die Bilder, die sich aus den Impulsen von Sinneszellen aufbauen, Bilder getreten, die einen Ausfluss der internen Aktivität des Gehirns darstellen ohne Bezug auf aktuell stattfindende Wahrnehmungen.«[26] Somit sind innere Bilder und Fantasien Bilder im Erlebnisraum, ohne Beteiligung der Sinnesorgane – das Gehirn spricht mit sich selbst und assoziiert.

Ich möchte diese theoretische Unterscheidung in Repräsentanz/Schema auf der einen und Fantasie auf der anderen Seite so stehen lassen und nicht weiter vertiefen. Sie taucht aber wieder auf, wenn wir uns mit der Praxis des Ego-State-Ansatzes beschäftigen.

Als Ego-State-Therapeut kann ich mit zwei Kategorien von States arbeiten:

- mehr mit biografisch belegbaren Ego-States, die als Ich-Zustände in rekonstruierbaren »Real-people-in-real-life«-Situationen entstanden sind – was Perlow oben als »antizipatorische Niederschläge« (antizipatory sets), um zukünftige Erfahrungen zu organisieren, bezeichnet, (strukturelle Ego-States) oder
- mit Funktionen und Qualitäten, die nicht an biografisch belegbare Ego-States gekoppelt sind – Ego-States, die zeitlos in Bezug auf ihre Entstehung sind (funktionelle Ego-States).

Ersteres wäre die Arbeit mit dem sechsjährigen, traumatisierten Kind, welches, autobiografisch belegbar, Missbrauch in der Familie erlebt hat

[26] http://www.volker-friebel.de/Psyche_und_Leib/Innenbilder/innenbilder.html

und heute noch im Erwachsenenleben leicht zu triggern ist; das Zweite wäre die Arbeit in hypnotherapeutischer Trance, wo der Therapeut sich auf »die innere Stärke«, »die innere Weisheit« als ein Ressourcen-Ego-State bezieht und diese Funktion oder Qualität in der Innenwelt intensiviert. Mit beidem zu arbeiten, scheint mir hilfreich zu sein.

5. Was ist Dissoziation und stimmt Watkins Annahme eines Dissoziations-Kontinuums?

5.1 Die Geschichte von Paula

Nachdem die Patientin in mehreren Sitzungen Kontakt zur »Kleinen« aufgenommen, ihre Leidensgeschichte gehört und als einen wichtigen, wenn auch schmerzlichen Teil von sich akzeptiert hatte, begannen eine langsame Aussöhnung und liebevolle Akzeptanz durch die erwachsene Paula. Im nächsten Therapieschritt schlug ich vor, uns intensiver mit dem »Nebel im Kopf«, wie sie es nannte, zu beschäftigen – mit den scheinbar aus »heiterem Himmel« auftauchenden Depersonalisations- und Derealisationserlebnissen. Ich bat die Patientin in Trance, in den Konferenzraum zu gehen, auf dem Moderatorenstuhl Platz zu nehmen und die Tür zu beobachten. Da sie leichte Angst verspürte, ermunterte ich sie, ihr »Kompetenzteam« um sich zu versammeln: »Frau Lebensfreude«, »Herr Schlau« und »Gott-Vertrauen«.

Therapeut: »Ich würde gerne mit dem Teil in der erwachsenen Paula sprechen, der für den ›Nebel im Kopf‹ zuständig ist … und wenn du oder Sie da bist, dann sprich durch den Mund der Erwachsenen.«

Nichts passierte.

Therapeut: »Ich weiß, es ist manchmal schwierig … entweder ist der Weg sehr weit bis hierher zu uns … oder es besteht viel Angst, sich zu zeigen.«

Leichte Veränderung der Mimik und Bewegungsunruhe.

Therapeut: »Das hat sicher einen guten Grund, sich jetzt noch nicht zu zeigen … wenn jemand gekommen ist, aber noch nicht sprechen möchte … kann ich mal ein kurzes Zeichen mit dem ›Ja-Finger‹ oder ›Nein-Finger‹ der rechten Hand bekommen? … Hört mich jemand?«

Nach längerem Zögern hebt sich der »Ja-Finger« von Paulas rechter Hand[27].

Therapeut: »Danke, dass du dich gemeldet hast … vielleicht ist es ja gut, dass wir heute noch nicht miteinander reden … vielleicht darfst du ja nicht mit Fremden sprechen … mach's gut, bleib in der Nähe …«

Die Patientin wirkt wieder entspannter.

Therapeut: »Paula, Sie haben ja gerade mitbekommen, dass ich versucht habe, mit einem Teil von Ihnen zu sprechen … könnte es sein, dass da gerade andere innere Stimmen in Ihnen sind, die das ganze Vorhaben kommentieren oder gar abwerten?«

Patientin: »Ja … da war immer so eine Stimme, die sagte: ›So ein Blödsinn, pass auf … der will dir nur schaden.‹«

Therapeut: »Aha … wie hat sich die Stimme angehört?«

Patientin: »Sehr bedrohlich, eine männliche Stimme … ich hatte richtig Schiss …«

Therapeut: »Meinen Sie, es wäre für mich möglich, mit dieser männlichen Stimme einmal zu sprechen?«

Patientin: »Sie können es ja probieren.«

Therapeut: »Ich würde gerne mit dem Teil in der erwachsenen Paula sprechen, der sich so um Paulas Wohlergehen sorgt und vor weiterer Erforschung des Nebels bewahrt hat. Ich bin froh, dass es dich gibt, und brauche deine Unterstützung … denn unser beider Anliegen ist es ja, dass es Paula gut geht … und wenn du oder Sie da bist, dann sprich durch den Mund der Erwachsenen.«

Patientin: »Ich bin da … o.k. … aber ich habe wenig Lust, mit Therapeuten zu reden.«

5.2 Das Dissoziations-Kontinuum in der klassischen Ego-State-Therapie

Fast alle psychischen Prozesse im Menschen, so meinen die Watkins, laufen nicht als Entweder-oder ab, sondern liegen irgendwo auf einem Kontinuum – das gilt für die Angst, die Depression, die Intelligenz und … auch für die Dissoziation. »Genau so ist es auch bei der Differenzie-

[27] Das ist eine Methode aus der Hypnose: ideomotorische Kommunikation.

rung und Dissoziation. Das Krankheitsbild der multiplen Persönlichkeit repräsentiert nichts anderes als das Ende des Kontinuums, an dem ein extremes, unangepasstes Verhalten steht, während wir am anderen Ende die Differenzierung finden.« (Watkins 2003/1997, S. 53)

Bevor ich mich jetzt mit der klassischen Vorstellung des Differenzierungs-Dissoziations-Kontinuums der Watkins weiter beschäftige, sei noch einmal zur Erinnerung auf die Abbildung 2-3 verwiesen.

Auf der linken Seite, dort, wo die »meisten normalen Leute« (ebd.) zu Hause sind, gibt es zum Beispiel drei Ego-States (A, B, C) in einer Person mit sehr durchlässigen Grenzen. Alle »haben vieles gemeinsam und nehmen einander gegenseitig wahr« (ebd.). Der Wechsel der Ego-States wird als normale Stimmungsschwankung empfunden. Dann schreiben die Watkins weiter: »Vermutlich finden wir die bestangepasste Persönlichkeit ein klein wenig rechts vom äußersten linken Ende des Kontinuums (wo es gar keine Grenzen und also auch keine getrennten Ich-Zustände mehr geben würde).« (Ebd.) Sollte man sich so etwas wirklich wünschen? Würde sich damit nicht auch der Gedanke der Pluralität auflösen, und die Selbst-Anteile wären irgendwie durcheinandergerührt wie die Eier, das Mehl, das Backpulver und die Milch beim Kuchenbacken? Die Ego-States bei den »normalen« Individuen treten in der Regel nicht spontan hervor und müssen unter Hypnose aktiviert werden.

Die Abspaltungen im mittleren Bereich treten weniger offensichtlich in Erscheinung. »Man kann sie aus dem Einfluss, den sie auf die Primärpersönlichkeit haben, erschließen, genauso wie viele unbewusste Motivationen sich in der Übertragung und in anderen Abwehrmechanismen zeigen.« (Ebd., S. 106) Hier, zum Beispiel bei der Borderline-Störung, ist jeder der verschiedenen Ich-Zustände sich der Existenz der anderen States bewusst, doch sprechen sie wegen der bestehenden dissoziativen Barrieren als »er«, »sie« und »es« voneinander, nicht von einem Teil des Ichs.

Auf der rechten Seite sind die Grenzen zwischen den Ego-States undurchlässig, es findet nur eine geringe bis keine Interaktion statt (Amnesie), und wenn ein Teil vorne ist (d. h. das exekutive Selbst darstellt), weiß dieser häufig nicht, dass noch mehr Teile im gleichen Körper leben. »Jeder der Ich-Zustände wird, sobald er aktiv ist, zu einer echten Alter-Person einer multiplen Persönlichkeit.« (Ebd., S. 54) Und um das Kontinuitätsmodell zwischen normalen States auf der linken und pathologischen States auf der rechten Seite zu betonen, schreiben die Watkins: »Alter-Personen denken, reagieren und verhalten sich ähnlich wie verborgene Ich-Zustände, die unter Hypnose aktiviert worden sind. Alle Merkmale treten jedoch in stärkerem, ja vielleicht extremen Maße auf.« (Ebd., S. 72)

Festzuhalten ist, dass für Watkins »Differenzierung und Dissoziation einfach einen verschiedenen Grad des Trennungs- und Unterscheidungsprozesses darstellen«. (S. 48) Diese Aussage ist ein Kernstück der Ego-State-Therapie von John und Helen Watkins und ein Alleinstellungsmerkmal der Ego-State-Therapie im Chor der anderen Teile-Therapien. Diese Sichtweise hat mich auch lange begeistert, fand ich sie doch auf den ersten Blick sympathisch, da sie versucht, eine Verstehensbrücke zwischen unserer Pluralität und der Multiplizität der Menschen mit DIS zu schlagen.

Ich glaube aber heute, dass diese Brücke im Licht neuerer Forschung zur Dissoziation nicht mehr belastbar ist und eher zu Missverständnissen unter Betroffenen beiträgt. Lassen Sie mich das nun erklären.

5.3 Dissoziation: allgemeine Überlegungen

In Lehrbüchern und im Internet findet sich eine große Bandbreite von Definitionen zum psychologischen[28] Fachterminus der »Dissoziation«, wobei mir scheint, dass all den Definitionen eines gemeinsam ist: der Verweis auf den Verlust des normalerweise zu erwartenden Zusammenhangs mentaler Inhalte. Dissoziation (lat. dissociatio = Auflösung, Trennung, Zerfall) bezeichnet einen mentalen Prozess, in dessen Verlauf zusammengehörige Denk-, Handlungs- oder Verhaltensabläufe »zerfallen« und der Kontrolle der betroffenen Person entzogen werden. Dabei kommt es zu einer Aufteilung des Bewusstseins (compartmentalisation of consciousness). D. h., Gedanken, Gefühle, Handlungsimpulse, Körperempfindungen, Gedächtnisinhalte, Identitätsgefühl, welche normalerweise zusammen prozessualisiert werden, werden funktionell von-

[28] Laut Wikipedia versteht man in der *Chemie* unter **Dissoziation** (von lat. dissociare = trennen) den angeregten oder den selbsttätig ablaufenden Vorgang der Zerlegung einer chemischen Verbindung in zwei oder mehrere *Moleküle, Atome* oder *Ionen.*

einander isoliert. Da der Begriff des Bewusstseins als Alltagserfahrung so schwer zu fassen ist, ist es mit Butler et al. (1996) hilfreich, sich zu vergegenwärtigen, dass bei der Dissoziation die Unterbrechung der Aufmerksamkeit/der Achtsamkeit in Bezug auf verschiedene Domänen (Erinnerungen, Emotionen, Körperempfinden, Fantasien usw.) und deren willentlicher Kontrolle zentral für deren Definition ist. Somit ist Achtsamkeit das Gegenteil von Dissoziation.

Ähnlich wie bereits in der Kontroverse zwischen Janet und Freud im Jahre 1893 wird bis heute in den Fachpublikationen die Frage diskutiert, ob es sich bei den dissoziativen Störungen (Dissoziative Amnesie, Fugue, Depersonalisation, Derealisation, dissoziative Identitätsstörung usw.) um »intrapsychische Verarbeitungsmechanismen einer nicht intentionalen Autoregulation von Belastungserfahrungen« (Fiedler 1999, S. 49) oder eher um eine regressive Abwehrfunktion, bei der andere Abwehrmechanismen wie Spaltung, Affektisolierung, Verleugnung beteiligt sind, handelt. Da diese Kontroverse zwischen Dissoziation als State (Janet) und Dissoziation als Prozess (Freud) bis zum gegenwärtigen Zeitpunkt unvermindert und oft unversöhnlich fortdauert, möchte ich an dieser Stelle noch ein paar Hintergrundinformationen geben.

Nach Ellenberger (1996) waren zwischen 1840 und 1880 die Beschreibungen von »gespaltener« oder »multipler« Persönlichkeit ein beliebtes Thema psychiatrischer und philosophischer Abhandlungen und Vorträge. Auf dieser wissenschaftlichen Diskussion aufbauend, führte der französische Psychiater Pierre Janet (1859–1947) den Fachterminus »Dissoziation« als Bezeichnung von Desintegration und Fragmentierung des Bewusstseins in die Beschreibung der mentalen Veränderungen bei traumatisierten Menschen ein[29], mit denen er sich intensiv beschäftigte. Er schreibt in seinen Arbeiten von dissoziativen Symptomen, die sich dann zu »Idées fixes« weiterentwickeln konnten.

Auch Freud und Breuer hatten bei der Beschreibung der Symptomatik und des Krankheitsverlaufes der mittlerweile berühmten Patientin Anna O. in den »Studien über Hysterie« (1895) von »zwei ganz getrennte(n) Bewusstseinszuständen, die sehr oft und unmittelbar wechselten« (Breuer 1985/1987, S. 22), von »Zeitverlusterleben«, Amnesien und einer Art »Innerer Beobachter« (ebd., S. 39) gesprochen und waren

[29] Andere meinen, er stammt von dem Psychiater Jacques Joseph Moreau de Tours.

damit noch ganz auf der Linie von Janet[30]. Ein paar Jahre später aber entwickelte Sigmund Freud in Konkurrenz und Angrenzung zu Pierre Janet sein triebtheoretisches Modell und wandte sich von der Verführungstheorie ab: Nicht reale traumatische Erfahrungen sollten jetzt die Ursache für die Symptome sein, sondern ödipale Sexualfantasien des kleinen Kindes. Auch Freud kannte die damals in der wissenschaftlichen französischen Literatur publizierten Fälle von »gespaltener Persönlichkeit«, lehnte aber, wie das nachfolgende Zitat zeigt, die von Janet vertretene »Theorie eines geteilten Bewusstseins« ab.

»Wir haben kein Recht, den Sinn dieses Wortes (»bewußt«) so weit auszudehnen, daß damit auch ein Bewußtsein bezeichnet werden kann, von dem sein Besitzer nichts weiß. Wenn Philosophen eine Schwierigkeit darin finden, an die Existenz eines unbewußten Gedankens zu glauben, so scheint mir die Existenz eines unbewußten Bewußtseins noch angreifbarer.« (Sigmund Freud 1912/1975, S. 32)

Im Gegensatz zu Janet hielt Freud an der Einheit des Bewusstseins fest, was theoretisch bedeutete, dass das, was vom Patienten abgespalten worden war, nur dem Unbewussten angehören konnte – das Gedächtnismaterial war somit nicht dissoziiert, sondern verdrängt worden. Seit dieser Zeit wurden von Psychoanalytikern in Nachfolge Freuds dissoziative Phänomene unter der Rubrik vertrauter psychodynamischer Konzepte von Verdrängung, Spaltung usw. subsumiert und das eigenständige Krankheitsbild der »Multiplen Persönlichkeit« abgelehnt mit dem Hinweis, eigentlich handle es sich dabei um eine Unterform der Borderline-Störung. So stellte sich die Gemeinschaft der Psychoanalytiker gegen den Rest der Welt.

Noch einmal zurück zu ein paar basalen Erkenntnissen: Die Dissoziation kann in drei unterschiedlichen, dennoch interdependenten mentalen Ausprägungen vorliegen:

- **Primäre Dissoziation:** Die Unfähigkeit, die Ganzheit des Erlebens in das Bewusstsein zu integrieren; sensorische und emotionale Elemente des Ereignisses können nicht in das persönliche Gedächtnis und die Identität integriert werden; die Erfahrung ist gesplittet in isolierte, somatosensorische Elemente ohne Integration in ein persönliches Narrativ.

---

[30] Nach unserem heutigen Verständnis litt Anna O. nicht an einer Hysterie, sondern an einer DIS.

- **Sekundäre Dissoziation:** Nach diesem ersten Zustand veränderten Bewusstseins kann eine weitere Desintegration eintreten: die Aufspaltung in ein beobachtendes und erlebendes Ich. Die Folge: Verlassen des Körpers im Moment der Traumatisierung, aus einer Distanz das Geschehen beobachten = »peritraumatische Dissoziation« und damit Angst- und Schmerzreduktion (Dissoziation als Anästhetikum).
- **Tertiäre Dissoziation:** Entwicklung unterschiedlicher Ich-Zustände, die traumatische Erinnerungen beinhalten = dissoziative Identitätsstörung. Diese komplexen Identitäten bestehen aus unterschiedlichen kognitiven, affektiven und behavioralen Mustern.

»Die Symptome von Anna O. werden also zum Dreh- und Angelpunkt zweier konkurrierender – oder wie wir heute wissen – sich ergänzender Modelle: Verdrängung versus Dissoziation, Konflikt versus Trauma, sekundäre symbolische Verschlüsselung versus fragmentierter Speicherung, horizontale Versenkung in tiefere Schichten des Bewusstseins versus vertikale Spaltung in nebeneinander befindliche Bewusstseinszustände«, schreibt Ursula Gast 2002.

Am Ende dieses historischen Rückblickes eine etwas ernüchternde Bilanz: Der Terminus »Dissoziation« bleibt auch bis heute in wissenschaftlichen Diskussionen ein Streitpunkt. Kapfhammer (2008) meint, dass sich das Konstrukt Dissoziation bis heute einer klaren begrifflichen Bestimmung entzieht, und auch Cardena wies 1994 auf die »semantische Offenheit« und seine vielfältigen Bedeutungsfelder hin. Dennoch lassen sich Trends in der Diskussion der letzten Jahre ausmachen. Glaubt man Wibisono et al. (2011), dann führen folgende Denkansätze aktuell am besten weiter: »Die Unterscheidung zwischen normaler und pathologischer Dissoziation, die Differenzierung zwischen *detachment* und *compartmentation*, die Entwicklung von Dissoziation und das Modell der peritraumatischen Dissoziation und die Theorie der strukturellen Dissoziation.« (S. 250, kursiv im Original)

5.4 Der Unterschied von Unterdrückung (suppression), Verdrängung (repression) und Dissoziation (dissociation)

Um die Unterschiede deutlich zu machen, werde ich mich an Francesca Collins (2004) und Leonore Terr (1999) halten, um Merkmale für alle drei psychischen Mechanismen zur besseren Differenzierung definieren zu können.

Die **Unterdrückung,** als ein *bewusster* Akt – z. B. »ich denke bewusst nicht an etwas« –, kann sowohl von Verdrängung als auch von der Dissoziation unterschieden werden. Eine Person, die nicht daran denken will, hat für das Material keine Amnesie, und das Material ist nicht un- oder vorbewusst und kann schnell erinnert und reproduziert werden.

Der Begriff **Verdrängung** meint eine Abkapselung von unakzeptablem, konflikthaftem und intolerablem psychischem Material vor der bewussten Aufmerksamkeit. Verdrängtes Material ist *unbewusst,* dazu gibt es keinen direkten Zugang durch das Bewusstsein, d. h., es kann nicht »spontan gewusst werden«. Unbewusst Verdrängtes erschließt sich nur durch Fehlleistungen, Träume oder symbolische Phänomene, z. B. auch durch Symptome. Verdrängt werden kann nur etwas ursprünglich Bewusstes, d. h., es wird *aktiv* vom Ich ins Unbewusste verschoben, *aktiv* aus der Wahrnehmung ausgeblendet. Nach Freud spielt die Verdrängung zur Abwehr unangenehmer Gefühle (z. B. Angst) eine wichtige Rolle.

Dissoziatives Material, so könnte man sagen, »ist *vorbewusst.* Die Erkenntnis von dissoziiertem Material kann so direkt erfolgen wie der Zugang zu jeder anderen Art von bewusstem Material. Das heißt, es muss nicht erschlossen werden und kann direkt durch das Selbst und andere im richtigen Moment beobachtet werden.« (Collins 2004) Dissoziation ist ein *passiver* Vorgang, z. B. infolge von traumatischem Stress. Dissoziatives Material ist das »anderswo Gewusste«. (Kluft 2004)

Nimmt man Hilgards berühmte Abbildung – siehe Abbildung 5-1 –, so wird das eben Gesagte deutlich.

Das verdrängte Material ist horizontal unter eine Verdrängungsbarriere verschoben und damit nicht bewusst erinnerbar; das dissoziative Material ist vertikal hinter eine Amnesiebarriere verschoben und damit bewusst bis vorbewusst – anderswo gewusst.

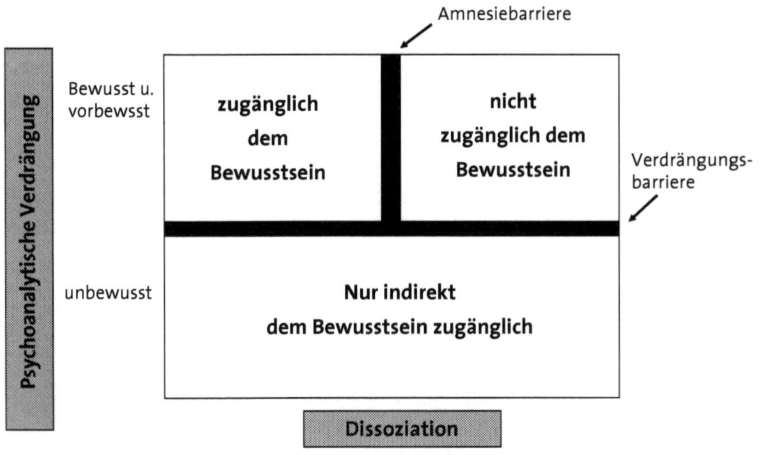

Abbildung 5-1: Der Unterschied in der Aufspaltung des Bewusstseins bei der Dissoziation und in der psychoanalytischen Theorie (Hilgard 1986)

Leonore Terr (1999) gelingt es, die beiden Begriffe Dissoziation und Verdrängung zu unterscheiden, indem sie auf die unterschiedlichen Blockierungen des Gedächtnisprozesses bei Traumaerfahrung hinweist. So ein Gedächtnisprozess besteht aus der Wahrnehmung und Speicherung von Ereignissen (fokussierte Aufmerksamkeit), Bildung von Erinnerungsspuren im Kurzzeitgedächtnis, der Verknüpfung mit anderen Erfahrungen, der Konsolidierung im Langzeitgedächtnis, der Integration der Erfahrung in die Lebensgeschichte und letztlich aus dem Abruf von gespeicherten Erinnerungen. »Die Verdrängung hat eine komplette Erinnerung in Wahrnehmung und Speicherung als Voraussetzung, nur das Abrufen wird blockiert, ›weil man lieber nicht daran denken will‹. In der Dissoziation sind sowohl die Wahrnehmung als auch die Speicherung blockiert, sodass ›nichts‹ da ist, das erinnert werden kann. Ein ›hidden observer‹ im Hilgard'schen Sinne kann trotzdem dabei bleiben und die Erfahrung machen.« (Overkamp 2005, S. 34)

So könnten wir zusammenfassend sagen: Bei der Dissoziation kommt es bereits bei der Wahrnehmung und Enkodierung von Informationen zu Beeinträchtigungen, bei der Verdrängung wird erst der Abruf gespeicherter Gedächtnisinhalte gestört, Inhalte, die vorher ordnungsgemäß gespeichert wurden.

5.5 Das Konzept des dissoziativen Kontinuums – pathologische und nicht pathologische Dissoziation

Die Fähigkeit zur Dissoziation wird heute als eine grundsätzliche menschliche Leistung angesehen, die als mehr oder weniger deutlich ausgeprägte Reaktion auf Belastungsereignisse auftritt und die wir dann einen strategischen Abwehrmechanismus nennen.

Als dissoziative Phänomene im Alltag gelten:

- Zustände hoher Konzentration
- automatisierte Handlungsabläufe wie Autofahren (sog. »Autobahntrancen«)
- leichte Trance-Erfahrungen in Verbindung mit Kreativität
- Tagträume, Gedankenabschweifen und daraus resultierende Gedächtnislücken und auch
- Entfremdungsgefühle bei Erschöpfung.

All diese Formen der Dissoziation gelten als nicht pathologisch und sind eher flüchtige Erscheinungen – jeder von uns kennt sie.

Erfährt hingegen die Dissoziation eine Ausprägung und Frequenz, sodass sie sich auf klinisch bedeutsame Weise in verschiedenen Lebens- und Funktionsbereichen einschränkend im Lebensentwurf eines Individuums auswirkt, dann sprechen wir von pathologischer Dissoziation.

Die psychopathologische Dissoziation manifestiert sich in verschiedenen psycho- und somatoformen Symptomen, siehe dazu Abbildung 5-2.

Im Kontinuitätsmodell der Dissoziation ist das eine mit dem anderen durch Übergänge verbunden, die normale Alltagsdissoziation auf der linken Seite und die pathologische Dissoziation bei der DIS auf der rechten Seite des Spektrums. Für die Ego-State-Therapie in der Diktion der Watkins heißt das: Die Ego-States auf der Seite der Differenzierung, der normalen Anpassung beim Durchschnittsmenschen sind im Prinzip nach den gleichen Regeln und neurobiologischen Mustern konstruiert wie die Ego-States bei den dissoziativen Störungen – den Unterschied macht das Ausmaß der Dissoziation, und das ist abhängig von der Schwere des Traumas. Somit wären wir doch alle etwas multipel und nicht nur vielfältig.

Negative psychoforme Symptome	Positive psychoforme Symptome
1) Depersonalisation (Ich-Erlebensstörung, Veränderung der Selbstwahrnehmung) **2) Derealisation** (Umwelt-Erlebensstörung, Personen, Gegenstände und Umgebung erscheinen unwirklich, fremdartig oder auch räumlich verändert) **3) dissoziative Fugue** (Annahme einer neuen Identität und die Unfähigkeit, sich die vorhergehende Identität ins Gedächtnis zu rufen) **4) dissoziative Amnesie** (plötzliche Unfähigkeit, wichtige, persönliche Informationen zu erinnern; nicht durch organische Ursachen begründet)	Flashbackartiges Wiedererleben traumatischer Inhalte (in Form von Gedanken, Bildern, Gefühlen und Stimmenhören). Diese Formen des Zuganges können nicht in das Bewusstsein integriert werden.
Negative somatoforme dissoziative Symptome	**Positive somatoforme dissoziative Symptome**
Ausfall einer oder mehrerer sensorischer Modalitäten und motorische Inhibition, wie Paralysen, visuelle Störungen, wie z. B. der Tunnelblick (Gesichtsfeldeinengung), visuelle Unschärfe, akustische Taubheit und sensorische Taubheit für verschiedene Körperteile.	Schmerz, sexuelle Sinneseindrücke, aber auch beobachtbares Verhalten, wie Erstarren, Flucht und Unterwerfung im Zusammenhang mit dem Wiedererleben eines traumatischen Ereignisses.

Abbildung 5-2: Verschiedene psycho- und somatoforme Symptome der pathologischen Dissoziation

Dagegen regt sich nicht nur mein Widerspruch. Viele andere Ego-State-Therapeuten glauben nicht mehr daran, dass das Differenzierungs-Dissoziations-Kontinuum für die Genese der Ego-States heute im Licht neuer Erkenntnisse der Dissoziationsforschung und unser Wissen über Traumafolgestörungen noch Bestand hat.

In Abbildung 5-3 sehen Sie das von mir um die aktuellen Diagnosen erweiterte Dissoziations-Kontinuum von Watkins, welches wir für die weitere Diskussion zum besseren Verständnis betrachten sollten.

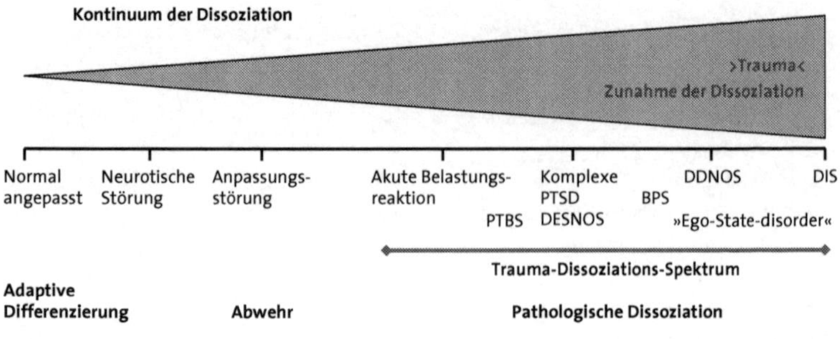

Abbildung 5-3: Ich-Zustands-Spektrum und diagnostische Zuordnungen

Die zwei Modellvorstellungen zur Genese der Dissoziation

Die Mitarbeiter der Arbeitsgruppe um Ellert Nijenhuis haben recht, wenn sie beklagen, dass »heute so viele verwirrende und oft einander widersprechende Definitionen der Dissoziation (existieren), dass dieses Konzept sehr problematisch geworden ist«. (van der Hart 2008, S. 9) Oft wird der Begriff für einen mentalen Prozess, für eine intrapsychische Struktur, einen psychischen Abwehrmechanismus oder eine Vielfalt von Symptomen usw. benutzt.

Trotz aller Bedenken wird eines deutlich: Der Streit, ob es sich bei der Dissoziation um eine **kontinuierliche** (quantitative) oder um eine **diskontinuierliche** (qualitative) Variable handelt, geht zurück bis ins vorletzte Jahrhundert. Die Aussagen der damaligen Protagonisten des wissenschaftlichen Streites gelten bis heute ohne Abstriche:

- Pierre Janet (1889) ging davon aus, dass klinische Dissoziation eine Diskontinuität des Bewusstseins bedeutet und von Gesunden eher selten erlebt wird,
- James (1890/1983) und Prince (1905) hielten die Dissoziation für eine kontinuierliche und quantitative Variable, die in unterschiedlicher Ausprägung von allen Menschen erlebt werden kann.

Beide Aussagen sollen nun genauer betrachtet werden.

1) Das quantitative Modell (= Kontinuum-Modell):

Das Kontinuitätsmodell hatte das ganze letzte Jahrhundert überlebt und galt lange als Goldstandard der Dissoziationsforschung. Die Autoren gingen bei der Beschreibung der dissoziativen Phänomene von einem Kontinuum der Dissoziation aus, d. h., auf einer horizontalen

Geraden wie bei Braun (1988) wurde von links nach rechts voranschreitend immer mehr psychisches Material abgespalten, d.h. dissoziiert (siehe dazu Abbildung 5-4).

Die geistige Verwandtschaft der Abbildungen 5-4 zu dem Dissoziations-Kontinuum der Ego-States bei Watkins ist nicht zu übersehen (s. Abbildung 2-3 auf S. 47). Für Braun wie für Watkins beginnt das Kontinuum links mit der normalen Dissoziation (gedankliche Absorption, Tagträumen) und der Herausbildung adaptiver Ego-States, den dissoziativen Episoden und Störungen, und geht über die Posttraumatische Belastungsstörung bis hin zur »Multiplen Persönlichkeit« und deren Extremausprägung, der polyfragmentierten DIS. Diesen Ideen der graduellen, d.h. quantitativen, Zunahme der Dissoziation auf der Abszisse von links nach rechts folgte auch die Konzeption des häufig verwendeten Testinstrumentes in der Traumatherapie, der DES (Dissociative Experience Scale) mit einer Skala von 0 – 100.

Die Ego-State-Theorie der Watkins basiert auf diesem Kontinuitätsmodell, was sich beim Vergleich der Abbildungen 2-3 und 5-4 gut nachvollziehen lässt. Die Herausbildung der Grenzen zwischen den Ego-States geschieht nach Watkins auf dem Boden von Dissoziationsphänomenen und nimmt mit der Stärke traumatischer Erfahrungen von links nach rechts zu. Auch das Auftreten von abgrenzbaren inneren Anteilen bei nicht traumatisierten Menschen (innere Differenzierung) wird von den Autoren im Rahmen der Dissoziationstheorie erklärt. Der Vorteil dieses Kontinuitätsmodells ist es, die innere Aufteilung in Rollen, Ego-States und »innere Persönlichkeiten« als einen einheit-

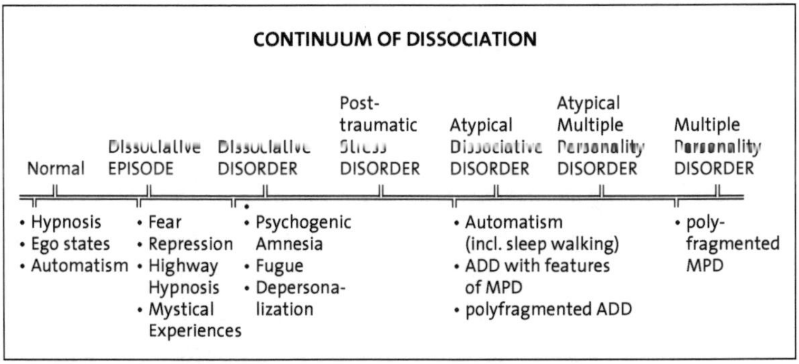

CONTINUUM OF DISSOCIATION

Normal	Dissociative EPISODE	Dissociative DISORDER	Post-traumatic Stress DISORDER	Atypical Dissociative DISORDER	Atypical Multiple Personality DISORDER	Multiple Personality DISORDER
• Hypnosis • Ego states • Automatism	• Fear • Repression • Highway Hypnosis • Mystical Experiences	• Psychogenic Amnesia • Fugue • Depersonalization		• Automatism (incl. sleep walking) • ADD with features of MPD • polyfragmented ADD		• polyfragmented MPD

Abbildung 5-4: Das Kontinuum der dissoziativen Störungen nach Ross (1989, S. 80) und Braun (1988)

lichen psychischen Vorgang zu beschreiben: die innere Selbstfamilie als ein normales Entwicklungsphänomen bis hin zur pathologischen Abspaltung unter traumatischem Stress.

Gegen dieses quantitative Kontinuum regt sich in den letzten Dekaden wieder zunehmend Widerspruch. Frank Putnam und Colin Ross waren es, die zwar immer wieder in ihren Arbeiten die dimensionale Konzeption der Dissoziation beschworen – hatte sie doch zu deutlichen Fortschritten in der Entwicklung von testdiagnostischen Instrumenten wie dem DES geführt –, aber auch Kritisches anmerkten. Die Schilderung der dissoziativen Zustände durch verschiedene Angehörige von Diagnosegruppen legte für sie die Vermutung nahe, es gäbe mindestens zwei oder auch mehr unterscheidbare Formen der Dissoziation. Gibt es vielleicht doch eine Form der »normalen Dissoziation«, der wir im Alltag begegnen (auch Alltagtrance genannt), und eine Form der »pathologischen Dissoziation«, vor allem nach Traumaerfahrung? Und lässt sich die Herausbildung von Ego-States bei nicht traumatisierten Erwachsenen vielleicht viel besser über die modulare Organisation geistiger Prozesse im Gehirn erklären?

2) Das qualitative Modell (= Dis-Kontinuum-Modell):
Wir sind wieder zurück bei dem großen Gelehrten des 19. Jahrhunderts, Pierre Janet (1859–1947). Schon früh hatte er darum gewusst, dass traumatische Belastungen zur teilweisen oder völligen Desintegration psychischer Funktionen, wie der Erinnerung an die Vergangenheit, des Identitätsgefühls, des Gegenwartserlebens, der Wahrnehmung des Selbst usw., führen kann. Hochgradig belastende Erlebnisse können nicht integriert werden und werden als Ich-Zustände oder Anteile abgespalten, d. h. dissoziiert. Für Janet ist Dissoziation ein pathologisches Phänomen, welches unter Stress auftritt, und er unterscheidet diese Stressphänomene deutlich von Bewusstseinsveränderungen wie Absorption, Tagträumen, Automatisierungen, Trance, die keine strukturelle Veränderung der Persönlichkeit beinhaltet. Und hier setzten Nijenhuis und Kollegen mit ihrer Strukturellen Dissoziationstheorie an, eine Theorie, die sich mit Nachdruck auf die Arbeiten von Janet, insbesondere der »Psychologie des Handelns«, beruft.

Nach Janet beinhaltet Dissoziation eine Spaltung zwischen »Systemen von Ideen und Funktionen, welche die Persönlichkeit ausmachen«. (Janet 1907, S. 332) Für ihn ist die Persönlichkeit eine Struktur, die aus verschiedenen Systemen besteht – ein sehr moderner Ansatz, den heute die Hirnforschung mit der Modulartheorie des Gehirns bestätigt. »Ein System ist eine Ansammlung aufeinander bezogener Elemente, die ein Ganzes bilden, wobei gewissermaßen jedes Element ein Teil des Ganzen ist. [...] Man kann das System Persönlichkeit auch als aus verschiedenen psychobiologischen Zuständen oder Subsystemen bestehend verstehen, die auf kohäsive Weise und koordiniert ihre Funktion erfüllen.« (van der Hart 2008, S. 17)

Die niederländischen Traumaforscher um Ellert Nijenhuis postulieren in Nachfolge von Janet eine traumabedingte Aufspaltung der Persönlichkeit eines Menschen entlang neurophysiologischer Sollbruchstellen, den sog. Handlungssystemen. Dadurch werden unterschiedliche, voneinander dissoziierte Erlebniszustände gebildet, die sich im Lauf der Entwicklung über traumatische Affekte hin zu Ego-States entwickeln.

Die normalen Bewusstseinsveränderungen, auch als Alltagstrance, »nicht pathologische Dissoziation« bezeichnet, sind nach Nijenhuis et al. in der Regel nicht mit einer strukturellen Veränderung der Persönlichkeit verbunden und gehören deshalb einer ganz anderen Kategorie an. Die dabei auftretenden Phänomene sind durch Schwankungen des Aufmerksamkeitsfokus, Einengung oder Erweiterung des Bewusstseinsfeldes usw. (van der Hart 2008, S. 130 f.) erklärbar und somit **keine** Form der Dissoziation. Diese Erkenntnisse wurden schon von Waller (1995) vorgetragen und führten in den 90er-Jahren zur Beschreibung des »Dissoziation Taxon« durch Waller, Putnam und Carlson (1996).

Nachdem Wallner und Kollegen (1996) von zwei Arten dissoziativer Phänome, nämlich den pathologischen und nicht pathologischen, geschrieben hatten, führte Allen (2001) für die traumabezogenen Dissoziationsstörungen die Begriffe »detachment« und »compartmentalization« ein.

»Detachment« (Losgelöst-Sein) meint einen Bewusstseinszustand, der vor allem mit dem Gefühl der Entfremdung, wie bei der Depersonalisation oder Derealisation, einhergeht – Änderung des Gefühls der »Meinigkeit«, einer Handlung oder Erfahrung. Für die »Compartmentalization« gilt: »Hier resultieren die dissoziativen Phänomene aus einer Störung des Wechselspiels von normalerweise miteinander übergeordneten Funktionseinheiten interagierender Systeme und Module. Compartmentalization ist durch die Unfähigkeit charakterisiert, prinzipiell bewusst kontrollierbare oder bewusstseinsfähige mentale Prozesse angemessen zu steuern.« (Wibisone et al. 2011, S. 250–251)

In der Forschung nach 2002 setzte sich der Trend mit diesen zwei beschriebenen Formen der pathologischen Dissoziation vor allem in der englischsprachigen wissenschaftlichen Literatur fort. Die verschiedenen Einteilungen von Putnam (1997, S. 71 ff.) und von Brown (2006) führen konsequent den Gedanken fort, dass sich die Dissoziation einmal als eine Erfahrung von »abgetrennt-sein«, »abgelöst-sein« (engl. detachment) zeigt und ein anderes Mal als »Kompartment-Bildung«, »Aufspaltung« (engl. compartmentalization).

Wie Sie sehen, sind wir mit diesen Beschreibungen in dem von mir in Abbildung 5-3 als Trauma-Dissoziations-Spektrum markierten Bereich – ich habe bewusst den Begriff »Kontinuum« vermieden, da er nach der Einführung des Konzeptes Aufspaltung in »detachment« und »compartmentalization« durch Allen (2001) erneut verwirrend wäre. Zustände von Derealisation und Depersonalisation sind auch im nicht traumatischen Bereich der Abbildung möglich und können auch hier flüchtig vorkommen.

Aber was ist mit dem linken Pol der Abbildung, dem »normalen« bis »neurotischen« Bereich, in der nach Watkins Ego-State-Bildung stattfindet? Hier finden wir Phänomene wie »geteilte Aufmerksamkeit«, »Absorption«, »Autobahntrance« usw. bei der Beschreibung der Dissoziation – nichts, was ich heute als Dissoziation im klinischen Sinn ansehen würde. Watkins geht ja von dem Gedanken aus, dass die einzelnen Ego-States durch »Membranen«, durchlässige Grenzen voneinander getrennt sind und verwendet für diese Abgrenzung den Begriff »dissoziiert«. Dieses kann man tun, wenn man es rein beschreibend meint, im Sinn von, »von-einander-abgegrenzt«. Für diesen Bereich spricht Watkins von »verborgene(n) Ich-Zuständen« (Watkins 2003/1997, S. 49), die nur durch Hypnose zu aktivieren seien. Was meint »verborgen«? Meint er »unbewusst« oder »vorbewusst«? Wären sie »unbewusst«, wie Gordon Emmerson schreibt[31], würde der Begriff »Dissoziation« gar nicht mehr passen – dann wären sie verdrängt.

[31] »Our unconscious contains our ego states that are not executive …« (Emmerson 2003, S. 3).

5.6 Die Entwicklung der Ich-Zustände – ein neues Modell

Ich hatte im letzten Kapitel versucht, zum einen das Differenzierungs-Dissoziations-Kontinuum in seiner historischen Entstehung zu würdigen, aber auch erste Einwände dagegen vorzutragen. Was wollen wir Teile-Therapeuten mit so einem »Ich-Zustands-Spektrum«, wie es von Maggie Phillips und Claire Frederik (1995) genannt wurde, aussagen?

Meine Antwort dazu ist: Wir wollen damit andeuten, dass Ich-Zustände oder Selbst-Anteile, aus einer Beobachterperspektive betrachtet, sich zum einen voneinander unterscheiden bzw. abgrenzen lassen und zum anderen, dass innerhalb der Grenzen geschlossene Einheiten von Kognitionen, Affekten, Körperempfindungen, Erinnerungen usw. unter einem Thema zusammengeschlossen sind. Wer gar keine oder sehr durchlässige Grenzen zwischen den Selbstzuständen hat, der hat ein kleines Rollenrepertoire, ist langweilig und farblos – sein inneres Haus besteht sozusagen nur aus einem Zimmer. Aus der Sicht der Teile heißt es: Wenn ich durchlässige Grenzen habe, kann ich mit anderen Teilen kommunizieren und bin mir bewusst, dass ich in einer Familie von States existiere, auch wenn ich gerade nicht exekutiv bin – d.h. das aktuelle Selbst verkörpere. Je dicker die Barrieren werden, umso mehr wird aus dem Ich-Zustand eine Teilpersönlichkeit, ein Alter, wie wir es bei der DIS finden – aus der Grenze wird eine Amnesiebarriere. Dieses Denken wird befördert durch den phänomenologischen Gebrauch des Wortes »Dissoziation« – im Wortsinn der Grenzziehung –, was erst mal nur wenig mit Dissoziation im klinischen Sinn zu tun hat.

Ich gehe davon aus, dass die Bildung der Ich-Zustände in Abbildung 5-3 entlang des Ich-Zustands-Spektrums von links nach rechts unterscheidbaren Ursachen, Funktionen und neurobiologischen Entstehungsbedingungen unterliegt. Der wesentliche Unterschied ist der zwischen normal bis neurotischer State-Bildung und State-Bildung unter Bedingungen von traumatischem Stress. Mit dieser Aussage gebe ich die Kontinuitätshypothese von Watkins für die Ego-State-Entwicklung auf und plädiere im Weiteren für eine unterschiedliche Genese der Ich-Zustände, abhängig vom Grad der traumatischen Erfahrung. Letztlich überzeugt haben mich zum einen die Erfahrungen mit hoch dissoziativen Patientinnen und die theoretischen Überlegungen zu den sieben unterscheidbaren Dissoziationsstrukturen mit zunehmender Fragmentierung von Gaby Breitenbach.

Die Autorin schreibt über die Folgen traumatischer Gewalt: »Wird die Belastung überwältigend, sprengt sie unsere Anpassungsgrenzen, dann geraten wir in dissoziative Zustände. Diese Zustände sind in meiner Terminologie nicht auch als Ego-States bezeichnet, um Ego-States zu den dissoziativ abgespaltenen inneren Anteilen zu differenzieren. Ego-States wären für mich Zustände, die man bewusst wählen, in die man aber auch hineinrutschen kann, um die das Bewusstsein weiß oder die durch normale Reflexion zugänglich werden können und die man als Teil seiner selbst wahrnimmt.« (Breitenbach 2011, S. 40)

Normale Entwicklung:
Unter optimalen Bedingungen in unserer kindlichen Sozialisation erwerben wir ein breites Spektrum unterscheidbarer Selbst-Zustände, die uns als Person ausmachen. Wir sind innerlich gut aufgestellt, haben eine innere Mannschaft, die als Team kooperiert, mit Stammspielern und Teilen im Rückraum der inneren Bühne; wir erleben wenig Konflikte zwischen den Teilen, es herrscht eine gute Kommunikation unter ihnen – das nennen wir Ko-Bewusstheit. Ob es dabei eine Art Erwachsenen-Selbst, einen Chef des Teams gibt oder nicht, werden wir im Kapitel 9 diskutieren. Wenn ich in mich hineinspüre, erlebe ich mich trotz der verschiedenen Anteile als einheitliches Selbst. Mein Handeln in der Welt entspringt der Erfahrung der »Meinigkeit«, eines individuellen Selbstgefühls, mit dem gleichzeitigen Wissen um meine innere Vielfalt. »Ich bin ich« und ich habe mich in verschiedenen Rollen erfahren, meine Selbst-Identität ist nicht Patchwork. Irgendetwas in mir erzählt meine Geschichte, eine Gestalt vor einem Hintergrund, als sei ich trotz aller Vielfalt ein Ganzes – später werde ich das den inneren Erzähler oder das Selbstmodul nennen.

Viele Teile meiner Vielfalt sind mir bewusst und entsprechen den Rollen, die ich im Alltag spiele; einige States sind mir vorbewusst und durch Nachdenken und Erleben ins Bewusstsein zu holen. Eine mehr oder weniger große Zahl meiner Selbst-Anteile ist unbewusst, sie zeigen sich in Träumen, Fehlleistungen, Symptomen (z. B. plötzlichen Stimmungsänderungen) und sind mir nur durch Hypnose zugänglich.

Neurotische Entwicklung:
Nicht immer gelingt die (sub)optimale Frustration unserer kindlichen Bedürfnisse durch die Bindungspersonen, manchmal suchen uns unerwartete Schicksalsschläge und Zufälle heim, und Mama oder Papa sind mit sich oder uns überfordert; dann kann es zu Seelendramen kommen, die Spuren und Narben auf der Kinderseele hinterlassen. Die entstehenden Konflikte werden nach innen abgebildet und führen unweigerlich zur Destabilisierung unserer psychischen Homöostase, lösen heftige Gefühle von Angst und Verunsicherung aus und setzen Anpassungs- und Konfliktlösestrategien in Gang. »Ich-Zustände sind Energien der Persönlichkeit, die aus der Interaktion mit der Umwelt entstanden sind und oft der Notwendigkeit entspringen, Probleme zu lösen oder Konflikte zu bewältigen. Sie sind kreative Ausgestaltungen sowohl des Gehirns als auch der Persönlichkeit im Bemühen des menschlichen Organismus, durch die Welt zu kommen, in der er lebt.« (Frederick 2007, S. 19) Genau das ist gemeint! Je heftiger die Beziehungskonflikte sich gestalten, umso prägender wird die spätere erwachsene Persönlichkeit von Ich-Zuständen beherrscht, die ehemals erfolgreich in der Lösung des Konfliktes waren. Diese Ich-Zustände repräsentieren die neurotische Abwehr eines Menschen mit der Tendenz zu Generalisierung. Dazu ein Beispiel: Hans streitet ständig mit seinem Chef und am Wochenende mit Frau und Kindern. Warum dieser ständige Kampf ums Rechtbehalten? Noch mal frei nach Paul Watzlawick: Wer nur einen Hammer hat, für den ist alles ein Nagel – so sieht Hans in den unterschiedlichen Beziehungsmustern immer zuerst das Macht- vs. Ohnmachtsthema und antwortet darauf immer mit der gleichen Strategie: immer drauflos, niemals unterkriegen lassen, nichts sagen wäre Schwäche, die ausgenutzt wird. Das mag früher ein richtiger Anpassungsmechanismus bei seinem autoritären Vater (Lateinlehrer) gewesen sein, der ihm half, sein Selbstwertgefühl aufrechtzuerhalten; aber heute, mit 35 Jahren, kann es ihn leicht seinen Job kosten – und die Ehefrau. In der Psychoanalyse würden wir hierbei von einem neurotischen Konflikt ausgehen (z. B. ein Macht-Ohnmachts-Konflikt), der sich im Erwachsenenleben und in der Beziehung zum Therapeuten immer wieder reinszeniert – wir würden sagen: Hans hat eine zwanghafte Streitsucht. In der Teile-Therapie vermuten wir einen Selbst-Anteil, der in der Vergangenheit festgefroren ist und durch konfliktähnliche Trigger aktiviert wird. Dann betritt der kleine, 4-jährige »Hau-rein«-Hans

die Bühne und meint, sich gegen Vater und den Rest der Welt zur Wehr setzen zu müssen. Die Intensität der Kindheitskonflikte, das Maß an Resilienzfaktoren (innere Stärken und Ressourcen) und an kompensatorischen Neuerfahrungen bestimmen darüber, wie dominant der Selbst-Anteil sich entwickelt. Diese States sind dem Patienten in der Regel nicht bewusst und zeigen sich in Reinszenierungen.

Traumatische Erfahrung:
Diese einseitig quantitative Konzeptualisierung der Dissoziation ist es, die das Kontinuum der Watkin'schen Ego-State-Bildung für mich sehr infrage stellt. Ich vermute, dass es die traumatische Erfahrung von absoluter Hilflosigkeit, der Verlust der Kontrolle und die induzierten neurophysiologischen Veränderungen sind, die dafür sorgen, dass der Begriff »Dissoziation« auf beiden Seiten des Watkin'schen Kontinuums etwas anderes meint. Wie könnte man sich die Entstehung dieser pathologischen Dissoziationszustände vorstellen?

Ich hatte weiter oben erwähnt, dass es sinnvoll wäre, im Bereich der pathologischen Dissoziation die in der Gegenwartsliteratur übliche Unterscheidung in »Detachment« und »Compartmentalization« zu machen.

Wir hatten **Detachment** (Loslösung) als einen veränderten Bewusstseinszustand beschrieben mit einem Gefühl des Abgetrenntseins vom Selbst (Depersonalisation) und/oder von der Welt (Derealisation) – so wie wir es bei der PTBS als »Betäubung« oder »Numbing« kennen. Als Ursache dafür vermute ich eine biologische/physiologische Basis – z. B. heftiges Erleben von Angst. Bei der akuten Traumareaktion, der PTBS, wo diese beiden Trance-Phänomene häufig auftreten, gibt es ein passageres Kern-Selbsterleben, in das man hinein- (»das bin ich«) und wieder hinaustreten (»das bin ich nicht«) kann. Sprachlich könnte man es für die Depersonalisation mit dem Satz beschreiben: Ich stehe neben mir.

In der Sprache der Strukturellen Dissoziationstheorie von Nijenhuis et al. würden wir von einem einigermaßen alltagstauglichen ANP und ein paar EPs sprechen (primäre und sekundäre Strukturelle Dissoziation). Wollten wir mit einem traumatisierten Patienten, der Symptome der Depersonalisation und/oder Derealisation zeigt, mit der Teile-Therapie-Methode arbeiten, so würden wir überlegen: Welcher Teil im Patienten erzeugt diesen Trancezustand und was ist seine gute Absicht?

Vor was schützt dieser Teil das ganze System? Vermutlich hat dieser Teil einen direkten Bezug zum Erleben der traumatischen Erfahrung – er repräsentiert diesen Ich-Zustand im Moment des Geschehens und trägt die schmerzliche Last der Erfahrung (peritraumatische Dissoziation).

Kompartmentierung ist durch die Unfähigkeit gekennzeichnet, Handlungen und kognitive Prozesse willentlich zu kontrollieren, die normalerweise einer Kontrolle unterliegen. »Bei diesem Phänomen bleiben die betroffenen Prozesse und Informationen innerhalb des kognitiven Systems in Takt, außer dass sie unzugänglich sind.« (Holmes et al. 2005, S. 18) Das Bild, welches das Kinder-Webster-Dictionary im Internet für »Compartment« vorschlägt, ist das eines Schreibpultes mit vielen Fächern, Schubladen oder Klappen. Hier heißt die Umschreibung nicht mehr: »ich stehe neben mir«, sondern: »ich bin abgekapselt«, »habe stabile Grenzen um mich herum«. Ein eindeutiges Kern-Selbst existiert hier nicht mehr, und in der Sprache der Strukturellen Dissoziationstheorie von Nijenhuis et al. würden wir von mehreren alltagstauglichen ANPs mit Spezialfunktionen (Mutter-Sein, Arbeiten-Gehen, Beziehungspartner-Sein) und jeweils einer größeren oder kleinen Gruppe von EPs um sie herum sprechen (tertiäre Strukturelle Dissoziation).

Durch extremen traumatischen Stress und den massenhaften Ausstoß von neurotropen Hormonen (Glukukortikoide, Noradrenalin, Beta-Endorphin usw.) kommt es zu einer Unterbrechung zwischen verschiedenen Gehirnteilen; durch die blockierte Verbindung zwischen Amygdala und Hippocampus wird die Entscheidungsfindung des Kortex unterbunden und viele Informationen gar nicht ans explizite Gedächtnis weitergeleitet. Dieses hat den Überlebensvorteil, dass die Reaktionszeit verkürzt wird, bringt aber bei chronischem Trauma das Problem, dass alle traumabezogene Information im impliziten Gedächtnis gespeichert wird – der Verstand ist abgemeldet –, das Mittelhirn hat auf Notfallprogramm geschaltet. Durch chronische Traumatisierung kommt es zu dauerhafter Umverdrahtung und Trennung von funktionell zusammenarbeitenden Hirnteilen – das ist mit Kammerung der Bewusstseinsstromes, mit Dissoziation, gemeint. Daraus entstehen Systeme und Module, die sich im Lauf der Jahre zu Teilpersönlichkeiten weiterentwickeln (multiple Persönlichkeit).

Ob wir hier mit dem einfachen Ego-State-Konzept der Watkins weiterkommen, ist fraglich. Ich vermute, dass das Erleben von abgegrenzten »Persönlichkeitsteilen« – besser Persönlichkeits-Zuständen – wie bei der DIS mehr ist als die Aktivierung eines Ego-States. Vielleicht bestehen diese kompartmentierten Selbst-Anteile aus einem Cluster von verschiedenen Ego-States? Nicht ein neuronales Netzwerk, sondern eine Zusammenschaltung mehrerer Netzwerke zum einem »Persönlichkeits-State« braucht es, um so komplexe Handlungen zu vollbringen, wie das Patienten bei einer DIS gelingt – sie erleben sich ja wie eine eigene Person, dazu braucht es ein hoch komplexes neuronales System, um zu funktionieren.

Organisierte Teilpersönlichkeiten bei der DIS sind meiner Meinung nach aus einem Cluster von Ich-Zuständen zusammengesetzt, um die komplexen Handlungen, Gefühle, Gedanken usw. zu erzeugen – die Speicherung von Informationen erfolgt in separaten Netzwerken.

Das lässt verstehen, warum so viele Betroffene das Ego-State-Modell zur Beschreibung der Erfahrung »viele zu sein« ablehnen – sich als eine eigenständige Persönlichkeit mit anderen Persönlichkeiten in einem gemeinsamen Körper zu erleben, ist weit mehr als die Rollenerfahrung, die ein Ego-State oder Ich-Zustand bieten kann.

Noch einmal Gaby Breitenbach zur Arbeit mit hoch dissoziativen Innenpersonen: »Diese Arbeit unterscheidet sich von einer Teile-Arbeit bei Menschen mit schweren, aber nicht überwältigenden Erfahrungen. Hier können wir uns in der Bearbeitung von Problemen und Konflikten Teile imaginieren, die bevorzugte Reaktionsmuster oder Haltungen beschreiben. Bei dissoziativ gestörten Menschen bestehen diese Teile als Entitäten bereits, und zwar so nachhaltig, dass sie einerseits im Pet-Scan in der Interaktion nachweisbar sind und andererseits konkrete Auswirkungen im Alltag haben wie z. B. unterschiedliche Ansprechbarkeit auf Medikamente, Zeitverlust, unterschiedliche Sehstärken verschiedener Innenpersonen.« (Breitenbach 2011, S. 189)

6. Das Verhältnis zwischen dem Selbst und den Teilen

6.1 Die Geschichte von Paula

Die Patientin berichtete in einer der folgenden Sitzungen, dass es Streit am Arbeitsplatz wegen Überstunden und Mehrbelastung mit dem Chef gegeben hatte. An diesem Tag saß sie abends heulend zu Hause und hatte einen bulimischen Rückfall. In ihr waren eine quälende Unruhe und eine innere Stimme, die immer nur sagte: »Du bist faul und doof … und eine Last für alle … du musst dich mehr anstrengen.«

Ich schlug der Patientin vor, mit diesem Teil von ihr Kontakt aufzunehmen, um zu erkunden, was wir über die Ereignisse der letzten Tage aus der Innensicht in Erfahrung bringen könnten (Herausrufen ohne formelle Tranceinduktion, heißt das in der Ego-State-Therapie).

Therapeut: »Wäre es für Sie okay, wenn ich versuchen würde, zu dem Teil von Ihnen Kontakt aufzunehmen, der Sie gestern Abend so verurteilt hat? … Es wäre okay? Danke! Dann möchte ich diesen Teil von Paula jetzt bitten, herauszukommen und direkt mit mir zu sprechen.«

Patientin mit motziger, männlicher Stimme: »Ja, ich bin da.«

Therapeut: »Hallo … spreche ich mit dem Teil von Paula, der sich der Antreiber nennt? Wir sind uns doch schon mal begegnet?«

Patientin: »Ja, das bin ich.«

Therapeut: »Okay … danke, dass Sie wieder gekommen sind, Herr Antreiber. Was war denn gestern los, dass es der erwachsenen Paula abends so schlecht ging?«

Patientin: »Die dumme Kuh war gestern kurz davor, ihren Arbeitsplatz zu verspielen … mit ihrer ewigen Opposition gegen den Chef. Sie ist einfach kurzsichtig und dumm … schwebt auf Wolke sieben wegen ihrem Romeo … schrecklich.«

Therapeut: »Sie machen sich Sorgen um Paula?«

Patientin:» Sie ist jetzt fast 29 Jahre alt und immer noch nicht erwachsen … sie macht einen Fehler nach dem anderen und ist mit dem Kopf nicht bei der Arbeit.«

Therapeut: »Sie trauen ihr nicht zu, dass sie das hinkriegt?«

Patientin: »Nein … hier muss ich das Ruder übernehmen … die Erwachsene ist einfach unfähig … ich bin ab jetzt der Chef.«

6.2 Das Selbst in der klassischen Ego-State-Therapie

Ich-Zustände, so hatte ich gesagt, lassen sich als neuronale Netzwerke beschreiben, die Brennpunkte meiner Bindungserfahrungen mit wichtigen Bezugspersonen und Anpassungsleistungen in einen Lebenskontext darstellen. Ist das Gehirn, so könnte man weiter fragen, dem Internet vergleichbar und nicht hierarchisch strukturiert? Ist es ein riesiges Daten-Netzwerk, wo, wenn ein Server ausfällt, andere Teile einspringen und die fehlenden Funktionen einfach von anderen Hirnteilen übernommen werden?

Die Frage, ob das Gehirn hierarchiefrei ist oder doch einen Dirigenten braucht, ist Teil einer seit Langem geführten historischen Diskussion. Einige Hirnforscher wie Georg Northoff, Wolf Singer und Gerhard Roth plädieren dafür, die Macht einer Zentralregion – mit Sitz zum Beispiel hinter der Stirn im Präfrontalen Cortex (PFC oder im Gyrus cinguli) – für die willentliche Entscheidungsfindung nicht zu überschätzen. Sie sprechen mehr von Gehirn als einem »Orchester ohne Dirigenten«. (Singer 2005) Für unser Thema bedeutet dies:

- stimmt Watkins Konzept des Selbst, als einem basisdemokratisch organisierten System von Ego-States, die je nach Besetzung mit »Ich-Energie« das aktuell erlebte, exekutive Selbst ausmachen, oder
- stimmt Richard Schwartz' Idee eines »wahren Selbst«, welches Führungsqualität besitzt, oder gar Gunther Schmidts »steuernde Instanz«?

Diese Frage zu beantworten wird nicht leicht werden, setzt sie doch Wissen in neueren neurobiologischen Modellen zum Selbst voraus, die ich versuchen werde, so präzise wie nötig, aber so einfach wie möglich zu beschreiben. Hier noch einmal zusammengefasst das Selbst-Modell in der klassischen Ego-State-Theorie:

In einem kleinen Unterkapitel mit der Überschrift »Das Selbst« beschreiben die Watkins zum einen die große Mühe, den die Philosophie und Psychologie hatte, den Selbstbegriff zu definieren, und kommen dann auf den psychoanalytischen Ich-Psychologen Heinz Hartmann zu sprechen (Watkins 1997/2993, S. 34). Er habe die Begriffe »Ich- oder Selbst-Repräsentanzen« und »Objektrepräsentanzen« im Sinn von seelischen Strukturen in den psychoanalytischen Diskurs eingeführt. Im Gegensatz zu Paul Federn geht Hartmann nur von einer Art Energie – er nennt sie nach Freud »Libido« – aus, die die Repräsentanzen aktiviere. »Nach diesen Theorien, die von nur einer Energie ausgehen, ist das Gefühl des ›Selbst‹ *(selfness)* den etablierten mentalen Strukturen inhärent, nicht der Art oder der ›Qualität‹ der aktivierenden Energie – wie bei Federn.« (Ebd.)

Watkins spielen damit auf die Tatsache an, dass Hartmann zum einen im Zuge seiner Erweiterung der Ich-Psychologie das Selbst als Instanz in die Theorien der Psychoanalyse neben Ich – Es – Über-Ich eingeführt hat, und zum anderen, dass diese Instanz bei Hartmann ein weiteres übergreifendes psychisches System neben dem Es und dem Über-Ich darstellt. Grob gesagt umfasst das Selbst im Konzept der Ich-Psychologie eher den gesamten Aspekt der Persönlichkeit, beinhaltet also gleichsam Ich, Es und Über-Ich. Somit war das Selbst bei Hartmann ein Teil des Ichs, und er konnte durch diese Ergänzung des Ichs nun auch Aspekte des Selbsterlebens beschreiben.

Und dieser Selbst-Aspekt, so glaubten Federn und Watkins, stecke nun in allen Ego-States als eine Form energetischer Aufladung mit drin – die sog. Selbst- oder Ichenergie. So wird uns die Zeile der Watkins aus dem Lehrbuch verständlich: »Lassen Sie uns, zumindest für den Augenblick, die Vorstellung akzeptieren, dass das Selbst nicht ein Inhalt, sondern einfach eine Energie ist, charakterisiert lediglich durch das Ich-Gefühl. Vielleicht kann uns das, was wir über das Wirken anderer Energien (Elektrizität, Hitze, Licht usw.) wissen, helfen, Selbstprozesse und Interaktionen besser zu verstehen.« (Watkins 1997/2003, S. 41)

Dann kommt im nächsten Abschnitt der Vergleich mit dem Motor, der durch Elektrizität angetrieben wird – und der Rückschluss auf die States: die Ego-States werden durch die Energie des Selbst – die Selbst-Energie (Ich-Energie und Objekt-Energie) – besetzt und bilden das Kern-Selbst. »Wenn das Selbst einfach eine Energie ist, dann hat es weder einen Inhalt noch eine Grenze.« (Ebd., S. 42)

Das Selbst ist letztlich identisch mit der Besetzungsenergie, die mir das Gefühl der »Meinigkeit« gibt: Das ist mein Laptop, meine Kaffeetasse, meine rechte Hand, meine Gedanken usw. Das Selbst ist eine Erfahrung, die sich in jedem Moment ereignet und mir signalisiert: Ich bin ich selbst. »Die Ich-Besetzungsenergie hat zwei Attribute: Als Energie ist sie in der Lage, einen Prozess zu aktivieren, und als Selbst-Energie hat sie die Eigenschaft, das, was durch sie besetzt ist, mit dem Gefühl des Selbst zu erfüllen (Ich-Gefühl). Um Inhalt und Grenzen zu finden, muss diese ›Substanz‹ in ein mentales oder physiologisches Element hineinverlagert werden (Besetzung). Sie nimmt dann den Inhalt und die Grenzen des so besetzten Elementes an.« (Ebd., S. 43)

Das Selbst ist also die Farbe, die den Ego-States den Anstrich gibt, sie bunt macht und zum Leben erweckt – das gerade jetzt, – mein Nachdenken, das Schreiben am Laptop – ist mein exekutives Selbst, mein Theoretiker-Ego-State, aufgeladen mit Ich-Besetzung. Diese energetische Betrachtung des Selbst ist etwas völlig anderes, als von Selbst als einem inneren Zentrum (Richard Schwartz), als Identitätszentrale meiner Persönlichkeit mit Steuerungsfunktion (Gunther Schmidt) zu sprechen, welches mehr ist als ein Patchwork von vielen Teilen.

6.3 Die drei Ebenen des Selbstmodells

Nun haben wir zumindest zwei polare Gegensätze zur Bedeutung des Selbst konstruiert, was uns helfen kann, sich dem Verhältnis zwischen dem Selbst und den Teilen gedanklich weiter zu nähern. Bevor wir weitergehen, möchte ich den Stand noch einmal auf den Punkt bringen:

A) Klassische Ego-State-Theorie Die Persönlichkeit besteht aus einer Ansammlung von Ego-States/Ich-Zuständen, der jeweils exekutive Ich-Zustand ist mit Ich-Energie aufgeladen und wird von der Person als das Selbst im Hier und Jetzt erlebt. Das sog. »Kern-Selbst« hat bei Watkins nicht die Funktion einer exklusiven Steuerungseinheit. Um in der Bühnenmetapher zu bleiben: Es gibt keinen Regisseur, die Schauspieler betreten aus eigenem Antrieb die Bühne, und in der Summe der auftretenden Rollen würden Außenstehende in dem Stück eher eine Komödie, Tragödie usw. sehen. Eine spezielle Funktion hat dabei der »innere Beobachter«.

B) Die Teilekonzepte mit dem Selbst als Identitätszentrale Es gibt eine klare hierarchische Ordnung, das Selbst ist der Wesenskern der Person und von Geburt an (R. Schwartz) oder in der Sozialisation erworben (Psychoanalyse) und in der Lage, die Person zu lenken und Konflikte zwischen divergenten Ich-Anteilen oder inneren Konflikten zu vermitteln. Ist das Selbst zu schwach, d.h. durch Konflikte oder Traumata gehemmt, entfalten die Teile eine Eigendynamik, um das System insgesamt zu stabilisieren. Die Folgen sind Symptombildung und Persönlichkeitsstörungen.

Schon Westen (1990) hat darauf hingewiesen, dass das Konzept des Selbst schon allein in der psychoanalytischen Theorie in sieben unterschiedlichen Definitionen vorkommt – kein Wunder, dass dieser schillernde Begriff für so viel Verwirrung sorgt. Um mehr Klarheit in die Beziehung »Selbst und Teile« zu bekommen, versuche ich mich mit Falkenström (2003) an einer genaueren Erkundung des Feldes und ordne die unterschiedlichen Phänomene und Konzepte des Selbst nach drei Ebenen: (1) das Selbst als eine Erfahrung, (2) das Selbst als eine Repräsentanz (das repräsentionale Selbst) und (3) das Selbst als System.

Ad 1) Erfahrungsebene: Das Selbst als eine innere Erfahrung
In der post-klassischen psychoanalytischen Theorie gehen wir mit Michell (1991) von zwei praxisnahen, aber sich widersprechenden Theorien das Selbst aus.

Position 1: Das Selbst als Inhalt der Erfahrung
Das Selbst ist relational, multipel und nicht einheitlich – das ist die Position der Objektbeziehungs- und Interpersonalen Theorie. Danach ist der Geist von verschiedenen Selbsten und Objekten, die miteinander in Interaktion stehen, besiedelt, was sich in unterschiedlichen Selbstgefühlen und Arten des Seins zu unterschiedlichen Kontextbedingungen äußert – das Selbsterleben ist in ständiger Veränderung begriffen.

Hier ist der Inhalt der Erfahrung das Selbst, eine Auffassung, die sich mit der Theorie der Watkins deckt.

Position 2: Das Selbst als Beobachter
Das Selbst ist unabhängig und ganzheitlich (integral), das ist die Sicht der selbstpsychologischen Theorien (Kohut). Es gilt: »Der Kern des Selbst ist eine kontinuierliche Linie subjektiver Erfahrung, und das

höchste menschliche Ziel ist Selbst-Integration.« (Falkenström 2003, S. 1552) Das Selbst steht für eine Kontinuität im Erleben, eine selbstreflexive Funktion, die von einem subjektiven Zustand zum anderen mit sich identisch bleibt. Hier wird das Wort »Selbst« für den Teil gebraucht, der diese Erfahrung mit den verschiedenen Inhalten macht – also so etwas wie ein innerer Beobachter in der Systemtheorie.

Der wichtige Unterschied zwischen den Positionen ist, dass die erstere »den Inhalt einer Erfahrung das ›Selbst‹ nennt, während die andere das Wort ›Selbst‹ für den Teil benützt, der den Inhalt erfährt«. (Ebd., S. 1553) Das ist wiederum genau der Unterschied, den wir zu Beginn des Kapitels markierten: Die Watkins sagen, das Selbst ist die Erfahrung des Ich-Zustandes im Hier und Jetzt, und Richard Schwartz schreibt: Das Selbst ist eine zeitüberdauerende Instanz, den Teilen übergeordnet.

Diese Unterscheidung in das Selbst als Inhalt der Erfahrung und als Beobachter der Erfahrung kennen wir schon von der therapeutischen Ichspaltung von Richard Sterba 1934.

Ad 2) Repräsentionale Ebene: das repräsentionale Selbst

Die Selbst-Repräsentanz ist in diesem Sinne die intrapsychische Repräsentation der ganzen Person (Hartmann 1950), was den Körper, die Körperteile, die psychische Organisation und ihre Funktionseinheiten mit einschließt. In dieser Sicht ist das Selbst eine reale Person und nicht ein psychologisches Konstrukt, und das Wort »Selbst« wird gebraucht als ein Hinweis oder eine Benennung, wenn wir über eine spezielle Person reden wollen. Das Wort Selbst-Repräsentanz ist hingegen ein psychologisches Konstrukt, eine intrapsychische Struktur, die das Selbst repräsentiert – eine Repräsentanz ist nicht die Person, so wie eine Landkarte nicht die Landschaft ist, die sie repräsentiert.

Ad 3) Das Selbst als System

Otto Kernberg (1981) hat in seiner Objektbeziehungstheorie den Vorschlag gemacht, den Begriff Selbst für die Summe aller Selbst-Repräsentanzen, die in intimer Beziehung mit den Objektrepräsentanzen verbunden sind, zu benützen. Damit ist Kernbergs Selbstkonzept auf einem hohen Level der Abstraktion angesiedelt und hat sich vom aktuellen Erleben weit entfernt. »Ein Selbstbild ist ein Schnappschuss einer Person selbst in einem bestimmten Moment, eine Selbst-Repräsentanz besteht aus verschiedenen Bildern, und das Selbst (in Kernbergs Definition) besteht aus einer Anzahl von Repräsentanzen.« (Falkenström 2003, S. 1554) Siehe dazu Abbildung 6-1.

Jetzt wird auch deutlich, warum es so verwirrend war, die Beziehung zwischen Ich, Selbst und Person zu definieren: Die vielen dazu publizierten Hypothesen sind schwer miteinander vereinbar, weil ihre Beschreibung auf unterschiedlichen Ebenen der Abstraktion und Wertung liegt. Das Selbst als Erfahrungswissen ist unmittelbar erfahrbar – und deshalb spricht Paul Federn ja auch vom Ich/Selbst-Gefühl – und ist etwas anderes als das Selbst als Präsentanz oder hierarchisch geordnetes System.

Nachdem wir nun die verschiedenen Perspektiven geordnet haben, wird klar, dass sich die klassische Ego-State-Theorie der beiden Watkins ganz auf der phänomenologischen Ebene (hier Ebene des Erfahrungsselbst) bewegt und beide Seiten – das Selbst als Inhalt der Erfahrung und das Selbst als Beobachter der Erfahrung – versucht hatte zu vereinen. Auch wenn das Selbst bei Watkins kein Inhalt, sondern eine Energie ist, wird durch energetische Besetzung eines Ich-Zustandes dieser zu einer Selbst-Erfahrung und schafft das »Selbst-Gefühl« im Hier und Jetzt. Bei diesem Multi-Mind-Modell befinden wir uns auf der Ebene der Ich-Zustände, und wenn wir von multiplen Selbsten sprechen, meinen wir eigentlich Ego-States. Was das Selbst als Beobachter angeht, da könnte man mit Mitchell (1991) sagen: »Es gibt ein Selbstgefühl, welches vom Inhalt unabhängig ist, welches als selbstreflexive Funktion arbeitet und welches Kontinuität zwischen dem einen subjektiven Zustand und den anderen folgenden herstellt. Ich kann das andauernde Selbstgefühl als ›ich-selbst‹ beschreiben und ihm einen speziellen Inhalt zuordnen, welcher durch meine gegenwärtige Erfahrung bestätigt oder auch nicht bestätigt werden kann und der mich in

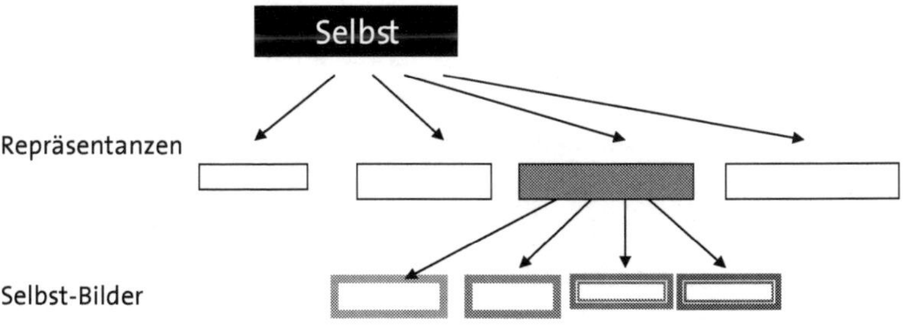

Abbildung 6-1: Das Selbst nach Otto Kernberg

die Lage versetzt, mich ganz ›ich-selbst‹ oder ›nicht-ich-selbst‹ zu fühlen. Aber auch wenn ich nicht »ich-selbst‹ bin, erlebe ich eine Kontinuität mit früheren subjektiven Zuständen.« (Mitchell 1991, S. 135–136)

In diesem Sinne beobachtet der Beobachter nicht nur neutral und ohne Wertung, ist weise und weniger affektiv verstrickt als die anderen Teile im System, er glättet das Erleben, bindet verschieden subjektive Erfahrungen zusammen und sorgt dafür, dass ich jeden Moment der unzähligen Erfahrungen immer der Gleiche bleibe – ich selbst, Jochen Peichl.

Dieses integrale Selbst scheint aus verschiedenen Funktionen zu bestehen, aus der Fähigkeit zu beobachten, eine fortlaufende Geschichte über mich zu konturieren, die ich für mein Leben halte, und mich einen inneren – wenn auch nur virtuellen – Ort spüren zu lassen, den ich als mein Willenszentrum erfahre

Vorläufige Bilanz: Auch wenn wir uns ständig in wechselnden Rollen, Ego-States oder Ich-Zuständen erfahren, auch wenn wir vielfältig sind und aus multiplen Teilen bestehen, es braucht einen Teil in uns, der das alles »zusammendenkt«, »zusammenfühlt«, um uns als Einheit wahrzunehmen – es braucht eine selbstreflexive Funktion. Auf dieser Ebene des »Selbst als Erfahrung« wechseln meine Möglichkeiten als Person, mich in einer Rolle, einem Ich-Zustand oder Ego-State im Hier und Jetzt zu erleben, mit der Reflexion über diesen Ich-Zustand als Teile von mir selbst sich ständig ab – das ist der Wechsel zwischen Selbst als Inhalt der Erfahrungen oder als Beobachter dieser Erfahrung.

Aber wie soll man sich das Verhältnis eines solchen Erfahrungsselbst, welches sich durch den unaufhörlichen Bewusstseinsstrom konstituiert, mit den inneren Anteilen vorstellen? Ist die Selbstsystemebene eine hierarchisch höhere Organisationsstruktur von Repräsentationen und kann dieses Selbst dann steuernd auf die Ich-Zustände einwirken, wie von Gunther Schmidt und Richard Schwartz postuliert? Oder ist das Selbst nur ein »Geschichtenerzähler« in einer Nussschale auf dem Ozean meines Bewusstseins, der unablässig meine Lebensgeschichte als ein zusammenhängendes Ganzes erzählt, wobei die wesentlichen Entscheidungen tief unter der Wasseroberfläche im »Mare Limbicum« getroffen werden? Lassen Sie uns ein paar Gedanken dazu sammeln.

6.4 Selbst, Neurobiologie und dynamische Systeme

In der Literatur der Postmoderne wird sehr viel über die »Dezentrierung des Subjektes« und die Dezentrierung unserer Sicht auf die Welt geschrieben. Wir werden über die Enttäuschung hinweggetröstet, dass es *die Wahrheit* am Beginn des 21. Jahrhunderts nicht mehr gibt, mit dem Versprechen, wir könnten Identitätszwang und Einheitssehnsucht unseres Ichs fahren lassen zugunsten der Multiplizität des Selbst als notwendige Antwort auf die Pluralität der Lebensformen.

So spricht Helga Bilden nicht mehr von Identität, sondern von »einem dynamischen System vielfältiger Selbste als einem Spektrum möglicher Individualitätsformen«. (1997, S. 227) Diese Dezentrierung des Ichs ist die konsequente Folge ihrer feministischen Position, mit der sie den Glauben an die unteilbare, einheitliche und eindeutige Existenz der Identität eines heilen Individuums mit Recht kritisch hinterfragt. »Identität, diese ordentliche Ordnung, ist nur durch Hierarchisierung herzustellen. Das heißt, Herrschaft – die wir in der Gesellschaft kritisieren und minimieren wollen – im eigenen Inneren zu errichten und aufrechtzuerhalten. [...] Es ist demokratischer und für mich attraktiver zu sagen: Ich bin eine Viele.« (Ebd., S. 229) Gegen den Vorwurf der Verkennung von Identität und Autonomie des bürgerlichen Individuums als patriarchale Illusion stellt Bilden das Modell der Person als ein dynamisches System von vielfältigen Teil-Selbsten. Uns Teile-Therapeuten ist das ganz recht, aber ist die Frage nach der liberal-demokratischen Struktur vs. autoritärer Zentralregion im Gehirn schon gelöst? Ich meine nicht. Wer spricht da und denkt den Satz: »Ich bin eine Viele«? Ich ... ich ... wer ist ICH? Wie fühlt sich das an, »eine Viele« zu sein? Kann man Vielfalt spüren, ohne multipel zu sein?

Ich spüre diese Pluralität, dieses »Ich bin eine Viele«, wie von Helga Bilden beschrieben, nicht. Obwohl ich doch viele meiner Selbst-Anteile durch Selbsterfahrung kenne, erlebe ich mich doch ganz bürgerlich konservativ als eine Einheit, eine Ganzheit, eine »Zentralidentität«, die meinen Namen trägt, so wie er im Pass steht. Das genau ist das uralte »Ich-Erleben«: Ich erlebe mein Sein in den »Ausdrucksformen von Denken, Fühlen und Handeln und betrachte mich insofern auch meist als den Urheber derselben. Das Ich wird daher als Persönlichkeitsmittelpunkt empfunden, der die Struktur der Person maßgeblich bestimmt. In diesem Sinne wird es aufgefasst als real seiender Quell oder Wesenskern von Eigen- oder Selbstschöpfung. Das Ich-Erleben beinhaltet die Empfindung des Menschen als eigenständige Ganzheit, als Unteilbares = Individualität.« (Siehe Wikipedia) Obwohl ich aus meiner Beschäftigung mit dem Konstruktivismus und der modernen Hirnforschung weiß, dass mein Einheitserleben falsch ist, erlebe ich es dennoch so – wie entsteht so etwas in meinem Gehirn?

Für Deneke (1999) ist das Selbst ein Persönlichkeitssystem mit der Fähigkeit zur permanenten Regulation des Selbstgefühls einer Person – vergleichbar mit einem Autopiloten, der das Flugzeug auf Kurs hält. Wir könnten auch sagen: Die zentrale Aufgabe dieser in uns unbewusst ablaufenden Autoregulation ist es, mir in jedem Augenblick die **Illusion** eines Identitätserlebens zu vermitteln, von dem aus ich in Beziehung zur Welt und zu den anderen Menschen treten kann. Diese Selbst-Identität ist der virtuelle Bezugspunkt für die Relation zu den anderen wie der grüne Punkt in der Mitte des Radarschirms der Fluglotsen, von dem aus sie die Distanz zu den Flugzeugen um sie herum berechnen – ein Bild, das ich noch öfter nutzen werde. Damit sind wir wieder beim Erfahrungs-Selbst, und zwar in seiner selbstreflexiven Funktion, wie oben beschrieben. Dabei stelle ich mir einen Filmprojektor vor, der die Einzelbilder meines Lebens (»subjektive Zustände«, Mitchell 1991; Ich-Zustände; Ego-States) dann zu einem zusammenhängenden Lebensfilm für mein Gehirn macht, wenn die Geschwindigkeit genau 24 Bilder pro Sekunde beträgt. So ein Selbst ist nichts weiter als ein Filmvorführer, der die richtigen Rädchen dreht. Mit dem Inhalt des Films, der Auswahl der Schauspieler und der Drehorte hat er nichts zu tun. So ein Selbst ist sicher »nicht in Führung«.

Auch die Neurobiologie hatte sich in den letzten Jahren mit der Entstehung des »Selbst-Gefühls« im Gehirn beschäftigt. Der Neurowissenschaftler und Neurophilosoph Georg Northoff (2005, 2009) sagte anlässlich einer Tagung in Salzburg 2009, er wolle sich an einer Diskussion »Was ist das Selbst?« nicht beteiligen. Seine Intention ist, zu schauen, was für Strukturen im Gehirn nötig sind, um das Gefühl des Selbst zu erzeugen. Als neurophysiologische Korrelate dieses Selbst diskutieren Northoff und seine Arbeitsgruppe die sogenannten »Cortical midline structures« (CMS), mittelständige kortikale Hirnstrukturen, die in der Hemisphären-Spalte verortet werden. Mit diesen fMRT-Untersuchungen[32] konnte Northoff in seinen Mittellinienstudien zeigen, dass es eine Unterscheidung von »Selbst« und »Nicht-Selbst« im Gehirn gibt, d. h., das Gehirn verarbeitet selbstbezogene und nichtselbstbezogene Reize an unterschiedlichen Orten der Mittellinienstruktur.

In seiner Selbst-Definition orientiert er sich an der Phänomenologie des Philosophen Edmund Husserl – es gibt nur ein subjektives Erleben eines Selbstgefühls, »es ist der Ausdruck des Erlebens im Subjektiven der Organisationsprozesse des Ich«. (Northoff 2009) Im Gegensatz dazu ist das Ich nicht rein subjektiv. Es ist eine zentrale Struktur der Psyche – ein Organisationselement. Das Ich ist eine Struktur *und* ein Organisationsprozess, und wenn man es als Struktur (wie Freud) definiert, bekommt es einen Grad von Objektivität.

Seine Hauptthese könnte lauten: Das Selbst ist kein Inhalt, sondern eine neuronale Organisation – es ist eine basale Subjektivität, die wir mit allen Menschen teilen. Durch die Fortschritte der letzten Jahrzehnte sind wir in der Lage, unserem Gehirn beim Denken und Fühlen mittels Bildgebung durch Kernspin- und Computer-Tomografie zuzusehen. »Beobachtung von neuronalen Zuständen als neuronale Zustände in der Dritten-Person-Perspektive ist aber eben nicht Erleben und Wahrnehmung in der Ersten-Person-Perspektive.« (Northoff 2005) So sind wir nicht in der Lage, die von uns erlebten mentalen Zustände direkt mit unserem eigenen Gehirn zu verknüpfen – diese Unfähigkeit, diesen »Knowledge Gap« nennt Northoff eine »autoepistemische Limitation«. Um diese Lücke zu schließen, nehmen wir das »Konzept eines Geistes an, auf den wir bzw. unser Gehirn dann unsere mentalen Zustände zurückführen«. (Ebd.) Deshalb glauben wir, dass es ein Selbst gibt, was wahrnimmt; wir können nicht anders als die Illusion eines Selbst konstruieren, welches für diese mentalen Zustände verantwortlich ist. Selbst hat immer Beziehung zu einem intersubjektiven Kontext – d. h., das Selbst ist sozial verankert, das Selbst baut sich in der Beziehung zu anderen auf – letztlich ist unser Selbst immer ein relationales Selbst. Kinder lernen ein Selbst zu erschaffen durch die Beziehung zu den Eltern – das Selbst ist somit weitgehend vom Spracherwerb abhängig.

Zusammenfassung: Ein Selbst zu haben, d.h. eine selbstreflexive Struktur im Gehirn, scheint von Überlebensvorteil zu sein. Die zentrale

[32] fMRT heißt: Funktionelle Magnet-Resonanz-Tomografie.

Aufgabe dieser in uns unbewusst ablaufenden Autoregulation ist es, mir in jedem Augenblick die Illusion eines Identitätserlebens zu vermitteln und unsere mentalen Zustände, als durch uns selbst hervorgebracht, zu erfahren. Das Selbst, eine Illusionsmaschine, ein Überlebenstrick der Evolution?

6.5 Das Selbst-Modul bei Thomas Blakeslee

Die moderne Hirnforschung (Wolf Singer, Gerhard Roth) zieht sich auf die Position von Hume und Mach zurück: Das Ich/Selbst ist eine Illusion. Aber wozu brauchen wir dann diese Illusion, die uns das Selbst als Kräftezentrum unserer Person so real erscheinen lässt?

Um diese Frage zu beantworten, habe ich in den Konzepten von Thomas Blakeslee (2004/1996) viele Ideen gefunden, die gut mit meinem Teilekonzept vereinbar sind. Diese Vorstellungen vom Selbst und der Zusammenarbeit der einzelnen Hirnmodule möchte ich Ihnen nun vorstellen.

Obwohl sich unsere innere mentale Welt anfühlt wie ein von Natur aus zugehöriger Teil unseres Seins, schreibt Blakeslee, so ist es doch eine imaginierte Illusion, definiert nicht durch ein physikalisches Netzwerk von Neuronen, sondern durch eine Sammlung von erlernten Konzepten, die er das Selbstkonzept nennt. »Dieses Selbstkonzept wird in der Kindheit erlernt und dient dazu, die besondere Erfahrung unseres Bewusstseins und Selbst-Gefühls zu definieren. Es liefert einen mentalen Rahmen und ein Modell, um dem kontinuierlichen Fluss von Input über unsere sensorischen Organe einen Sinn zu geben.« (Blakeslee 2004/1996, S. 3)

Das landläufige Konzept des Bewusstseins geht von der Annahme aus, der Geist arbeite wie eine mentale Einheit, und ein singuläres Selbst wäre für all die Verhaltensreaktionen zuständig, die wir ausführen. Das geht letztlich zurück bis auf Aristoteles, der schon vor fast 2300 Jahren behauptet hatte, der menschliche Geist sei ein einziges, monolithisches und vereinheitlichtes System. Mit der These von der Modularität des Geistes (modularity of mind) hat Jerry Fodor (1975) eine heute weitreichende Überzeugung publiziert, dass unser Gehirn in Hunderte von unabhängigen Zentren des Denkens organisiert ist, die wir Module nennen. Das Gehirn ist nicht einheitlich, sondern eine Konföderation von vielfältigen Modulen, »gedeckelt durch das normalerweise dominante, rechenbetonte System des linken Gehirns, welches die Fähigkeit besitzt, die vielen Selbste zu interpretieren«. (Gazzaniga 1985, S. 6)

Jedes Modul, so sagt Blakeslee, ist ein unabhängiger Denkspezialist, der dazu da ist, eine spezielle Notwendigkeit, eine umschriebene Funktion auszuführen. Was wir das Selbst nennen, ist nur eines dieser vielen Module – er nennt es das **Selbst-Modul**, welches für die Aufrechterhaltung des Selbstgefühls zuständig ist. Obwohl dieses Selbst-Modul gewöhnlich nicht die Kontrolle ausübt, so glauben wir doch, dass es alle Handlungen kontrolliert. Blakeslee beruft sich in seiner Theorie stark auf Michael S. Gazzanigas Buch »The social brain« (1995). Hier heißt das, was Blakeslee das Selbst-Modul nennt, die »interpreter modules«. Dieses Modul ist spezialisiert darauf, die Aktivitäten der anderen Module zu deuten und daraus ein schlüssiges Selbstkonzept (»self-concept«) zu errechnen – eine Art innerer Erzähler unserer Lebensgeschichte. Die beiden Hauptleistungen des Selbst-Moduls sind: Selbstkontrolle und Introspektion. Wenn wir zum Beispiel kontrolliert handeln oder unser Tun reflektieren, dann ist das Selbst-Modul aktiv. Um besser zu verstehen, was mit dem »inner interpreter« oder Pressesprecher gemeint ist, hier eine kleine Episode, die Gazzaniga in seinem Buch »Das erkennende Gehirn« (1988) erwähnt:

Gazzaniga berichtet hierbei von seinen Experimenten an Split-Brain-Patienten[33], d. h. an Menschen, denen neurochirurgisch das Corpus callosum, die Verbindung zwischen den beiden Hirnhälften zur Reduktion schwerer, medikamentös nicht beherrschbarer Krampfanfälle, durchtrennt worden war. Dabei zeigte sich, wie rasend schnell der linkshirnige Dolmetscher und Interpret Geschichten und Glaubensüberzeugungen konstruieren konnte. In einem Experiment war z. B. das Wort »gehen« nur der rechten Seite des Gehirns eines Patienten visuell gezeigt worden, und der Patient stand plötzlich auf und ging los. Als er gefragt wurde, warum er dies täte, erfand die linke Gehirnhälfte (wo Sprache abgespeichert wird und wo das Wort »gehen« nicht präsentiert worden war) sofort einen Grund für die Aktion: »Ich wollte eine Cola holen gehen.« Was uns Normalos angeht, erinnert mich das an einen Satz, den ich bei Nietzsche gelesen habe: »Das habe ich getan«, sagt mein Gedächtnis. »Das kann ich gar nicht getan haben«, sagt mein

33 split brain = geteiltes Gehirn

Stolz; endlich gibt das Gedächtnis nach. So ist das mit der »Selbst-Erkenntnis«. Aber lassen Sie mich noch ein bisschen ausführlicher über das Selbst-Modul von Blakeslee sprechen.

Um zu verstehen, wie das Gehirn mit seinen Milliarden von Zellen und Synapsen das bewerkstelligt, müssen wir etwas über die Theorie selbstorganisierender Systeme wissen; hierzu hat in den letzten Jahren die Chaostheorie, die Theorie der non-linearen Parallelverarbeitung von Stimuli und der komplexen Vernetzungen, Wichtiges beigetragen.

Selbstorganisierende Systeme sind überall in der Natur zu finden (z. B. die Wärmeregulation eines Bienenstocks), aber auch im menschlichen Gehirn. Dass die spontane Organisation von Neuronen im Gehirn sich ziemlich rasch entwickeln kann, beruht auf Lernmechanismen und operanten Konditionierungen. Spontane Organisation beginnt, wenn neuronale Verbindungen im Gehirn des Säuglings, die ein befriedigendes Ergebnis erzielt haben, verstärkt und gebahnt werden. Diese Verstärkung gibt ihnen eine bessere Chance, dieses Verhalten unter ähnlichen Bedingungen wieder zu reproduzieren. Die erste erfolgreiche Verstärkung gilt für ganz einfache Handlungen. Aber wenn ähnliche und viel differenziertere Herausforderungen sich ereignen, dann werden die verstärkten Muster ausgeweitet und führen wieder zu komplexerem und variablerem Verhalten. Diese funktionalen Cluster von Neuronen mit Synapsenverbindungen entwickeln sich zu Modulen weiter.

Wie taucht nun dieses Selbstmodul aus dem Ozean von Milliarden neuronaler Netzstrukturen auf? Sobald das Kind zu sprechen beginnt, wird es von den Bindungspersonen mit dem eigenen Selbstkonzept konfrontiert – vielmehr mit der Annahme der anderen, wie diese sich ein gelungenes Selbst-Konzept für das Kind vorstellen. Dieses Selbst-Konzept ist am Anfang des Lernprozesses noch sehr rudimentär, es enthält nur die Kategorien »gutes Kind« versus »böses Kind« – aber das sollte sich mit Zunahme des Sprachverständnisses schnell ändern. »Ihre Eltern fragen Sie vielleicht, warum Sie sich so oder so verhalten haben und was Sie zu diesem Zeitpunkt gedacht haben. Das Modul, das diese Aufgabe übernimmt, wird zunehmend bedeutsam und wird schließlich das, was wir das Selbst-Modul nennen werden.« (Blakeslee 2004/1996, S. 19) So wird dieses Modul, dieses zuerst bescheidene neuronale Netzwerk zu einem Spezialisten, um Verhalten zu erklären, auch wenn Verhalten von ganz anderen Teilen des Gehirns induziert und veranlasst wurde. »Auch wenn es da ein ›Mit-meinem-Bruder-kämpfen‹-Modul gibt, welches im Moment das Verhalten verursacht, so wird das Selbst-Modul weiter versuchen, das Ganze zu erklären, denn Erklärungen sind seine Spezialität.« (Ebd.) Mit immer mehr Übung wird das Selbst-Modul immer besser darin, Verhalten zu erklären – wir wissen aber auch, dass diese Erklärungen meist nichts als reine Vermutungen sind, Hypothesen darüber, wie es sein könnte –, das Selbst-Modul erzeugt ein Narrativ meines Lebens.

Das Selbst-Konzept, mit dem wir alle aufgewachsen sind, verleugnet die Existenz von unterscheidbaren anderen Modulen und versucht Verhalten so zu erklären, als ob das Selbst-Modul immer die Kontrolle über alle mentalen Vorgänge ausüben würde. Wenn ein Kind das 10. Lebensjahr erreicht hat, dann ist sein Selbst-Modul nahezu vollständig entwickelt, und es hat ein geschlossenes Erzählschema, um sich und die Welt altersgemäß zu erklären. Dieses ist für die weitere Entwicklung enorm wichtig, denn das Selbst-Modul ist der Spezialist für die logische Planung der Zukunft und für alle beruhigenden Erklärungen unseres Verhaltens.

Was Thomas R. Blakeslee in seiner Sprache als Module beschreibt (organisierte Verhaltensreaktion), scheint mir das Gleiche, was wir hypno-analytischen Teile-Therapeuten als Ich-Zustände, Teil-Selbste oder Ego-States bezeichnen. Diese Idee von der Selbstorganisation der Psyche durch ein wechselseitig aktiviertes System neuronaler Netzwerke (Module), die als Ich-Zustände mit spezifischen Erfahrungsinhalten konditioniert wurden, entspricht der Idee der Watkins von den Ego-States als Grundbausteinen unserer Persönlichkeit. Was bei Watkins aber fehlt, ist ein Ego-State, dessen Aufgabe es ist, das Selbstwertgefühl ständig aufrechtzuerhalten, die anderen Ego-States aus einer Beobachterposition zu beobachten und ein stimmiges Selbstkonzept zu errechnen, um die Gegenwart zu meistern und die Zukunft zu planen. Aber was in der Teile-Therapie oder in der klassischen Ego-State-Therapie entspricht dem Selbst-Modul? Um das zu entscheiden, möchte ich es noch einmal genauer mit den Worten von Blakeslee beschreiben (siehe auch dazu Abbildung 6-2).

Beschreibung des Selbst-Moduls

Das Selbst-Modul ist an Sprache orientiert, ist logisch und denkt in einer Schritt-für-Schritt-Abfolge – somit nutzt es die mentalen Mög-

Was sind Funktionen und Inhalte des Selbst-Moduls (SM)?

1) Das SM entsteht aus dem durch primäre Bindungspersonen gespiegelten Selbst-Konzept.
2) Das SM ist ab dem 10. Lebensjahr voll entwickelt.
3) Das SM ist an Sprache orientiert, ist logisch und denkt in einer Schritt-für-Schritt-Abfolge – somit nutzt es die mentalen Möglichkeiten der linken Hemisphäre.
4) Das SM ist der Spezialist in mir, um mein Verhalten zu erklären (auch wenn das Verhalten unbewusst motiviert ist), nutzt Vermutungen, Verzerrungen (Lügen) dazu; das Ziel: ein konsistentes Selbstbild.
5) Das SM ist extrem wichtig für uns als Erwachsene; es ist der Spezialist für die logische Planung der Zukunft und für beruhigende Erklärung unseres Verhaltens.
6) Gut funktionierendes SM hilft zu viel Eigenkontrolle, die Fähigkeit, gesteckte Ziele durch logisches Denken zu erreichen und sich nicht durch Stimmungen und Ablenkungen abbringen zu lassen.
7) Starke Selbstkontrolle und starker Wille setzen ein gut entwickeltes, zuverlässiges SM voraus.

Abbildung 6-2: Die Funktionen und Inhalte des Selbst-Moduls nach Blakeslee (2004/1996)

lichkeiten der linken Hemisphäre. Es ist dasjenige Modul in unserem Gehirn, welches für die Introspektion (Selbstbeobachtung) zuständig ist, daneben für beruhigende, logische, verbale Analyse und Planung. Dieses Bündel von Grundannahmen, die vom Selbst-Modul genutzt werden, um der Welt einen Sinn abzuringen, wollen wir das Selbstkonzept nennen. Wenn in ihrem Selbst-Konzert der Glaube dominant ist, dass man durch Selbstbeobachtung alles Verhalten erklären kann, dann wird ihr Selbst-Modul alles Erdenkliche tun, um plausible Erklärungen für das Verhalten zu erfinden – auch wenn dies nur auf Beobachtung und Vermutung beruht. Diese Grundannahmen über die Welt, die das Selbst-Modul benutzt, um uns und den anderen unser Sein in der Welt zu erklären, sind in der Kindheit entstanden.

Das an Sprache orientierte Selbst-Modul soll Prozesse logisch erklären, die überwiegend unbewusst ablaufen und nicht an Logik gebunden waren. In den Territorien der subkortikalen Provinzen wird Limbisch gesprochen, das Alphabet besteht aus Affekten, Bildern und Körperempfindungen. Damit bleibt häufig nur: Wahrheiten erfinden müssen und bluffen.

Das Selbst-Modul (interpreter modul, wie es Gazzaniga nannte) macht seine Arbeit sehr überzeugend, indem es ein Verstehensmodell aus den Glaubensüberzeugungen und Zielen der Person, wie es aus früheren Handlungen und Äußerungen schon bekannt ist, konstruiert. Dieses Modell der Vergangenheit wird benutzt, um logisch alle Aktionen der Person in der Gegenwart in positiverem Licht erscheinen zu lassen. Da Konsistenz als Kriterium für Überzeugungskraft und Verlässlichkeit wichtig ist, werden Interpretationen so verbogen, dass sie ins Modell passen, und das Modell wird laufend angepasst, um neue Aktionen zu erklären. Das klingt alles vielleicht etwas negativ, und das Selbst-Modul steht in Gefahr, keine gute Presse zu bekommen und als »big fake« abgetan zu werden. In meinen Augen ist das gar nicht so: Es ist der Teil in mir, der erwachsen mein Leben organisiert, die Zukunft plant und dafür sorgt, dass mein Selbstgefühl mich optimistisch unterstützt. Das Selbst-Modul erzeugt das Gefühl der »Meinigkeit« bei allen Handlungen und gibt mir – wenn auch virtuell – das Gefühl, im Zentrum meines Erlebens und Handelns zu sein. Es ist eine Funktion, keine mentale Entität und hat die Qualitäten eines inneren Beobachters und eines Alltags-Selbst (Erwachsenen-Selbst).

Wir müssen lernen, das Selbst-Modul – oder das, was wir umgangssprachlich das SELBST nennen – als ein Bestandteil eines Teams zu sehen, eines Teams von Spezialisten und nicht als Leiter des gesamten Teams.

Zusammenfassung und Schlussfolgerungen

- Die Neuronen des Gehirns organisieren sich spontan in Hunderte von verschiedenen, spezialisierten Modulen.
- In jedem Augenblick übernimmt das Modul die Kontrolle über unser Verhalten, welches in einem vorangegangenen Kontext am meisten verstärkt wurde.
- Das Selbst-Modul ist ein Spezialist für beruhigendes, logisches, verbales Verhalten. Es ist daran beteiligt, wenn wir Selbstwahrnehmung betreiben.
- Das Selbst-Modul benützt Konzepte, die wir in der Kindheit gelernt haben, um eine imaginierte und einheitliche Welt zu konstruieren, um unsere Erwartungen zu erfüllen.
- Unser Gehirn ist gut darin, Verstehenslücken aufzufüllen und mit Vermutungen zu ergänzen, um der Welt und uns in ihr einen Sinn

zu geben. Die Ergänzungen werden darauf abzielen, dass unsere Erwartungen erfüllt werden.

- Die gelernten Erwartungen unseres Selbst-Moduls werden Glaubenssätze (englisch: beliefs) genannt.

6.6 Die Beziehung zwischen dem Selbst und den Teilen – ein neues Modell

Wie das Gehirn funktioniert, wissen wir heute nur in Ansätzen – auch die »Modular-Theorie« von Jerry Fodor ist nur ein Schritt in einem noch wenig vermessenen Gelände. Die Ideen der Hirnforscher wie Roth, Singer, Gazzaniga zum »konfabulierenden Ich« erscheinen mir sehr interessant und stützen auch Freuds These, dass das Ich nicht Herr im eigenen Haus ist. Die eigentlichen Entscheidungen werden, so wissen wir in der Psychotherapie und unserer eigenen Selbsterfahrung, zum großen Teil nicht in der vernunftbegabten linken Hemisphäre (bei Rechtshändern!) getroffen, sondern im Hirnstamm, im Mittelhirn und dem limbischen Cortex der rechten Hemisphäre.

Die neuere Hirnforschung bläst in den letzten Jahren zum Angriff auf den Dualismus der Philosophen, die allerorts versuchen, die Idee des frei schaltenden und waltenden Geistes, eines autonomen Selbst als Gravitationszentrum der menschlichen Identität zu retten. Ich finde diese Kontroverse sehr belebend, unterstützen die Argumente der Neurobiologie doch die Ideen des Ego-State-Konzeptes über den Aufbau und die Funktion des Selbst und seiner einzelne Teile. Unter der Überschrift »Das Ich ist ein Märchen« sagt der amerikanische Neurowissenschaftler David Eagelman dem »Spiegel«[34]: »Sie müssen sich das Gehirn als ein Team von rivalisierenden Gegenspielern vorstellen. Es besteht aus konkurrierenden, parallelen Untersystemen. Wegen dieser widerstreitenden Vielheiten trägt das Gehirn ständig innere Konflikte aus. Es kann zwei oder drei Standpunkte gleichzeitig vertreten. Der Kern dieser Rivalität besteht aus dem Dualismus von rationalem und emotionalem System. Verstand und Gefühl. Tugend und Versuchung. Selbstkontrolle und sofortige Befriedigung – das Leben ist wie ein Streitwagen, der von zwei Pferden gezogen wird: dem weißen der Vernunft und dem

---

[34] Der Spiegel Nr. 7 vom 13.2.2012, S. 113.

schwarzen der Triebe.« **Spiegel:** »Und wer lenkt? Wer hat den Vorsitz im Parlament des Gehirns?« **Eagleman:** »Es gibt keinen Vorsitzenden. Walt Whitman dichtete: ›Ich enthalte Vielheiten.‹ Hinter dem Ich gibt es ein wir. Wir können uns über uns selbst ärgern. Uns selbst Vorwürfe machen. Und die erstaunliche Folge ist, dass wir mit uns selbst in Verhandlungen treten können. Da es sich um einen Wettstreit unterschiedlicher Netzwerke von Neuronen handelt, haben wir einen gewissen Einfluss auf den Ausgang. Mehr nicht.« Das, was Eagleman sagt, ist die neurobiologische Philosophie hinter meinem Teilemodell – seinem Verständnis vom Selbst und den Teilen möchte ich mich ausdrücklich anschließen und an dieser Stelle für ein neues Verständnis des Ego-State-Konzeptes der Watkins werben.

Das virtuelle Ich ist das zentrale Steuerelement unserer Persönlichkeit, es ist, wie Northoff in einem Vortrag 2009 sagte: die Zentralstruktur der Psyche – das Organisationselement, das uns bewusst wird, wenn all die unbewusst ablaufenden Prozesse im Akt des Bewusstseins miteinander verknüpft werden. Das Ich ist der Organisationsprozess unserer Relation in Raum und Zeit, das Selbst ist das subjektive Erleben dieses Prozesses. Ich **selbst** erlebe und beobachte mich, wie ich mit meiner biologisch-psychologischen Ausstattung – genannt das somatische **ICH** – das Leben organisiere, und erfinde dazu eine Geschichte, die ich für mein Leben halte. Bewusstsein, so könnte man sagen, ist die Bündelung von Prozessen, unter denen wir Wirklichkeit konstruieren. Bewusstsein ist eine Sequenz mit ständig sich veränderten Ich-Zuständen, die neuronal vernetzt sind und die als eine Kohärenz erlebt werden – das erlebte Selbst, als permanent in Raum und Zeit.

Wie spielt das nun alles zusammen und wie könnte man das vorläufig beschreiben?

Das Ergebnis meines Nachdenkens findet sich in 6-3.

Wie Sie sicher gesehen haben, ist mein Modell eine Abwandlung der Abbildung 2-4, wo ich aus meiner Sicht das klassische Modell der Watkins grafisch dargestellt habe. Auch mein Modell bleibt auf der phänomenologischen Ebene des Selbst und versucht neuere Erkenntnisse der Hirnforschung über die modulare Struktur der Geistestätigkeit mit einzubeziehen.

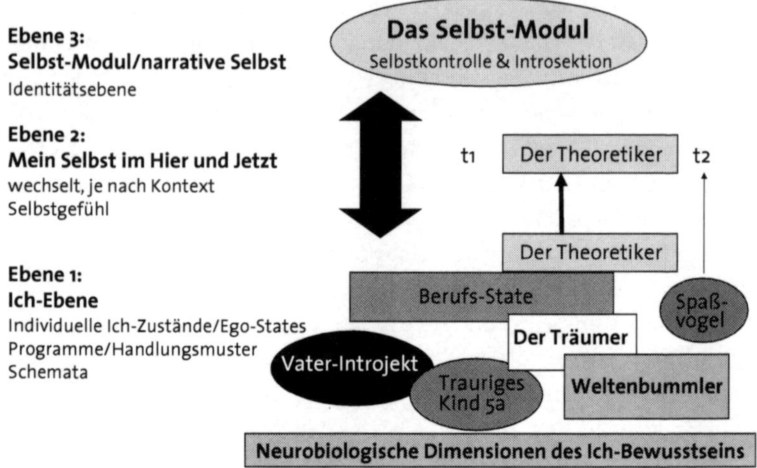

Abbildung 6-3: Das Modell von Ich-Zuständen und Selbst

Ebene 1

Diese umfasst zum einen die neurobiologische Ebene des Gehirns, welche die neuroanatomischen Bedingungen bereitstellt, damit wir die Funktionen des Ich-Bewusstseins entfalten können. Gerhard Roth nennt diese neuroanatomische Basis, die unterschiedliche Bewusstseinszustände mit entsprechend unterscheidbaren Ich-Vorstellungen hervorbringt, »Ich-Zustände«[35]. »Diese verschiedenen Ich-Zustände bilden funktionale Einheiten oder Module, und deshalb spricht man von einer Modularität der Ich-Zustände.« (Roth 2007, S. 73) Hier begegnen wir der oben dargestellten »Modular-Theorie« des Gehirns wieder und können mit Roth folgende »Ich-Zustände« beschreiben:

- das Körper-Ich – »das ist mein Körper«
- das Verortungs-Ich – »ich befinde mich an diesem Ort«
- das perspektivische Ich – »ich bin der Mittelpunkt der erfahrbaren Welt«
- das Ich als Erlebnis-Subjekt – »*ich* habe die Wahrnehmung, Gefühle, Gedanken usw.«
- das Autorschaft- und Kontroll-Ich – »ich bin Kontrolleur meiner Gedanken, Handlungen usw.«

[35] Die Ich-Zustände, die Roth meint, setze ich zur Unterscheidung in Anführungszeichen.

- das autobiografische Ich – »ich bin der Gleiche wie gestern«
- das selbstreflexive Ich – »ich denke über mich nach, dabei ist die Sprache sehr wichtig«
- das ethische Ich (Gewissen) – »ich habe eine Instanz in mir, die sagt, was ich zu tun habe«

Diese funktionalen »Ich-Zustände« machen unser Ich-Bewusstsein aus, und auf deren Matrix machen wir nun Erfahrungen in der Welt und bilden unsere psychologischen Ich-Zustände – wie ich sie als States in meinem hypno-analytischen Modell im Verlauf unserer Sozialisation beschrieben habe. Diese neurobiologischen Dimensionen des Ich-Bewusstseins sind die Grundlage meiner Erfahrung, ein abgegrenztes Wesen in Raum und Zeit zu sein, welches mit der Umwelt in Kontakt steht. Die Niederschläge dieser Kontaktaufnahme im Laufe unseres Entwicklungsprozesses erzeugen die Ich-Zustände, die Ego-States, als eine psychologische Dimension der ersten Ebene. Ein Vergleich mit dem Computer ist zum besseren Verständnis hilfreich:

- Die neuroanatomischen Strukturen des Gehirns sind der Hardware des Computers vergleichbar,
- die neurobiologischen Dimensionen des Ich-Bewusstseins entsprechen dem Betriebssystem und
- die Ich-Zustände im hypno-analytischen Sinn entsprechen den Programmen auf der Desktopoberfläche, um bestimmte Funktionen zu erfüllen (Word, Powerpoint, Internetbrowser).

Ein Ich-Zustand entspricht somit einer neuropsychologischen Matrix aus gegebenen neurostrukturellen Elementen des Gehirns und erworbenen psychologischen Schemata.

Ebene 2

Jetzt in diesem Moment, wo ich am Schreibtisch sitze und dies schreibe, ist mein State »Der Theoretiker« mit viel Aufmerksamkeit und Lebensfreude besetzt und wird zu »Mein Selbst im Hier und Jetzt« (Zeitpunkt t1). Auf dieser Ebene 2 sind alle anderen Ich-Zustände ein Teil meines »Nicht-Selbst-Pools«, auch mein »Spaßvogel-State«, das hoffentlich heute Abend (Zeitpunkt t2) aktiv sein darf. Das ist die Ebene des exekutiven Selbst und des subjektiven Erlebens von Selbstgefühl und Selbstbewusstsein. Diese Ebene ist sehr stark kontextabhängig.

Ebene 3
Diese dritte Ebene ist meine »Identitätsebene«, meine Jochen-typischen Rollen, die ich normalerweise spiele, so wie ich und die Leute mich kennen – Watkins nennen das »das Kern-Selbst« oder »Kern-Ich«. Ich nenne es in Ermangelung eines besseren Begriffs »mein narratives Selbst«. Es ist mein Selbst-Modul im Sinne von Thomas Blakeslee, der »Erzähler in mir«, der Regierungssprecher, der mein Tun ständig kommentiert und meine Handlungen zu einem identitätsstiftenden Ganzen zusammenbindet. Roth nennt diesen Erzähler einen »virtuellen Akteur« (Roth 2001, S. 340) und schreibt: »Ohne die Möglichkeit zur virtuellen Wahrnehmung und zu virtuellem Handeln könnte das Gehirn nicht diejenigen komplexen Leistungen vollbringen, die es vollbringt. Die Wirklichkeit und ihr Ich sind Konstruktionen, welche das Gehirn in die Lage versetzen, komplexe Informationen zu verarbeiten, neue, unbekannte Situationen zu meistern und langfristige Handlungsplanungen zu betreiben.« (Ebd.)

Dieses Selbstmodell, welches das Selbst-Modul erzeugt, nutzt als Grundlage wie jedes Modul oder State die verschiedenen Dimensionen des Ich-Bewusstseins (»Ich-Zustände« nach Roth). Vor allem braucht es selbstreflexives Denken, Zugang zum autobiografischen Gedächtnis, sinnstiftende Überzeugungen (Über-Ich), um ein konsistentes Bild von uns in Raum und Zeit (Verortungs-Ich, Perspektiven-Ich) zu erzeugen. Hier würde ich als Spezialfunktion den »inneren Beobachter« ansiedeln, auf den ich noch zurückkommen werde.

Gestatten Sie mir aber an dieser Stelle schon einen Hinweis. Bitte lesen Sie noch einmal die obige Liste der »Ich-Funktionen« von Gerhard Roth durch. Für mich entsteht dabei die Frage, wer zum Beispiel im *Autorschaft- und Kontroll-Ich* mit der Tätigkeitsbeschreibung »ich bin Kontrolleur meiner Gedanken, Handlungen usw.« diese Beobachtung macht oder wer beim *perspektivischen Ich* – »Ich, der Mittelpunkt der erfahrbaren Welt« – diese Ortsbeschreibung vornimmt. Wenn man genauer hinsieht, beruhen alle »Ich-Zustände« Roths auf dem Vorgang der Beobachtung und Unterscheidung. Der Konstruktivist Humberto Maturana schreibt: »Denn alles, was gesagt wird, *sagt ein Beobachter.*« Es gibt also keine beobachterunabhängige Welt, die Beziehung zwischen Beobachtetem und Beobachter ist zirkulär: Man lernt sich als Teil der Welt zu verstehen, die man beobachten will. Die Fähigkeit zur inneren Beobachtung ist die Grundbedingung, dass ich existiere. Somit ist der innere Beobachter oder das Beobachten eine Grundausdrucksweise unseres Selbst und erst mal kein Ego-State oder Ich-Zustand. Würde man den inneren Beobachter fragen: »Wann im Leben des Jochen bist du entstanden?«, dann würde er mit Recht sagen: »Ich war immer schon da.« Erst wenn durch eine bestimmte Situation meines Lebens das genaue Beobachten eine Überlebensstrategie darstellt, kann daraus ein Ich-Zustand werden – z. B. der angespannte, ängstliche kleine Jochen.

In unserer Kultur gibt es immer noch die Erwartung, dass wir alle ein einziges, gut definiertes Selbst besitzen, mit dem wir die Verantwortung für all unser Tun, Denken und Fühlen übernehmen. Ist das nicht so, sind wir ein Fall für die Psychiatrie, und die Diagnose einer dissoziativen Störung könnte gestellt werden. Hier, so könnte ich mir vorstellen, ist das Selbst-Modul nicht in der Lage, die einzelnen Module und Ich-Zustände in einer Identitätsgeschichte zusammenzubinden – die Ich-Zustände erleben keine übergeordnete Interpretation durch das Selbst mehr und entwickeln sich ohne Rückkopplung zu eigenständigen Persönlichkeitsanteilen weiter. Dass der »Selbst-Erzähler« seiner Funktion nicht nachkommen kann, könnte zwei Ursachen haben:

1) Die integrierende und synthetische Funktion des Selbst-Moduls ist schwach ausgebildet (angeboren oder erworben),
2) traumatische Erfahrungen der Kindheit bilden Ich-Zustände aus, die wegen der Unterschiedlichkeit der Erfahrungen und der Heftigkeit der Emotionen nicht integriert werden können.

Die Folge sind ein Zerfall der Einheit der Identität und die Herausbildung des Strukturmusters einer Dissoziativen Identitätsstörung als kreative Form der Stabilisierung des Systems.

In der Teile-Therapie arbeiten wir mit der Selbstbeschreibung des Selbst-Modus, mit der mehr oder weniger kohärenten Definition dessen, was unsere Identität als einmalige und unverwechselbare Persönlichkeit ausmacht. Aus dieser Sicht lassen sich die in der neuropsychologischen Matrix des Ich-Apparates (ein Ausdruck von Freud) erzeugten Ich-Zustände als Selbstzustände beschreiben. Diese Selbstzustände auf ihre Entstehungsursachen, neurobiologischen Grundlagen und Funktionen im Gesamtsystem zu untersuchen, ist eine Aufgabe der hypno-analytischen Teile-Therapie. Eine weitere ist, nach neuen Lösungen für Dysbalancen im System zu suchen, um so dysfunktionale

Glaubenssätze zu verändern. Um das zu tun, brauchen wir ein neues Verständnis für die Wechselbeziehungen auf der Ebene 1, der Ebene der Ich-Zustände mit dem Selbstmodul, der Ebene 3 und dem aktuellen Selbst/Ich-Zustand. Alle drei Ebenen sind einem ständigen Fluss der Veränderung, Anpassung und Integration ausgesetzt, während wir uns als einmalige Person vor einem Kontext aus Ort- und Zeitdaten immer neu erfinden. Alles zusammen ist unser Selbstmodell – unser »ich-selbst«. Inwieweit systemische und hypnotherapeutische Modelle zur Beschreibung dieser Fluktuation des Selbsterlebens hilfreich sind, will ich jetzt im nächsten Kapitel prüfen.

7. Systemische und hypnotherapeutische Perspektiven in der Teile-Therapie

7.1 Die Geschichte von Paula

Meine Patientin hatte über eine Partnerschaftsanzeige vor einigen Monaten Klaus kennengelernt, und beide hatten sich ineinander verliebt. Dank einer vorsichtigen Annäherung konnte sich Paula ganz gut auf die Nähe zu Klaus einlassen und hatte auch schon mal am Wochenende bei ihm übernachtet, war aber am Montag immer »heilfroh, wieder in meiner Wohnung zu sein«. Nun stand die Möglichkeit eines gemeinsamen Urlaubs für sieben Tage in Mallorca im Raum, und in Paula »begann es zu rotieren, mir war kotzübel und ich verkroch mich ins Bett«, wie sie sagte. In einer Therapiesitzung beschlossen wir, daran zu arbeiten. Nach einer tieferen Tranceinduktion wähle ich die Methode der Aktivierung von States mittels Imagination und sage:

Therapeut: »Stellen Sie sich einfach eine Treppe vor … ein helles, lichtes Treppenhaus … und Sie beschließen, die Treppe hinauf- oder hinabzugehen, während ich zähle [ich zähle von eins bis zehn und vertiefe Schritt für Schritt die Hypnose]. Sie sehen vor sich einen langen, hellen Flur … auf beiden Seiten befinden sich Türen … Vielleicht möchten Sie eine der Türen öffnen und mit einem Teil von Ihnen zusammentreffen, der etwas über die Unruhe in Ihrem Bauch weiß, wenn Sie an den Urlaub mit Klaus denken.«

Patientin: »Ich öffne jetzt die Tür … ein Kinderzimmer … überall durcheinander … dort ist jemand … es ist die Kleine.«

Therapeut: »Schön … was macht die Kleine?«

Patientin: »Sie sitzt da und spielt mit einer Barbiepuppe … sie kämmt sie … ich traue mich nicht, sie anzusprechen … sie tut mir total leid.«

Therapeut: »Bitte versuchen Sie in der beobachtenden Position zu bleiben.«

Patientin: »Mir wird ganz schwindlig und schlecht … ich könnte losheulen.«

Therapeut: »Bitte schauen Sie sich um, wo Sie sind … Sie sind erwachsen, 28 Jahre alt und ich bin bei Ihnen.«

Patientin: »Das fällt mir total schwer … ich fühle mich für die Kleine so verantwortlich … ich muss ihr helfen.«

Therapeut: »Sie können ihr nur helfen und beistehen, wenn Sie in der erwachsenen Position bleiben und sich nicht mit der Kleinen verwechseln … Sie sind nicht mehr 6 Jahre alt … Sie sind 28 Jahre und arbeiten in der Stadtverwaltung.«

Patientin: »Okay … ich frage sie mal, ob sie für die Flugzeuge in meinem Bauch verantwortlich ist …«

Therapeut: »Was sagt sie?«

Patientin: »Sie sagt, sie hat furchtbare Angst, wenn ich mit Klaus wegfahre … dann bin ich dauernd in einem Zimmer mit ihm, im Hotel … dann kann ich nachts nicht nach Hause gehen, wenn ich Angst kriege … ich soll nicht fahren … sondern immer bei ihr bleiben.«

Therapeut: »Was meinen Sie als Erwachsene dazu?«

Patientin: »Sie hat recht … ich darf sie nicht verlassen … das wäre das Gleiche wie früher.«

In dieser Sitzung und in den folgenden wurde deutlich, welche Macht die Kleine in Paula hatte. Paula sah die Welt mit den Augen der kleinen Sechsjährigen, und es fiel ihr schwer, in eine Beobachterperspektive zu wechseln und das Ganze aus einer erwachsenen Sicht zu sehen. Dieses zu tun, erlebte sie als Verrat an der traumatisierten und verlassenen Kleinen – über weite Strecken verschmolz das Erwachsenen-Ich mit dem Kind-Anteil – wir sagen: die erwachsene Paula verwechselte sich mit dem »inneren Kind« von 6 Jahren.

7.2 Klassische und systemische Denkansätze in der Teile-Therapie

Auf der Suche nach einem integrierenden Selbstverständnis hatte ich im letzten Kapitel das sog. Selbst-Modul beschrieben, jene Instanz in unserem Selbstsystem, deren Aufgabe es ist, aus der Pluralität der

Selbste einen kreativen Reichtum meiner Persönlichkeit zu machen und Zerrissenheit und Desintegration zu verhindern. Sind wir dabei erfolgreich, dann sprechen wir von einem stabilen Selbstmodell und meinen »Ich bin eine viele«, wie Helga Bilden das nannte (1997).

Wir erzeugen zwar nicht unser Leben selbst, schreibt Gunther Schmidt (2004), aber im Wesentlichen unser Er-Leben, je nachdem, welchen Ausschnitt des Möglichkeitsraumes unserer Erfahrungen wir mit Aufmerksamkeit besetzen – wie eine Taschenlampe in einem dunklen Raum einmal das und dann wieder etwas anderes in den Fokus des Wahrnehmens nimmt: Erleben ist das Ergebnis von Aufmerksamkeitsfokussierung.

Aber wenn wir uns ständig neu erfinden müssen, wenn wir nicht eine, sondern viele Vergangenheiten haben, dann ist doch die Frage »Wer bin ich?« naiv gestellt. Sie müsste eher lauten: »Wer bin ich in welchem Kontext, in welchem Moment?«

Bernd Schmid hat das Thema aufgegriffen und über kontextbewussten Umgang mit Identität und Persönlichkeit nachgedacht. Er schreibt in seinem Blog über »Wer ist viele? Und wer ist er dann?«:

»Letztlich wieder oder noch der Klassiker der Philosophie: Wer bin ich? Oder aufgelockert: Wann, wo und mit wem bin ich wie? Schon Erik Erikson hat betont, dass Identität einmal auf mit sich selbst dauerhaft ähnlich sein beruht, aber auch auf den Gruppierungen, in denen ich lebe und denen ich mich zugehörig fühle. Man müsste als Drittes die typischen Wirklichkeiten, die ich erzeuge, hinzufügen. Also: Sage mir, mit wem und auf was du dich einlässt und ich sage dir, wer du bist! Es geht um die Kultur deiner Gemeinschaften und darum, was diese treiben.«[36] Mit Recht weist Schmid darauf hin, dass unsere gängigen Persönlichkeitskonzepte immer noch den Einzelnen und seine innere Organisation oder das daraus erwachsende Verhalten nach außen im Blick haben.

Menschen sind einfach in unterschiedlichsten Umgebungen, zu unterschiedlichsten Augenblicken anders, Menschen sind nicht depressiv oder verrückt, haben nicht eine Diagnose, sondern zeigen in bestimmten Kontexten ein Verhalten, das nur verstehbar wird, bezieht man die Dynamik zwischen Umwelt und Organismus und die Beobachterper-

---

[36] http://www.systemische-professionalitaet.de/berndschmid/bernd-schmids-blog/blog63.html

spektive dessen, der die Aussage trifft, mit ein. Das ist eine sehr weitreichende These, die sich aber aus dem Verständnis der systemischen Theorie über die Wechselwirkung zwischen dem Beobachter und dem Gegenstand seiner Beobachtung herleitet und dem konstruktivistischen Denken und der Kybernetik 2. Ordnung verpflichtet ist. Was heißt das für das in diesem Buch vorgestellte Modell einer inneren Selbstfamilie, für die Beziehung der inneren Selbstanteile zueinander? Gibt es einen linearen und monokausalen Zugang zur Welt der Innenteile und/oder ein systemisches Verständnis ihrer Interaktionen, und welche Auswirkungen hat dies für unsere Therapiestrategien?

Für die Ego-State-Therapie schreibt Watkins: »Die Ego-State-Therapie besteht in der Nutzung von Techniken aus der Einzeltherapie sowie der Familien- und Gruppentherapie, um Konflikte zwischen den verschiedenen Ich-Zuständen, die eine ›Selbst-Familie‹ innerhalb eines Individuums darstellen, zu lösen.« (S. 57) Das macht die Ego-State-Theorie gut kombinierbar mit vielen etablierten Ansätzen der Psychotherapie und macht verständlich, warum die Methode in den letzten Jahren von tiefenpsychologischer, verhaltenstherapeutischer und systemischer Seite so viel Aufmerksamkeit bekommt. Das ist vielleicht die gute Nachricht; und die schlechte: »Weder die Wirksamkeit [efficacy] noch die Effizienz [effectiveness] der Ego-State-Therapie sind nachgewiesen« (Frederick 2007, S. 16) – das wird in Zukunft umso schwieriger, je mehr die Form der Anwendung des Ego-State-Modells sich je nach spezieller Schulzugehörigkeit des Ego-State-Therapeuten unterscheidet – eine wissenschaftliche Studie zur Wirksamkeit der Teile-Therapie bei Angststörungen zum Beispiel, die von einem Ego-State-Therapeuten mit hypnotherapeutischer Grundorientierung ausgeführt wird, kann kaum mit einer Studie verglichen werden, die ein verhaltenstherapeutisch orientierter Schematherapeut durchführt.

Es gibt, so habe ich einmal gelesen, zurzeit ca. 200 Formen der Psychotherapie, die alle den Anspruch erheben, einzigartig zu sein, und häufig für sich behaupten, so »richtig, richtig« zu wissen, wie der Mensch funktioniert. Bei all den möglichen Kombinationspartnern beschränke ich mich bei meinen Überlegungen auf ein tiefenpsychologisch-monolineares Verständnis von Arbeit mit inneren Selbstanteilen und auf ein systemisches Modell, das in weiten Bereichen noch entwickelt werden muss.

Das monokausale Verständnis der tiefenpsychologischen Einzeltherapie
Die Abbildung 7-1 zeigt das klassische Verständnis tiefenpsychologischer Einzeltherapie, wie sie zu Beginn meiner Ausbildung in den 70er-Jahren des letzten Jahrhunderts üblich war.

Der Therapeut schafft im Therapieraum einen halt- und schutzgebenden Rahmen und erkundet zum Beispiel mit einer Patientin die Ursachen ihrer Essstörung. Die Grundidee ist, dass sich auf der äußeren Bühne der Übertragung zum Therapeuten die pathogenen Beziehungsmuster der Patientin zu den primären Bezugspersonen reinszenieren und damit der Beobachtung und Deutung im Hier und Jetzt zugänglich werden. Es wird dabei von einem monokausalen Ursache-Wirkungs-Prinzip ausgegangen: Die Patientin leidet heute, weil damals Grundbedürfnisse nicht befriedigt oder Konflikte nicht gelöst wurden. Die Therapie zielt darauf ab, das Symptom verschwinden zu lassen, und der Therapeut wendet sich bei seinen Interventionen meist an die erwachsene Seite der Patientin. Für die Anorexie heißt das zum Beispiel: Die magersüchtige Patientin zeigt Defizite in der Individuation als Frau und inszeniert einen Trennungs- und Loslösungskonflikt mit ihrem primären Mutterobjekt. Das Symptom wird individualisiert, aufrechterhaltende Kontextbedingungen spielen kaum eine Rolle, und die Bedeutung des Symptoms für den Lebensraum (Familie) der Patientin

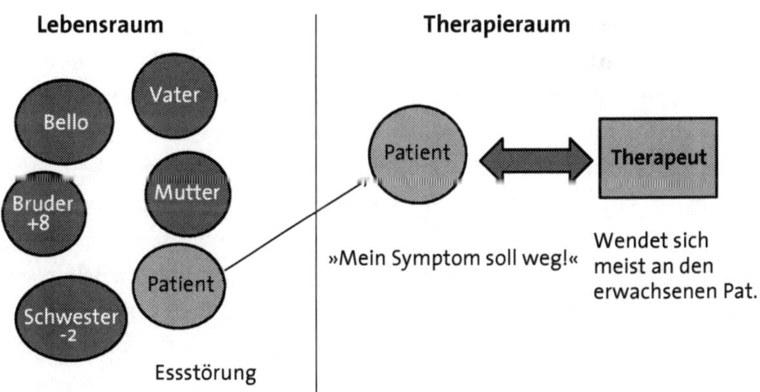

Abbildung 7-1: Das monolineare Verständnis der tiefenpsychologischen Einzeltherapie

bleibt außen vor. Die damit implizierte Weltsicht, die ganz dem mechanistischen Ursache-Wirkungs-Prinzip folgt, lautet sehr zugespitzt: der Patient in meiner Praxis ist einem defekten Auto vergleichbar, welches sich nicht mehr starten lässt. Meine Rolle ist die eines gut ausgebildeten Kfz-Meisters, der der Ursache der Störung auf den Grund geht und den Defekt beseitigt. Einfachere Störungen (Konfliktneurosen) beruhen auf Störungen in der Funktion der einzelnen Teile, komplexe Störungen auf strukturellen Störungen (den sogenannten frühen Störungen), das heißt auf grundlegenden Verformungen der Karosserie, z. B. nach einem Unfall, oder sind Herstellungsfehler.

Der zirkuläre Ansatz der Systemischen Familientherapie
In diesem Ansatz bleibt ein Patient immer ein Teil des Kontextes, in dem er lebt, und sein Symptom, an dem er leidet, ist Ausdruck der Wirklichkeitskonstruktion, an dem der Patient und sein Binnensystem unablässig arbeiten. Auch wenn er sich im Therapieraum scheinbar allein mit dem Therapeuten aufhält, ist sein Familiensystem virtuell immer anwesend. In der Systemischen Therapie wird ein Mitglied einer Gruppe, das mit seinen Symptomen auf einengende Wirklichkeitskonstruktionen und leiderzeugende Interaktionsmuster innerhalb der Gruppe hinweist, als Indexpatient bezeichnet (siehe dazu Vossler 2000). Für die Mailänder Schule um Mara Sellvini Palazzoni war die Magersuchtpatientin (Indexpatientin) die mutigste innerhalb des Familiensystems, die mit ihrem Symptom auf eine Dysbalance im System hinwies und die therapeutische Hilfe holte. »In den neuen systemischen Sichtweisen wurde eine psychische Erkrankung als logische Anpassung an ein unlogisches Beziehungssystem angesehen. Verhalten wurde mit Kommunikation gleichgesetzt (»Man kann nicht nicht kommunizieren – man kann sich nicht nicht verhalten«), was heißt, dass in jeder Kommunikation die inhaltliche Ebene und die Beziehungsebene parallel existieren. Damit wurde ein Symptom als eine Botschaft begriffen, die ein Verhalten provoziert, das wiederum das Symptom unterhält – also als eine Art misslungener Versuch problemlösenden Verhaltens.«[37]

In den Therapiegesprächen mit der Familie ging es uns häufig um die gute Absicht, die hinter dem Hungersymptom der Patientin für das

[37] http://www.efh-darmstadt.de/fuw/download/sysbertexte/03_Die_Mailaender_Schule.pdf S. 3

Systemische Familientherapie

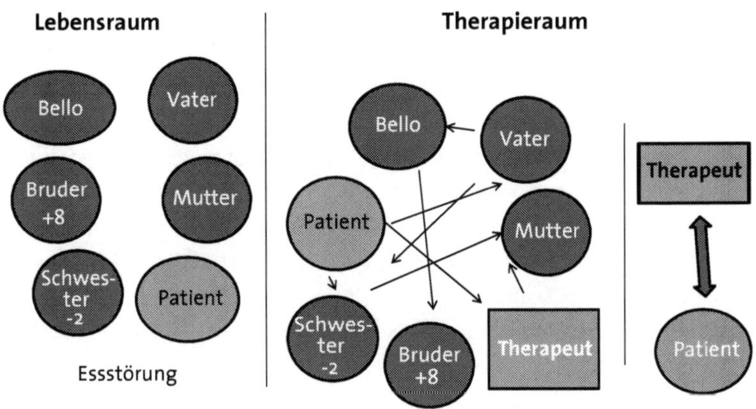

Abbildung 7-2: Der zirkuläre Ansatz der Systemischen Familientherapie

gesamte Familiensystem steckte, die besondere Rolle von Bindungskräften und delegierten Aufgaben im System (z. B. der Familienhund Bello). Daneben vor allem um die Loyalitätsbindungen zwischen den Protagonisten – hier habe ich von Ivan Boszormenyi-Nagy viel gelernt (2006). Neben den Familiensitzungen gab es aber auch Einzelgespräche mit dem Patienten oder anderen Familienmitgliedern.

Die klassische Ego-State-Therapie nach dem monokausalen Modell

Das monolineare Modell ist das zurzeit weitverbreitete Denken in der Teile-Therapie: Der Patient bringt sein verletztes Kind in die Therapie, welches für die Symptombildung verantwortlich ist, und verlangt seine Verbannung aus dem Innenraum. In dieser Haltung der Ablehnung und Selbstbestrafung für seine ängstlichen und hilflosen Seiten ist der Patient mit den introjizierten Elternteilen identifiziert: Er, der Erwachsene, behandelt sich selbst so, wie er als Kind früher von seinen Eltern behandelt wurde (siehe dazu W. H. Missildine 1993). Damit hat sich das Erwachsenenselbst mit den Introjekten identifiziert und drängt auf Exorzismus unliebsamer Schwächen. Dadurch, dass der Patient zuerst in der Phase der Psychoedukation lernt, dass alle Teile eine wichtige Funktion erfüllen und nicht »abgeschafft« werden können, gelingt ein neuer Zugang zu leidenden Kindanteilen auf der inneren Bühne, und der mühsame Weg der Akzeptanz und der nachträglichen »Beelterung« kann beginnen. Dies alles folgt im Prinzip einem systemischen Denken, dennoch setzt sich aber ein monolineares Denkmuster bei all dieser innovativen Sichtweise immer wieder durch: Die Probleme heute werden durch einen Ich-Zustand/Ego-State verursacht, welches in der Vergangenheit »eingefroren« ist und mit seinen erfolgreichen Lösungsstrategien von damals heute »zu einem unangepassten Verhalten führt«. (Watkins 2003/1997, S. 49) Häufig identifizieren sich Teile-Therapeuten mit diesen bedürftigen, ängstlichen und leidenden Inneren Kindern und übernehmen symbolische Nachbeelterung. Die Frage, die für mich bei aller Sympathie für das geschundene Innere Kind auch gestellt werden muss: Welche Funktion hat der Kindanteil im Netzwerk der inneren Anteile? Was trägt er zur inneren Konstruktion von Wirklichkeit bei, mit welchen anderen Teilen steht er in polarer oder synergistischer Beziehung? Es ist vielleicht etwas zu naiv zu glauben, dass es reicht, wie in der ehemaligen tiefenpsychologischen Einzeltherapie (siehe oben), den verletzten Ego-State nachreifen zu lassen und auf die Betrachtung des Kontextes, in den das Problem eingebettet ist, einfach zu verzichten.

Bei aller Sympathie für die Ideen von Gabriele Kahn (2010), ihr Ansatz »Das innere Kind retten« ist diesem linearen Denken verpflichtet

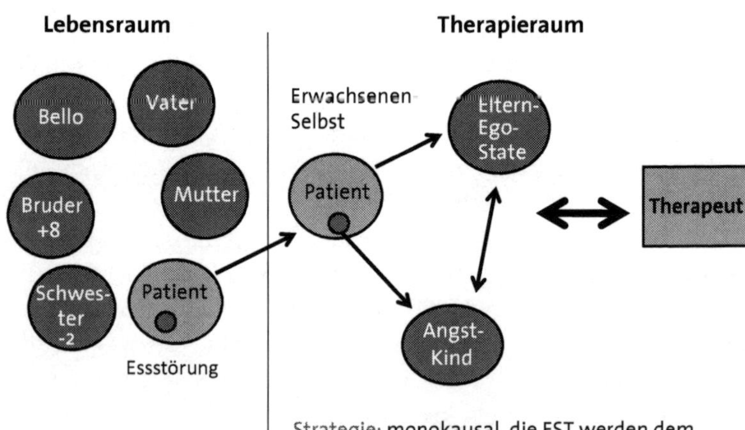

Abbildung 7-3: Die klassische Ego-State-Therapie nach dem monokausalen Modell

und glaubt an Heilung durch eine isolierte Transaktion eines Selbstanteils an einen sicheren Ort. Wenn die Selbstfamilie ein System ist, wer nimmt dann den Platz des nun verschobenen Selbstanteils ein? Kommt es nicht zu einer Dysbalance im System?

Systemische Konzepte einer innovativen Teile-Theorie

Wie könnte nun, ganz allgemein gesprochen, so ein innovatives systemisches Modell einer Teile-Therapie aussehen? (Siehe dazu Abbildung 7-4.)

Der Patient, der in der Therapiestunde vor mir sitzt, trägt ein einzigartiges System von inneren Selbstanteilen in sich, ein individuelles Netzwerk von unterscheidbaren Ich-Zuständen, die für den Moment die optimal erreichbare Balance darstellen. Dieser erreichte Anpassungsstatus hat seinen Preis: Loyalität mit äußeren oder inneren Familiensystemen gibt es oft nur unter Zuhilfenahme von Symptombildung. Die innere Landkarte eines Menschen ist das Ergebnis von vielfältigen Anpassungs- und Ausgleichsstrategien, die einzelnen Selbstanteile sind über Jahre verdichtet und ausgeformt, stehen in Interaktion miteinander und bilden ein Beziehungsnetzwerk wie eine äußere Familie. Ein scheinbar schwacher und verletzter kindlicher Teil kann aus einer anderen Perspektive eine große Macht im System besitzen und ruft Gegenregulationsmechanismen in Form von moralisch wertenden Über-

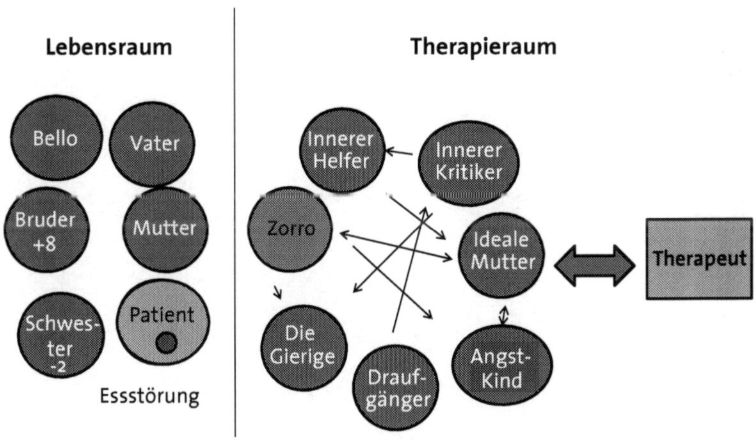

Abbildung 7-4: Systemische Teile-Therapie oder Ego-State-Therapie

Ich-Instanzen (innerer Kritiker) auf den Plan. Neben dem Inhalt eines Selbstanteils interessiert mich vor allem seine **Funktion im System**. Siehe dazu Abbildung 7-5.

Erste Gedanken zu einem systemischen Teilemodell möchte ich nun im folgenden Kapitel kurz umreißen. Dabei verdanke ich viele Anregungen den Konzepten von Friedrich-Wilhelm Deneke (1989, 1999), der auf der Grundlage seines psychoanalytischen Denkens in Abgrenzung zu Heinz Kohuts »Selbstpsychologie« ein von der wissenschaftlichen Community leider wenig beachtetes, systemisches Modell des Selbst und der inneren Repräsentanzen vorgelegt hat; zum anderen werde ich mich an den Grundsätzen des systemischen Denkens, dem hypno-systemischen Modell von Gunther Schmidt und den Ideen von Richard Schwartz orientieren. Besonderen Dank bin ich den frühen Arbeiten von Stephen Wolinsky zur »dunklen Seite des Inneren Kindes« und zur Alltagstrance verpflichtet. Seine neueren Publikationen als direkter Schüler von Sri Nisargadatta Maharaj (Indien) und die Verbindungen westlicher und östlicher Psychologie in seiner »Quantenpsychologie« entziehen sich meinem Verständnis.

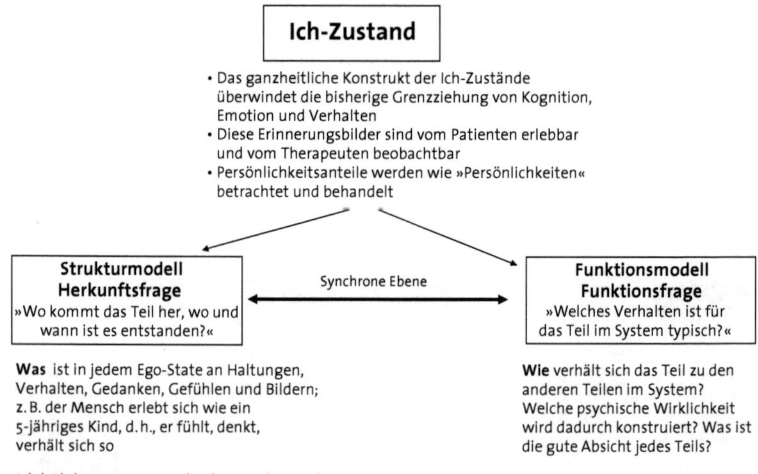

Abbildung 7-5: Inhalt und Funktion von Ego-States

7.3 Das innere Selbst-System: Entwurf eines systemischen Teilemodells

Als Grundaxiom meines Denkens sehe ich, wie der Familientherapeut Richard Schwartz, »die menschliche Persönlichkeit als ein Subselbst-Kompositum, das als System existiert und den gleichen Regeln unterworfen ist wie alle Systeme, sei es nun die innere Familie, die Ursprungsfamilie, der Vorstand eines Unternehmens oder einer Baseball-Mannschaft«. (Frederick 2007, S. 28–29) Ich gehe dabei vom systemischen Aufbau der Psyche des Menschen aus:

- Dabei handelt es sich um ein Konstrukt, das sowohl in der Kommunikationspsychologie (Friedemann Schulz von Thun) als auch in der systemischen Familientherapie (Virginia Satir) genutzt wird.
- Die Psyche ist ein komplexes, sich selbst organisierendes System autonom handelnder Einheiten, die in einer übergreifenden und sinnvollen Ordnung verbunden sind.

Wie alle menschlichen Systeme funktioniert auch das Persönlichkeitssystem nach bestimmten systemerhaltenden Prinzipien oder Gesetzen, die es schützen und stabilisieren und so seine Weiterentwicklung ermöglichen; sie entsprechen im Wesentlichen den Gesetzen, die auch in zwischenmenschlichen Systemen für den Zusammenhalt sorgen.

Die Regulationsvorgänge im Selbstsystem sind auf Ziele hin ausgerichtet, wir unterscheiden kürzere und längerfristige Ziele. Diese Regulationen passieren ständig und laufen unbewusst ab.

> »Im systemtheoretischen Konstruktivismus wird festgelegt, dass Systeme definiert werden durch den Beobachter, der Grenzen des Systems festlegt und damit das System selber innerhalb dieser Grenzen festlegt, sowie die Elemente, die dazugehören. Wenn das für ein äußeres System gilt, dann gilt das auch für ein inneres, sofern wir die Grenzen so definieren wollen. Wenn wir die Psyche eines Menschen als System begreifen, dann können wir hier unterschiedliche Elemente herausfiltern. Elemente, die als solche nicht objektiv sichtbar sind, sondern Elemente, die wir extrahieren aus dem, was die Person tut. Im Hintergrund dazu sind verschiedene Persönlichkeitstheorien, die das innere System in sich konfigurieren helfen. [...] Konstruktivistisch gesehen ist es auch nicht notwendig, dass die so extra-

polierten inneren Elemente tatsächlich existieren, [...], sondern indem wir diese für wirklich halten, schaffen wir eine Realität, mit deren Hilfe sich das innere Geschehen strukturieren und beobachten lässt.« (H-G. Andersch-Sattler 2007, S. 1 – 2)

Diese Aussagen führen zu folgenden Konsequenzen:

- Auch im Innenraum gilt nicht das Prinzip der Monokausalität – auch hier ist vom zirkulären Denken auszugehen; d. h., die extreme Position eines traumatisierten Inneren Kindes ist nicht nur Ausdruck der Einwirkung von außen, sondern auch Ergebnis der Zirkularität.
- Daraus folgt: Ein Inneres Kind ist das Produkt eines äußeren Ereignisses und einer inneren Konstruktion.
- Um ein System zu beobachten und seine Grenzen festzulegen, braucht es einen inneren Beobachter.
- In dem zu beobachtenden Selbst gibt es verschiedene Strukturen, die wir als Rollen definieren (Transaktionsanalyse) oder symbolisch als historische oder literarische Personen (Virginia Satir) oder als Ich-Zustände/Ego-States abbilden können.
- Der Beobachter konstruiert die Wirklichkeit dieser inneren Anteile selbst.

Gerade die letzte Aussage ist für das Folgende wichtig und knüpft an die moderne Quantenphysik an. Werner Heisenberg hat als »Christopher Columbus der Quantenphysik«, wie Nick Herbert in seinem Buch »Quantum Reality: Beyond the New Physics« (1985) nannte, für immer die Welt der Physik verändert. Heisenberg schreibt in seiner Theorie der Unschärferelation: Die Instrumente des Messens und Beobachtens eines Sachverhaltes und der Beobachter der Experimente beeinflussen das Ergebnis. In der »Kopenhagener Erklärung« von 1927 wurde diese so unscheinbare These durch die wissenschaftliche Gemeinschaft philosophisch interpretiert, und mit diesem Tag brachen die Voraussetzungen der klassischen Physik zusammen, die seit dem 17. Jahrhundert gegolten hatten. Herbert (1985) schreibt: »Die Kopenhagener Erklärung besteht aus zwei unterscheidbaren Teilen: (1) Es gibt keine Realität in Abwesenheit eines Beobachters; (2) Beobachtung erschafft Realität.« (S. 17) So erschaffen wir alle unsere eigene Realität und unsere Außen- und Innenwelt.

Wie könnte ein System von Ich-Zuständen funktionieren, wenn wir unser Interesse mehr auf seine Funktion im Gesamtsystem lenken und nicht so sehr auf seinen biografischen Inhalt? Wie entstehen Balance und Dysbalance im Selbst-System, Koalitionen und Polarisierungen zwischen den Teilen? Auf einige dieser Fragen hat Richard Schwartz (1997) in der »Inner Family System Therapy« (IFS) seine Antworten gefunden; andere und zum Teil auch kontroverse Überlegungen zur IFS möchte ich hier beisteuern auf dem Weg zu einer erweiterten systemischen Teile-Therapie, welche mit den Befunden der neueren Hirnforschung im Einklang steht. Dazu stelle ich Ihnen zuerst Konzepte von Autoren vor, die dieses systemische Denken in ersten Ansätzen in ein Teilemodell der Psyche integriert haben, um uns schon mal mit systemisch-konstruktivistischen Positionen vertraut zu machen. Ausgerüstet mit vielen interessanten Ideen und neuen Perspektiven, werde ich versuchen, die Entstehung kindlicher Ich-Zustände (Innere-Kind-Anteile) nach seelischer Verletzung und Trauma aus einer erweiterten Sicht zu erklären: Dabei helfen mir systemisches und ressourcenorientiertes Denken, die Erfahrung mit Trancephänomenen zur Bewältigung von Belastungssituationen und Befunde der Stressforschung.

7.3.1 Das Selbst-System nach Friedrich-Wilhelm Deneke

Alle Teile, die das Selbst-System konstituieren (Sub-Systeme), sind miteinander verknüpft. Sie sind in sich und miteinander organisiert. Somit zieht jede Veränderung auch eine Veränderung in anderen Teilen nach sich. Das Selbstsystem ist ein rückbezügliches System, weil jede neue, intern repräsentierte Erfahrung eine Auswirkung auf unser Selbstverständnis hat, schreibt Deneke 1989 in der Psyche.

Alle Inhalte, die intern repräsentiert wurden, d.h. Wahrnehmungen, die die innere und äußere Wirklichkeit des Menschen bewusst oder unbewusst im psychischen Raum abbilden, bilden das Selbst und seine Teile.

Das Selbst ist nach Deneke nicht Mittelpunkt des psychologischen Universums eines Individuums (Kohut 1971, 1996), es ist das Universum des Menschen. So wie schon Edith Jacobson sagte: Das Selbst ist die gesamte Person eines Individuums, einschließlich seines Körpers und seiner Körperteile wie auch seiner psychischen Organisation.

»Das Selbst-System ist das organisierte persönliche Weltmodell eines

Menschen, einschließlich aller Regulationsvorgänge« (Deneke 1998, S. 589) – sein Ziel ist die Sicherung der Selbsterhaltung und Selbstentfaltung, ähnlich wie das System der Blutdruckregulierung sich auf die Aufrechterhaltung eines Blutdrucks spezialisiert hat.

Für ihn ist der virtuelle Mittelpunkt des Selbst-Systems die Ich-Person, die Ich-Position oder die Ich-Perspektive. Wir fühlen uns bei allem, was wir denken, fühlen oder tun, implizit oder explizit im Zentrum dieses Vorgangs: Ich mache … ich denke … ich fühle. Eine Depersonalisation ist nach Deneke ein passagerer Wegfall dieser Ich-Position, was von den Patienten als total bedrohlich erlebt wird. Aus vielen Gedanken, Gefühlen und Handlungen werden aus Ordnungszwecken episodische Repräsentanzen gebildet, die die Teile des Selbst bilden. Um die innere Struktur dieser Teile genauer zu untersuchen, bezieht sich Deneke auf die Objektbeziehungstheorie der Psychoanalyse.

Diese episodischen Repräsentanzen bestehen aus:

- Selbstrepräsentanzen
- Objektrepräsentanzen
- der Beziehung und Interaktion beider zueinander
- einem Affektkorrelat, das beide verbindet
- dem Situationsaspekt
- dem subjektiven Erleben aus der Ich-Position.

Die episodischen Repräsentanzen sind eine dynamische Konfiguration, die das Selbst im Kontext von Situation, Objekt, Interaktion (zwischen Selbst und Objekt) und affektiver Bewertung der Episode erfasst – episodische Repräsentanzen sind eine organisierte Erfahrungseinheit. Daraus bilden sich Muster und Verdichtungen zu prototypischen Repräsentanzen. Den Versuch, die Ich-Zustände und Ego-States im Duktus der analytischen Objektbeziehungstheorie als episodische und prototypische Repräsentanzen zu beschreiben, habe ich an anderer Stelle ausführlich dargestellt (Peichl 2007).

Die Autoregulation des Systems muss ständig ausbalanciert werden: Das Selbst reguliert sich fortwährend selbst, und das läuft alles weitgehend auf unbewusster Ebene. Dabei gibt es im Selbst-System die Funktion des »Selbst-Erzählers«, der ein kontinuierliches Bild nach außen konstruiert[38]. Er hat mehr die Aufgabe des »Sprechers der Bundesregie-

[38] Das alles ist gut mit der Idee des Selbst-Moduls von Blakeslee kompatibel (Kapitel 6.4).

rung«, als dass dieser Teil als ein Entscheider tätig wird – wir kennen diesen Vergleich schon aus meinem Modell des »Narrativen Selbst« (Selbst-Modul der Ebene 3 in Abbildung 6-3).

Wird das Selbst-System durch Traumatisierung bedroht, sucht es zuerst ein neues Gleichgewicht zu stabilisieren. Gelingt das nicht, wird die nächstoptimale Organisationsstufe angesteuert. Ständiges Erleben von Hilflosigkeit, Ohnmacht, Angst, Derealisations- und Depersonalisationsempfindungen, Affekt- und Impulskontrollverlust führen zu einem instabilen Selbst-System (das bedrohte Selbst). Der Schutz dagegen sind soziale Isolation und archaische Regression. Geht die Destabilisierung weiter, kann das System bis zur psychotischen Stufe absinken, d.h., die primären Prozesse überwiegen die Sekundärprozesse.

7.3.2 Das Selbst-System aus der hypno-systemischen Sicht von Gunther Schmidt

Zu der Annahme eines inneren Systems, das häufig wenig trennscharf einmal Ich, dann Selbst oder Persönlichkeit genannt wird, haben viele Therapieschulen unterschiedlichste Konzepte entwickelt. Wir Teile-Therapeuten sind uns darin einig, dass es eine stabile Ich-Identität als monadischen, einheitlichen Grundzustand nicht gibt, sondern gehen wie Hanswille und Kissenbeck (2008) von unterschiedlichen »Ich-Konstellationen« aus, die systemischen Organisationsprozessen unterliegen. Die Einigkeit hört aber da auf, wo es um die Rolle einer ›steuernden Instanz‹ für das Selbst-System geht. »Die wesentlichen Unterschiede der Konzepte liegen in ihrem Verständnis des Ichs oder des Selbst, darin, ob es ein zentrales Ich oder Selbst gibt und wer oder was die ›Ich-Anteile‹ steuert. Außerdem gibt es unterschiedliche Ideen dazu, wie Ich-Anteile entstehen, und Vorstellungen davon, wie sie mit Energie versorgt werden, damit ihr Bestand gesichert ist.« (Hanswille & Kissenbeck 2008, S. 108)

Gunther Schmidts Einstieg in den Kosmos der inneren Teilewelt leitet sich aus seinem systemischen Symptomverständnis, seiner Beobachtung von Symptomtrancephänomenen und der Bedeutung der Kybernetik 2. Ordnung ab. Schon für seinen Lehrer Helm Stierlin war das Selbst keine Einheit, keine »unteilbare psychische Monade« (Stierlin 1994, S. 52), sondern der Mensch ist für Stierlin aus vielen Anteilen zusammengesetzt, so wie das Atom ein komplexes Gebilde aus Hunderten von Teilen ist.

Schmidts Ansatz, den er in seinen Schriften und Seminaren zur »Inneren Familie«, zum »Inneren Parlament« vorstellt, nutzt Erkenntnisse der systemischen Therapie und der Hypnotherapie von Milton Erickson. »In diesen Überlegungen werden Symptome personalisiert und damit Teil eines inneren Systems. Im inneren System verhalten sich die Teile wie in einem äußeren System, entsprechend kommt es auch zu ähnlichen Prozessen von Koalitionen, Ausschluss, symmetrischer Eskalation etc. Deshalb schlägt Schmidt vor, diesen Prozess durch einen inneren Konferenzleiter zu beruhigen und die Kooperation hilfreich zu gestalten.« (Hanswille & Kissenbeck 2008, S. 112)

In seinem Theorieansatz verweist Gunther Schmidt immer wieder auf die Befunde der modernen Hirnforschung. Für ihn sind unwillkürliche (in etwa gleichzusetzen mit unbewussten) Prozesse der mittleren Amygdalaebene (siehe Roth 2001, 2007), die quasi automatisiert ablaufen, nicht grundsätzlich ein Problem oder ein Manko eines Menschen; ressourcenorientiert betrachtet sind sie auch Stärken und Ausdruck von Fähigkeiten – zum Beispiel der Fähigkeit, in einer komplexen Welt zu überleben. Sie werden erst dann zum Problem, wenn wir den Eindruck haben, keine Wahlmöglichkeiten mehr zu besitzen, »sodass sich die bewusste, willkürliche ›Ich‹-Seite eines Menschen als ausgeliefertes Opfer wahrnimmt und sich in Hilflosigkeit gestürzt fühlt, was wieder gerade die Angstprozesse verstärkt«. (Schmidt 2005, S. 27)

Dies erzeugt einen Trance-Zustand von leidvollen Erfahrungen, einen Zustand, den Schmidt als eine vom Symptom ausgehende ›Problemtrance‹ bezeichnet. Therapie muss nun versuchen, diese Problemtrance, die mit einer Reduktion an Wahlmöglichkeiten für freie Entfaltung und Lebensentscheidung einhergeht, zu beenden. Das heißt konkret: von der zu großen Assoziation an das Problemerleben zu mehr Dissoziation davon zu kommen – von der Problemtrance-Induktion zu mehr Problemtrance-Exduktion.

Auf der neuronalen Ebene können wir alle Wahrnehmungs- und Erlebnisprozesse als Ausdruck der Aktivitäten neuronaler Netzwerke im Gehirn beschreiben, wobei über unzählige synaptische Verbindungen viele Nervenzellen, auch über weite Strecken hin, zu neuen Mustern von Neuronen verknüpft werden. Diese Wahrnehmung des bewussten Erlebens geschieht durch Aufmerksamkeitsfokussierung, was nichts anderes ist als eine selbstorganisierte Form des assoziativen Zusammenfügens von sinnlichen Erlebniselementen. »Verbunden werden z. B. visuelle Elemente (innere/äußere Bilder/Filme), auditive Elemente, innere und äußere Dialoge, kinästhetische, gustatorische und olfaktorische Eindrücke, Alters- und Größenerleben, Atemmuster, Körperkoordination mit Verhalten, Bewertungen und Bedeutungsgebungen synchron verbunden.« (G. Schmidt 2005, S. 34). Die Verbindungen, Verkopplungen heißen »Muster«. Unser Erleben ist das Ergebnis solcher auf willkürlicher und unwillkürlicher Ebene zusammengefügter Muster – ein synchronisiertes Feuern von neuronalen Netzwerken. Schmidt schlägt vor, nicht mehr von »Wahr-Nehmung«, sondern von »Wahr-Gebung« zu sprechen, denn jede Wahrnehmung wird autonom vom Wahrnehmenden als Fokussierungsleistung selektiv gestaltet.

Was ein Mensch als Wirklichkeit erlebt, ist das Ergebnis seiner Wahrnehmungsausrichtung. Das jeweilige Wirklichkeitserleben sagt nichts darüber aus, ob es wahr ist oder nicht, nur, von welchem Erlebnis- und Wahrnehmungsmuster ein Mensch sich gerade absorbiert fühlt. Wir erfinden uns unsere subjektiv wirksame, jeweilige Wirklichkeit selbst durch die Art unserer Beobachtung – und deshalb gibt es in diesem Konzept einen inneren Beobachter (siehe Kopenhagener Erklärung von 1927). Wenn der Fokus der Beobachtung sich ändert, ändert sich auch der Ausschnitt der erlebten »Persönlichkeit«, in dem Sinne sind wir also »multiple« – d. h. die Weltkonstruktion um uns herum ist nicht fix, sie kann nach Kontext variieren.

Wir als »Wahrnehmender« oder Beobachter haben eine große, aber endliche Variationsbreite von Möglichkeiten, die Welt um uns herum wahrzunehmen. Schmidt nennt das das »gesamte Erlebnispotenzial« oder den Möglichkeitsraum des Erlebens. Was wir als real oder als »echte Wirklichkeit« erleben, ist eine Auswahl davon; dieses stellen wir durch Aufmerksamkeitsfokussierung her, was meist unwillkürlich passiert.

Der Fokus, auf den wir die Aufmerksamkeit richten – und anderes ausblenden –, wird als gerade erlebte Wirklichkeit wahrgenommen. Dabei ist auch entscheidend, aus welcher Wahrnehmungsposition der »innere Beobachter« das erlebt: bin ich stark assoziiert, werde ich es intensiv als einzige Wirklichkeit erleben und psychophysiologisch heftig reagieren. Bin ich besser dissoziiert, habe ich eine hilfreiche Distanz. Wenn der Beobachter im aktuellen Fokus auf etwas ausgerichtet ist, was mit leidvollen (Trauma-)Erfahrungen einhergeht, dann hilft ein noch genaueres Betrachten (um es zu verstehen) gar nichts, die Beobachterposition muss sich ändern: von noch mehr assoziiert zu mehr dissoziiert. Es ist besser, aus dem Möglichkeitsraum einen Erlebnisfokus auszuwählen, der mit Ressourcen und Kompetenzmustern verbunden ist, um vom Problemtrancefokus wegzukommen – deshalb helfen auch positive Imaginationen in der Traumatherapie bei der Umfokussierung auf Stärken des Patienten.

Mit der »Potenzialhypothese« glauben die hypnotherapeutisch orientierten Kollegen, dass jeder Mensch diese Kompetenzen für hilfreiche Lösungen in sich hat – sie sind oft nur durch die Wirkung der Problemtrance blockiert. Wenn ich wegfokussiere von den zur Zeit aktivierten Synapsen-Netzwerken, die die Traumaerinnerungen beinhalten, hin zu den Ressourcen-Netzwerken, eröffnen sich Wege, aus den alten Symptommustern herauszukommen. So verstehe ich auch Gunther Schmidt, wenn er sagt: Nicht die Vergangenheit bestimmt die Gegenwart, sondern umgekehrt. In der Gegenwart ist es möglich, die Trance zu beenden, immer nur auf die alten Muster zu starren und dann zu sagen: Ich kann nicht anders, weil mir das damals als Kind passiert ist – bei aller Wertschätzung des Patienten für das erlittene Leid.

»Je nachdem, wohin, d.h., auf welche der vielen möglichen Erlebnisbereiche gerade fokussiert wird, wird man partiell zu einem anderen, springt eine unserer vielen möglichen Persönlichkeitsvarianten ins Bewusstsein und übernimmt die ›Regierungsfunktion‹ (siehe auch Ornstein 1992). Quasi gibt es uns gar nicht als statisches Wesen, wir erfinden und er-zeugen uns eigentlich Sekunde für Sekunde unseres Er-Lebens durch Fokussierung von Aufmerksamkeit.« (G. Schmidt 2005, S. 39)

7.4 Die Problemtrance oder die dunkle Seite des Inneren Kindes

Nach Schmidt weisen Problembeschreibungen große Ähnlichkeiten mit Trancephänomenen auf. Daher schlägt er (2004, S. 44) vor, das »Erleben von Problemen und Symptomen als Ergebnis einer selbsthypnotischen Tranceinduktion« zu verstehen. Das Individuum hypnotisiert sich quasi ständig selbst, indem es seine Aufmerksamkeit selektiv auf bestimmte

Aspekte »seiner Wirklichkeit« richtet. In dieser Sicht ist ein Innerer-Kind-Zustand (z. B. ein ängstliches, traumatisiertes Kind), wie jedes Symptom auch, ein sich unwillkürlich aufdrängender, unerwünschter »State of Mind« und wird vom bewusst wahrnehmenden Teil der Persönlichkeit als Überwältigung und Nötigung erlebt. »Ich will das nicht, es soll weg!« Das macht verständlich, warum sich das erwachsene Selbst in der Regel so schwertut, sich mit verletzten Inneren-Kind-Anteilen in einer akzeptierenden, liebevollen Weise zu beschäftigen. Diese Selbstanteile und die dahinter stehenden Erlebnisdimensionen sind im emotionalen Gedächtnis (Limbisches System) als Überlebensstrategien für Notfälle gespeichert und dominieren die Spontanreaktion. Die bewussten kognitiven Kortexreaktionen haben dagegen kaum eine Chance, sie sind einfach zu langsam.

Diese Vereinnahmung der aktuelle Sichtweise und Bewertung einer Situation eines Menschen im Hier und Jetzt durch geprägte Lösungsmuster von damals – und nichts anderes ist ein innerer Kindstate, wenn wir das Ganze rational betrachten –, das hat Stephen Wolinsky als die dunkle Seite des Inneren Kindes bezeichnet. Seine frühen Arbeiten empfinde ich als äußerst hilfreich, um die Tendenz zur »Verdinglichung« einzelner Aspekte der Arbeit mit dem Inneren Kind kritisch zu hinterfragen[39].

Die meisten Ansätze und Empfehlungen, so schreibt Wolinsky (1995), laufen in die Richtung, das Innere Kind zu hegen und zu pflegen, es zu beschützen und als ein wertvolles Gut zu bewahren. In der Psychotherapie wird oft versucht, mit neuen Glaubenssätzen die Sichtweise des Inneren Kindes zu korrigieren, es zu heilen, vor allem, wenn es um traumatische Erlebnisse geht, in denen das Innere Kind feststeckt. Weiter geht er davon aus, dass es nicht nur ein, sondern mehrere Innere Kinder gibt. Jedes von ihnen hat eine eigene Wahrnehmung, eine eigene logische Ebene, eine eigene Weltsicht und eigene Bedürfnisse – eine Anschauung, die unserem Konzept der Ich-Zustände/Ego-States sehr nahe kommt.

Wolinsky macht in seinem Buch »einen Paradigmenwechsel, indem er den Mythos des unschuldigen Inneren Kindes zerstört und die Power darstellt, mit der dieses Innere Kind den Erwachsenen und Beobachter immer noch und Jahre nach dem traumatischen Erlebnis do-

[39] Seine späteren Konzepte der sog. »Quantenpsychologie« sehe ich eher kritisch.

miniert. Aber diese subjektive Wirklichkeit wird letztlich erst durch den Beobachter erschaffen und festgehalten. Er schafft auch die Reaktion auf dieses Ereignis. Es ist wie ein alter Film, der immer und immer wieder abgespielt wird. Das Konzept von Wolinsky ist ein Anti-Trance-Konzept, mit dem veraltete Strategien und Glaubensmuster zurückgelassen werden können.« (Birgit Bader[40])

Stephen H. Wolinsky, der in den 80er-Jahren eine Ausbildung als Familien-, Hypno- und NLP-Therapeut in den USA gemacht hat, verfolgte im Gegensatz zu Hugh Missildine oder John Bradshaw – den ehemals führenden »Inneres-Kind«-Aktivisten in den USA – einen anderen Ansatz: Die Strategien, die ein Kind in seiner damaligen Situation entwickelt hat, waren damals richtig und notwendig. Der Autor spricht von Trancezuständen, die »in der Kindheit erschaffen wurden, um das Chaos im Leben zu bewältigen«. (Wolinsky 1995, S. 19) In seinem ersten Buch »Trances People live« (1991) identifiziert Wolinsky verschiedene kindliche Überlebensstrategien als Tiefentrance-Phänomene. Dies half mir besser zu verstehen, wie es sich erklären lässt, dass früh traumatisierte Patienten wie »eingefroren« in der Vergangenheit feststecken: Diese Trance wird bis ins Erwachsenenzeitalter erzeugt, um den Schmerz und die Verletzung, die uns angetan wurden, nicht als totale »Sinnentleerung« zu spüren. Das erwachsene Selbst in der Gegenwart – und unser Gehirn funktioniert nur in der Gegenwart – erzeugt den eingefrorenen Zustand des Inneren Kindes als eine defensive Trance immer wieder neu.

Diese Trancezustände sind im Erwachsenenalter allerdings unangebracht, weil sie Mechanismen beinhalten, die sich auf Vergangenes und nicht auf die Gegenwart beziehen. In seinem Buch »Die dunkle Seite des inneren Kindes« (1995) wollte Wolinsky zeigen, wie er das Tun des Inneren Kindes erkennen und die Identifikation mit den alten Trancezuständen beenden kann. Es soll eine Befreiung vom verwundeten Inneren Kind, das (in seiner Erinnerung) feststeckt, vollzogen werden, damit die Gegenwart wieder gelebt werden kann.

Bevor wir uns noch weiter in diesen hypno-systemischen Ansatz vertiefen, bitte ich Sie, einen Blick auf den Kasten auf S. 179 zu werfen. Wenn wir diese Voranahmen berücksichtigen, dann wird der Zugang zu den Ideen leichter.

[40] http://www.bibader.de/media/downloads/Kind.pdf

Lassen Sie mich schon jetzt zwei Punkte hervorheben, bevor wir uns eingehender mit der Theorie von der »dunklen Seite des Inneren Kindes« beschäftigen:

1. Die Idee, dass der innere Beobachter im Moment des Traumas das »Innere Kind« erschafft, ist im monolinearen, monokausalen Denken der Tiefenpsychologie kaum vorstellbar (wirkt wie eine Bagatellisierung der Traumaerfahrung) und macht nur innerhalb des systemischen Denkens Sinn. Hier gibt es prinzipiell keinen Unterschied zwischen Symptombildung, Stimme eines Täter-Introjektes oder einem verletzten Inneren Kind.
2. Es gibt *zwei Zeitpunkte*, bei denen Trancephänomene eine Rolle spielen:
   - Im Moment des Traumas in der Kindheit, wenn das Kind-Ich (innerer Beobachter, Selbst) ein Inneres Kind als Überlebensstrategie erschafft und dieses Strategie, wenn sie funktioniert, automatisiert, und
   - ein Trancephänomen, das in der Gegenwart des Erwachsenen abläuft, wenn das Innere-Kind-Muster die Gegenwart dominiert und den Erwachsenen »hypnotisiert« (zu beiden später mehr).

7.4.1 Die Entstehung des Inneren Kindes nach Wolinsky

Der erste Lehrsatz von Wolinskys Quantenpsychologie lautet:

- Die subjektive innere Wirklichkeit wird von einem Beobachter geschaffen.

Der Mensch, der ein Trauma beobachtet, macht sich davon ein Bild und bewahrt es in sich auf. Dieses Bild ist eine Erinnerung, die der Beobachter in sich trägt, es ist ein alter Film, der immer wieder angespielt wird und der die alten Gefühle immer wieder hochbringt. Dadurch entsteht eine Trance, die viele veraltete Strategien und Glaubensstrukturen enthält, die damals wirksam waren, um das durch das Trauma verursachte Chaos in den Griff zu bekommen. »Mit jedem wahrgenommenen Trauma erschafft der Beobachter eine Strategie (einen Trancezustand) und eine Identität, um das wahrgenommene Chaos in den Griff zu bekommen.« (Wolinsky, S. 20) Deshalb gibt es viele Innere Kinder, alle haben einen Trancezustand, eine Identität und eine Strategie.

Zentral in Wolinskys Ansatz ist die Unterscheidung zwischen Innerem Kind und Beobachter (»witnessing self«): »Die Quantenpsychologie sagt, dass *Sie (der Beobachter)* als Reaktion auf ein Trauma eine Erinnerung des Inneren Kindes erschaffen und festhalten. Deutlicher gesagt: Der Beobachter erschafft nicht das äußere Ereignis; der Beobachter erschafft die *Reaktion* auf dieses äußere Ereignis.« (S. 18–19, kursiv im Original) Diese Unterscheidung ist gemäß Wolinsky der Schlüssel für die Befreiung von den alten Trancezuständen: »Daher muss der Beobachter, der eingeschlafen und mit dieser Erinnerung verschmolzen ist, aufgeweckt werden, damit er (der Beobachter) die Erinnerung loslassen kann.« (S. 19)

Lassen Sie mich diesen wichtigen Satz noch einmal festhalten: Nach Wolinsky erzeugt der innere Beobachter (= das erwachsene Selbst, das Selbst-Modul) das traumatisierte Innere Kind. Was meint er damit? Ich mache eine Anleihe bei Gunther Schmidt, um das zu verdeutlichen: »Wenn nämlich das Innere Kind als Problem angesehen wird, wie z. B. ein sich unwillkürlich aufdrängendes Symptom, dann wird durch diese Problembewertung dieses Problemmuster unwillkürlich-hypnotisch verstärkt.« (G. Schmidt 2004, S. 59) Das stärkt wiederum das Gefühl, Opfer zu sein, den Problemen hilflos ausgeliefert zu sein. Das Kind hat somit die Gestaltungsmacht zugeschoben bekommen – es entsteht eine Symptomtrance –, und der Beobachter ist hilflos, er »schläft ein«. Wenn ich als erwachsene Person es schaffe, das Ganze als Prozess zu beschreiben – **ich** gestalte –, dann habe ich mehr Veränderungschancen in so einem durch Trancephänomene dominierten Selbst-System.

Bei Wolinsky hat nicht das innere Bild oder das Innere Kind die Macht, sondern der Beobachter hat die Macht – er hält die Erinnerung an Ort und Stelle fest. Warum hält es diese fest? Weil, so sagt Albert Ellis: »Der Beobachter sagt sich: das alles darf nicht geschehen sein und erschafft so eine Trance, eine Problemtrance.« (Wolinsky 1995, S. 19)

Wenn das Verhalten von damals funktioniert, z. B. abschalten, wenn man entwertet wird und gefühllos werden oder schnell wegrennen, wenn man glaubt, keine Heimat zu haben, wie Paula in unserer Fallgeschichte, dann wird dieses Verhalten immer wieder eingesetzt, es wird automatisiert. Automatisiert als Erwachsener handeln heißt: Jetzt läuft ein hypnotischer Trancezustand des Inneren Kindes im Erwachsenen ab – das erwachsene Selbst ist wie betäubt. So wird das Innere Kind zum Hypnotiseur des Erwachsenen – das ist das autonome Leben des

Inneren Kindes, seine dunkle Seite. Je intensiver diese Problemtrancezustände, die mit dem Inneren-Kind-State verbunden sind, durch Dissoziationsbarriere vom Alltagsbewusstsein abgetrennt sind, umso mehr bauen sie ihr Eigenleben aus, können vom Alltags-Selbst immer weniger kontrolliert werden und erreichen den Status einer Teilepersönlichkeit bei DIS.

7.4.2 Was versteht man unter Problemtrance?

Diese subjektive Erfahrung, die der Erwachsene, der innere Beobachter in Gestalt eines Inneren Kindes schafft, habe ich als »Problemtrance« im Sinne von Steven Gilligan und Gunther Schmidt bezeichnet. Was ist damit gemeint? Der Begriff Trance meint einen Prozess der systematischen Fokussierung von Aufmerksamkeit – vor allem auf der unwillkürlichen Ebene. Weiter ist Trance ein aktiver Prozess unbewussten Lernens, im Gegensatz zu bestimmten Auffassungen der Hypnose als eines passiven und regressiven Zustands. Sich in einen Trance-Zustand begeben heißt, die Wahrnehmung verändern: von willkürlich zu unwillkürlich.

Kennzeichen einer Problemtrance sind:

- Eine eingeengte, geschrumpfte oder fixierte Aufmerksamkeit.
- Das Problem wird als etwas erlebt, das einem zustößt: »ES passiert ganz unwillkürlich, ich will das nicht, aber ES ist stärker als ich.«
- Das spontane Auftauchen verschiedener Trancephänomene – siehe dazu Abbildung 7-6.

In den 80er-Jahren haben die Erickson-Schüler Steven Gilligan (1987) und Gunther Schmidt den Begriff der »Problemtrance« geprägt. Danach werden Probleme als Trance-Phänomene beschrieben, da sie das Kriterium der unwillkürlichen Aufmerksamkeitsfokussierung und der Assoziation in das Problemerleben erfüllen. Für sie laufen Symptomprozesse ähnlich wie Trance-Induktionen ab.

»Wer ein Problem hat (oder wen ein Problem hat?), weiß um die Hilflosigkeit, die entsteht, wenn man versucht, ein unwillkürliches Geschehen willkürlich zu verändern«, schreibt Ralf Savelsberg auf seiner Homepage[41]. Die Prozesse, die außerhalb unserer bewussten Kontrolle ablaufen, zeigen sich der bewussten Wahrnehmung auf dem Weg der

---

41 http://www.nlpt.de/veroeff_hypnotherapie2.htm

Die klassischen Trancephänomene sind:

- Zeitverzerrung (verlangsamte oder beschleunigte Zeitwahrnehmung)
- erhöhte Suggestibilität und Lernfähigkeit
- Aufhebung gedanklicher Beschränkungen
- vernetztes Denken (gleichzeitige Verarbeitung von Inhalten auf mehreren Ebenen)
- positive und negative Halluzination (nicht Vorhandenes wahrnehmen oder Vorhandenes nicht wahrnehmen)
- Amnesie und Hyperamnesie (Fehlendes und erhöhtes Erinnerungsvermögen)
- Altersregression und -progression (Wiedererleben eines früheren Lebensalters bzw. Imagination eines zukünftigen Zustands)
- veränderte Körperwahrnehmung in Form von Analgesie, Anästhesie, Hyper- oder Hypo-sensitivität (Schmerzfreiheit, Gefühllosigkeit, erhöhte oder verringerte Empfindlichkeit)
- ideomotorische Bewegungen (unwillkürliches Zucken, Armlevitation, automatisches Schreiben u. v. m.)
- Katalepsie (Körperstarre) bzw. Hyper- oder Hypotonie (erhöhte oder verringerte Muskelspannung)
- Dissoziation (Abkopplung) und Assoziation (Neuverknüpfen) von Sinneswahrnehmungen, Emotionen, Wissens- und Vorstellungsinhalten, Erinnerungen sowie einzelnen körperlichen und seelischen Funktionen.

Abbildung 7-6: Trance-Phänomene

Unwillkürlichkeit. Will man den Wert solcher Prozesse und der damit zusammenhängenden Signale verstehen, so impliziert das auch einen wertschätzenden Umgang damit. Und das würde bedeuten, schreibt Savelsberg weiter, dass der bewusste Verstand eine wertschätzende kooperative Haltung zur unbewussten/unwillkürlichen Seite entwickeln würde. »Ich« und »Es« sind dann in einem kooperativen Miteinander. In diesem Sinne kann die Bezeichnung »die dunkle Seite« des Inneren Kindes leicht falsch verstanden werden, so, als sei oder tue das »Innere Kind« etwas Ungehöriges. Das, was wir metaphorisch als Inneres Kind bezeichnet haben, ist ein Verhaltensmuster, welches zum Überleben in einer Belastungssituation führt. Symptomtrancen kosten aber immer einen hohen Preis. Jede dieser Lösungen schränkt die Freiheitsgrade und die Wahlfreiheit ein.

Unserem bewussten Verstand ist ehedem anzuraten, mit den limbischen Mittelhirnstrukturen eng zu kooperieren, da er sonst auf ziemlich verlorenem Posten stehen würde: Die moderne Hirnforschung kann überzeugend nachweisen, dass praktisch jeder Entscheidungsprozess zunächst schon auf unbewusster Ebene, insbesondere im Bereich des limbischen Systems, vorentschieden ist, bevor er ins Bewusstsein dringt. Gerhard Roth, den ich schon öfter zitiert habe, sagt dazu: Der die Entscheidungen fällende »Vorstand« des Systems sitzt im limbischen System (2003).

Heute wissen wir, dass sich die Ebene des Verstandes und der Vernunft in der Hirnentwicklung erst sehr spät herausbildet und nie einen im wahrsten Sinne entscheidenden Einfluss auf das Verhalten ausüben wird. Das limbische System benutzt sprichwörtlich den Verstand, um komplexe Situationen differenziert bewerten zu können, gibt aber nie die Letztentscheidung ab.

Wobei der von mir hier benutzte Begriff des Unbewussten mehr der ericksonischen und weniger der freudianischen Tradition entspringt. Das Unbewusste bei Milton Erickson wird als der Bereich des Bewusstseins gesehen, der die Gesamtheit der Lernprozesse, Ressourcen und persönlichen Kompetenzen beinhaltet. Wie eine liebevoll-fürsorgliche »Mutter« steuert das Unbewusste nicht nur alle unwillkürlichen physiologischen Prozesse des Menschen, sondern auch die seelischen Prozesse und deren Wechselwirkung mit körperlichen Abläufen.

7.5 Das Innere Kind: autobiografische Traumawunde oder Probletrancekonstruktion

Viele der Ideen von Stephen Wolinsky zur Entstehung von Trancephänomenen haben, wie Sie sicher bemerkt haben, große Ähnlichkeit mit den hypno-systemischen Konzepten von Gunther Schmidt – kein Wunder, entspringen sie doch aus den gleichen konstruktivistischen und hypnotherapeutischen Wurzeln. Vielleicht geht es Ihnen jetzt so ähnlich wie mir, als ich mich vor Jahren das erste Mal mit dem Text von Wolinsky beschäftigte: Ist das nicht eine Bagatellisierung des Leides, das ein junger Mensch erfahren hat? Erst hat man die Erfahrung des Missbrauchs, und jetzt soll das Innere Kind *nur* eine Konstruktion aus der Gegenwart sein?

Nein, das glaube ich nicht – aber! Beide Seiten des Inneren traumatisierten Kindes müssen gesehen und gewürdigt werden, die Ich-Zustände, die wir »Innere Kinder« nennen, haben, wie eine Münze, zwei Seiten.

Münzseite – Zahl

Zum einen ist das »Innere Kind« eine autobiografische Erinnerung an einen Moment oder einen längeren Abschnitt im Leben eines Menschen, wo dieses Kind/Jugendliche mit unerträglichem Leid und zerstörerischem Hochstress konfrontiert war. Dafür gebühren jedem Menschen Anerkennung dieser Erfahrung, Trost und Mitgefühl. Für diese Seite braucht es in der Therapie Parteinahme und Wertschätzung durch den Therapeuten und durch die erwachsene Seite des Patienten. Heilung heißt hier »gesehen werden« im Leid und ein Stück nachträgliche Wiedergutmachung und Stärkung.

Münzseite – Adler

Die andere Seite ist die Frage nach der Funktion des »Inneren Kindes« im Selbst-System, nicht nur im Moment der Traumatisierung, sondern auch in der posttraumatischen Phase, in der der Organismus versucht, ein neues Gleichgewicht zu erreichen, um das Überleben zu sichern. Dieses »Innere Kind« ist eine Konstruktion im Sinne einer Symptombildung und damit ein kreativer Akt des Selbst-Systems und eine Überlebensstrategie.

Um die Konstruktion des »Inneren Kindes« im Selbst-System als Überlebensstrategie noch besser zu verstehen, möchte ich das zweizeitige Auftauchen von Trancephänomenen – damals in der Zeit der Traumatisierung und heute als Symptomtrance der Gegenwart – zum besseren Verständnis in einem zeitlichen Ablauf beschreiben. Vorweg etwas Grundsätzliches zu der Frage, warum Stephen Wolinsky sein hypnotherapeutisches Modell etwas hochtrabend »Quantenpsychologie« genannt hat:

Die subjektive, innere Realität wird durch einen Beobachter erzeugt – diese Aussage ist uns vertraut, wir kennen sie aus der Systemtheorie.

Der Beobachter einer inneren Erfahrung ist gleichzeitig Beteiligter an der inneren subjektiven Erschaffung dieser Erfahrung. Hier nimmt Wolinsky Bezug auf die Heisenberg'sche Unschärferelation der Quantenphysik – daher der Name Quantenpsychologie. Vereinfacht gesagt: der Beobachter nimmt durch das Beobachten am Experiment teil und beeinflusst das Ergebnis – oder: der Beobachter nimmt am Aufbau, der Interpretation und der Erfahrung der inneren subjektiven Wirklichkeit teil. »Wenn Sie das Innere Kind suchen, erschaffen Sie es durch den Akt des Suchens« (Wolinsky 1995, S. 28) – wir erschaffen seine Identität. Bei Gunther Schmidt klingt das so: »Kein elementares Phänomen ist ein wirkliches Phänomen, solange es nicht beobachtet wird.« (Schmidt 2004, S. 182)

Ich als Beobachter[42] habe vor dem Trauma existiert: Ich bin älter als das Innere Kind – ich habe vor, während und nach dem Trauma existiert. Das Innere Kind ist eine Beobachter-erschaffene Identität, und es zeigt Strategien, Trancezustände und Spiele, die uns heute schaden. Wenn wir uns heute mit dem Inneren Kind identifizieren, dann schauen wir durch ein Fenster der Vergangenheit auf die Gegenwart oder tragen die Vergangenheitsbrille.

Im Wesentlichen erschafft der Beobachter eines Traumas seine Reaktion auf das Trauma selbst. »Dies führt häufig zu einem verletzten, traumatisierten Kind, das Trancezustände – wie ›taub werden‹ – zum Überleben einsetzt.« (Wolinsky 1995, S. 25)

Die Zeit der (traumatischen) Verletzung in der Kindheit

Wie sehen die Trancephänomene aus, die von den primären Bezugspersonen in der Kindheit erzeugt werden?

1) Die Eltern als Hypnotiseure: Als kleines Kind bin ich von den Beschreibungen der Welt durch Mama und Papa abhängig. Die Eltern sind die Hypnotiseure, die mit Suggestionen versuchen, mich zu beeinflussen. Sie sagen zum Beispiel zu der kleinen Anna: »Nur wenn du brav bist, kannst du geliebt werden«, oder sie hört täglich die massive Entwertung durch die Mutter: »Wärest du nur nie geboren!« Der innere Beobachter von Anna (das kindliche Selbst) kann täglich beobachten, dass immer, wenn Anna das tut, was die Eltern ausgesprochen oder unausgesprochen fordern (»Anna, sei ein liebes Kind, mach Mama keine Sorgen«), dass dann die Eltern liebevoller auf Anna reagieren. Diese Trance führt das Kind nun als Eigentrance fort.

2) Die Eigentrance des Kindes: Als Kinder erschaffen wir Trancezustände, um eine Situation in den Griff zu bekommen, von der wir glauben, dass wir sie sonst nicht bewältigen könnten. Durch diesen Vorgang schaffen wir tief verankerte Glaubensüberzeugungen davon, was wir

42 Wolinsky setzt den inneren Beobachter mit dem Selbst eines Menschen gleich.

können und was wir nicht können. Kinder versuchen nicht an der Liebe der Eltern zu zweifeln, da die Einsicht, dass der andere, der einen gerade verletzt und quält, mich eigentlich abgrundtief hasst und mich am liebsten weg haben möchte, dass diese Einsicht einer Art Selbstexekution gleichkäme. Ob wir wollen oder nicht, wir müssen uns die Eltern »gut denken«. Es sind vor allem Loyalitätskonflikte mit den Eltern, die uns dazu treiben, Dinge nicht zur Kenntnis nehmen zu wollen: »wir dürfen nicht merken!«, wie das Alice Miller einmal genannt hat. Wir fallen in Trance und denken: das kann nicht sein, meine Eltern lieben mich – der »Erzähler« im Selbst-Modul konstruiert die Welt als »sicheren Ort«.

Um den Stress der Ablehnung zu bewältigen und um diese Situation zu überleben, erschafft der innere Beobachter des Kindes in seinem psychischen Erlebensraum ein »Inneres Kind«, eine in der Zeit eingefrorene Identität – die jetzt ein kreativer Akt ist, aber später bestimmte hemmende Folgen für den Erwachsenen haben wird. Dieses Innere Kind – nennen wir es »die angepasste, stille Anna« – übernimmt das Handeln mit den Erwachsenen im Außenraum, d. h. in diesem Fall mit der Mutter – später mit immer mehr Menschen in ähnlichen Situationen. Dadurch entsteht eine »Trance«, gemeint ist eine automatische Reaktion, die aber erst noch auf die Familie begrenzt bleibt.

Um es neurobiologisch auszudrücken: In der Traumasituation wird ein unbewusstes Reaktionsmuster auf mittlerer limbischer Ebene erzeugt und immer mehr der Frontalhirnsteuerung entzogen. Wenn das Selbst identisch ist mit dem Beobachter, dann konstruiert dieses Selbst ein Inneres Kind, um dem Lebensfluss eine narrative Gestalt zu geben. Es wird auf der oberen limbischen Ebene eine Figur konstruiert, um die automatisierte Reaktion und die eigene Hilflosigkeit zu erklären und das Weiterleben zu sichern. Die Abtrennung des Inneren Kindes soll ein Weiterwachsen der anderen Teile der Persönlichkeit ermöglichen: Um den Schmerz der Entwertung durch die Mutter nicht mehr zu spüren, wird die »stille Anna« abgetrennt, d. h. dissoziiert. Das Kind fällt in eine Trance, ist absorbiert und glaubt Mama und Papa: Es verinnerlicht die Suggestion. Aus der Fremdtrance ist nun eine Eigentrance geworden. Diese automatisierte Reaktion hat die Funktion, dem Kind zu helfen, es zu beschützen, zu unterstützen, denn sie sichert das Überleben. Wird das Kind älter, automatisiert sich die Trance weiter: Die Haltung und das Kindverhalten der Mutter gegenüber wird generalisiert und tritt jetzt z. B. bei allen Frauen auf. Wenn diese Trance funktioniert und das Kind irgendwie weiterleben kann, entwickelt das Kind mehr von diesen Glaubensüberzeugungen im Selbst-System und verstärkt damit die Trance – das heißt, die Trance automatisiert sich, und der kritisch denkende Teil des Kindes (innerer Beobachter/Kind-Selbst) schläft ein.

Dies alles scheint mir ein interessanter Denkansatz, um auf einer hypno-systemischen Ebene zu verstehen, wie und warum ein Innerer-Kind-Anteil im Selbst-System erschaffen wird und wie das System im Erwachsenenalter funktionieren könnte.

Was für Szenarien und Bildung kindlicher Ich-Zustände im Lauf der Sozialisation sind denkbar?

Psychischer Missbrauch

1) Die Eltern sind herrisch, das Kind lernt »abzuschalten«, um dem emotionalen Schmerz zu entgehen. Es automatisiert das und schaltet immer in Schule, Arbeit und Beziehungen ab. Der Beobachter im Kind erschafft ein »abwesendes Inneres Kind«.
2) Die Eltern sind Alkoholiker und Co-Alkoholiker: Das Kind entwickelt eine Amnesie und versucht die Vergangenheit zu vergessen, um den Schmerz zu vermeiden. Später werden die Vergesslichkeit und die Unzuverlässigkeit zum Problem. Der Beobachter im Kind erschafft ein »vergessliches, unzuverlässiges Inneres Kind«.

Vernachlässigung

Die Eltern senden die Suggestion: Du bist nicht erwünscht und solltest gar nicht erst da sein (Sei-nicht-Botschaft). Das Opfer der Zuschreibung strengt sich total an, um seine Existenz immer wieder neu zu rechtfertigen; der Beobachter im Kind erschafft ein »überangepasstes Inneres Kind«.

Körperliche Gewalt

Die Eltern senden die Suggestion: Du bist böse und musst bestraft werden. Das Opfer versucht, angepasst und brav zu werden, der Beobachter im Kind erschafft ein »braves Inneres Kind«.

Sexuelle Gewalt

Die Eltern senden die Suggestion: Du bist nichts wert und kannst von mir für meine sexuellen Bedürfnisse benutzt werden. Solche grenzverletzende Handlungen durch Erwachsene kann ein Kind nicht begreifen, und es spürt Chaos, tiefe Verlassenheit und Verwirrung. Das Opfer macht sich taub und gefühllos, der Beobachter im Kind erschafft ein »gefühlloses Inneres Kind«. In allen Erlebnismomenten, die mit den Traumakriterien von Kontrollverlust, absoluter Hilflosigkeit und Todesangst einhergehen (das gilt auch für extremen seelischen und körperlichen Missbrauch), wird nun das angeborene Bindungssystem aktiviert, und es kommt zu einer pathologischen Bindung an den Täter. »Der Beobachter produziert während des Missbrauchs das Bild eines zum Opfer gemachten Kindes und das Bild des missbrauchenden Täters. Von diesem Punkt an hat das Kind im Erwachsenen zwei Teile: das Opfer des Missbrauchs und den Täter.« (Wolinsky 1995, S. 72) So entsteht das, was ich an anderer Stelle (Peichl 2010) als ein Täterintrojekt beschrieben habe: ein kindlicher Selbstanteil, aufgeladen mit der destruktiven Energie eines pathologischen Narzissmus – ein kindliches Täterimitat.

Wenn der innere Beobachter des Kindes merkt, die Sache funktioniert, dann wird der Ich-Zustand des »Inneren Kindes« als Bewältigungsschema ausgebaut, die Identität intensiv ausgestaltet. Diese beschriebene Trance ist zuerst eine Fähigkeit, eine Ressource, um eine schmerzvolle Situation zu überleben, das Problem ist die Automatisierung. Das Kind schafft eine »selbstbefriedigende Überzeugung«, würde Ellis sagen, um eine Situation in den Griff zu bekommen, die wir nicht bewältigen oder verstehen können.

Die Zeit des Erwachsenseins

»Der Beobachter schaltet auf Automatik und schläft ein«, sagt Wolinsky. Was meint er damit? Das Kind und später der Jugendliche und Erwachsene reagieren immer wieder mit dem gleichen Muster: Der Lehrer (Hypnotiseur) sagt zum Schulkind etwas Ähnliches: nur wer Leistung bringt, wird von mir anerkannt. Der Jugendliche reagiert mit einer Angsttrance und ist brav. Der Erwachsene hat einen Lebenspartner (Hypnotiseur), der sagt: »Nur wenn du immer Ja sagst, wirst du von mir geliebt.« Diese Suggestion bewirkt, dass das Innere Kind im Erwachsenen die Stimme und Suggestionen der Eltern von früher übernimmt und nun den Erwachsenen in Trance versetzt: Der Erwachsene sieht die Welt aus der Sicht des Kindes (mittlere limbische Ebene, geprägte Angstkonditionierungen), und die erwachsenen Fähigkeiten, die Realität zu beurteilen, sind abgeschaltet (Blockierung der Präfrontalen Cortex [PFC]).

Auch als Erwachsener erschaffe ich als Beobachter meine eigene innere subjektive Erfahrung jeden Moment aufs Neue durch die Arbeit des Selbst-Moduls – zum Beispiel nach dem Lösungsmodell des eingefrorenen Inneren Kindes. Aber das sind Kinderstrategien, die damals als Traumacoping angemessen waren, aber heute im Erwachsenenleben irritieren und meine Freiheitsgrade stark beschränken. Dieses in seiner Zeit eingefrorene Innere Kind schafft weiterhin ungewollte (also unwillkürlich im Sinne der Hypnotherapie) für den Erwachsenen von heute als überwältigend erlebte Trancezustände – Zustände, verbunden mit Gedanken, Gefühlen, Emotionen, Wahrnehmungen und Verhaltensstrategien, die in der gegenwärtigen Situation nicht mehr funktionieren. Die dunkle Seite des Inneren Kindes hypnotisiert den Erwachsenen, sodass er dann in der Gegenwart so reagiert, als sei er in der Vergangenheit. »Das verletzte Innere Kind missinterpretiert, misskonstruiert und missversteht viel von dem, was es sieht. Das kostbare Innere Kind anzubeten, heißt, seine dunkle Seite zu ignorieren.« (Wolinsky 1995, S. 31) Der einzelne Mensch, der die in der Zeit eingefrorenen Trancezustände des Inneren Kindes aufdecken kann, ist der gleiche, der auch als Beobachter und Schöpfer dieser Identität fungiert: der innere Beobachter, das erwachsene Selbst.

7.6 Die Dynamik zwischen den Ich-Zuständen

Eine Reihe von Theorien der Persönlichkeit hat in den letzten Jahren die Konzepte der Ich-Zustände, Komplexe, Subsysteme, Teilpersönlichkeiten und Subselves als einen erweiterten Erklärungsansatz erfolgreich eingeführt. David Lester versucht in seiner Arbeit »A subself theory of personality« (2007) eine Reihe von Postulaten und Folgerungen aufzustellen, wie er sich die Interaktionsdynamik zwischen den Ich-Zuständen der Ebene 1 vorstellt (siehe Abbildung 6-3). Ihm und seiner Arbeit verdanke ich erste Ideen, wie wir mit einem systemischen Ansatz diese Dynamik im Selbst-System beschreiben könnten, ohne dass ich zum jetzigen Zeitpunkt schon sagen könnte, in welchem Kontext welche Postulate vermehrt oder reduziert auftreten. An dieser Stelle sehe ich noch ein spannendes Feld zukünftiger Entwicklung einer systemischorientierten Teile-Therapie. Lester ist für mich der einzige mir bekannte Autor, der sich an der Choreografie der Teil-Selbste innerhalb der Selbstfamilien versucht hat, sodass seine Postulate zur Zeit die wichtigste Zusammenfassung darstellt, die wir von der Strukturdynamik der Innenteile haben. Die Umsetzung dieses Wissens in lernbare therapeutische Strategien steht noch aus.

Hier seine sechs Postulate:

1. **Postulat zur »Führungssteuerung« (executive control)**
   Es basiert auf der Beobachtung, dass zu irgendeinem Zeitpunkt X immer nur ein Subselbst oder Ich-Zustand die Psyche eines Menschen zu steuern scheint – das, was Watkins das exekutive Selbst nennt (Ebene 2 [Selbstgefühl] der Abbildung 6-3).
   a) *Vordergund vs. Hintergrund der Bühne:* Wenn ein Subselbst in Führung ist, dann sind die anderen Subselbste im Hintergrund.
   b) *Amnesie vs. Ko-Bewusstheit*: Wenn ein Subselbst in Führung ist, dann gibt es andere Subselbste, die das mitverfolgen (Ko-Bewusstsein), was gerade durch das exekutive Subselbst passiert, und andere tun das nicht (z. B. bei DIS sind Subselbste amnestisch).
   c) *Qualität ihrer Konstruktion:* Einige Subselbste organisieren sich in Gruppen oder Teams, andere sind isoliert. Einige kommen häufig nach vorne auf die Bühne und einige ganz selten. Einige versuchen zu beherrschen, andere sind unterwürfig.
   d) *Zeitdimension:* Ein Subselbst kann zwischen Sekunden und Stunden exekutiv sein.
   e) *Selbst:* Das Selbstgefühl/die Persönlichkeit bestimmt sich durch das Subselbst, das gerade exekutiv ist.
   f) *Koalitionen/Gruppenbildung:* Subselbste können sich innerhalb der großen Gruppe zu Untergruppen wie in einer Familie zusammenschließen.
   g) *Verhaltensänderungen:* Die Existenz von Subselbsten ist für plötzliche Kontinuitätsbrüche in dem Verhalten von Menschen verantwortlich.

2. **Postulat zur »Gruppenbildung«:**
   Für Lester funktionieren Subselbste zum Teil wie eine kleine Gruppe von Individuen. Er meint folgende Regeln in der Arbeit mit Patienten erkannt zu haben:
   a) In einer produktiven Organisation von Subselbsten handelt ein Subselbst wie ein Führer mit Zustimmung der anderen Subselbste, z. B. wie ein Dirigent in einem Orchester.

b) Zur Lösung von Konflikten können neue Subselbste in der Therapie geschaffen werden: ein Protokollsekretär, ein Mediator, ein Vorstandsvorsitzender.
c) Auf Gleichheit beruhende Gruppen von Subselbsten führen zu mehr Zufriedenheit im Individuum.
d) Ein Individuum erlebt sich in ganz anderer Art und Weise, wenn neue Subselbste entstehen.
e) Die Gruppe der Subselbste sollte am besten zwischen vier und zehn betragen.
f) Es kann gut sein, wenn ein Subselbst dauernd die Führung übernimmt und den anderen Subselbsten Spezialaufgaben zuweist. Es kann aber auch Konflikte provozieren, wenn ein »Organisationschef« an seiner Rolle klebt und damit Chaos in einer Person auslöst.

3. **Postulat zur »Paarbildung«:**
Die Subselbste in einigen Individuen werden durch Subselbste mit gegensätzlichen Eigenschaften als Gegenpart ergänzt:
a) In der Soziologie gibt es die Beobachtung, dass Subsysteme dazu tendieren, ein gegensätzliches Subsystem zu bilden, um das ganze System in Balance zu halten (einem inneren Kritiker steht ein kindlicher Verwahrlosungsteil gegenüber).
b) Eine bekannte Metapher dafür ist »topdog« und »underdog« aus der Gestalttherapie.

4. **Postulat zur Integration:**
Das Individuum strebt danach, die Subselbste zu integrieren, da damit die Spannung im System reduziert wird:
a) Die Integration der Subselbste ist die Lebensaufgabe der zweiten Lebenshälfte.
b) Eine Form der Integration ist friedliche und harmonische Koexisistenz, Kooperation und Zusammenwirken.
c) Eine Form der Integration ist die Verschmelzung von getrennten Subselbsten in ein vereinigtes Selbst (single unified self).

5. **Postulat zur Vielfalt der Subselbste:**
Nach Lester gibt es einige Möglichkeiten der Kategorisierung von Subselbsten, die bei allen Individuen vorkommen. Bekannt aus der TA sind das Elternselbst, Erwachsenenselbst, Kinderselbst. Einige Theoretiker – wie die Watkins – glauben, es gebe ein Kern-Selbst

(Core-Self), welches auch soziales Selbst, Pseudo-Selbst, falsches Selbst oder Fassaden-Selbst (Laing) genannt wurde.

a) Es ist nicht sinnvoll, eines der Subselbste herauszugreifen und es zum Kern-Selbst oder zu einem Fassaden-Selbst zu machen. Besser ist es, eine Gruppe von Subselbsten, die gleich sind, aber sich durch unterschiedlichen Einfluss auf das Verhalten unterscheiden, als Kern-Selbste und verschiedene Fassaden-Selbste zu bezeichnen.
b) Damit haben wir ein oder mehrere Kern-Selbste und ein oder mehrere Fassaden-Selbste.
c) Es gibt in allen Individuen regressive Subselbste, die aus der frühen Kindheit stammen.
d) Es gibt Subselbste, die durch Introjektion aus den Wünschen und Gedanken von mächtigen anderen (meist Elternfiguren) entstanden sind und durch Imitation von deren Persönlichkeit und Verhaltensstilen.
e) Subselbste können definiert werden in Begriffen von sozialer Gruppenzugehörigkeit oder persönlichen Eigenschaften oder einer Mischung aus beidem.

6. **Postulat zu den Entwicklungsbedingungen:**
Lester nimmt einen fließenden Übergang von einem Zustand weniger Differenzierung zu einem Zustand höherer Differenzierung und hierarchischer Integration an.
a) Subselbste bilden sich als Ergebnis früher Kindheitserfahrungen.
b) Subselbste entstehen zum Selbstschutz: durch die Übernahme des Subselbstes einer anderen Person, von der man sich bedroht fühlt (Introjektbildung).
c) Die Subselbste, die dem Individuum helfen, erfolgreich zu sein, werden verstärkt ausgewählt und gelebt.

Diese Postulate sind aus der Erfahrung im therapeutischen Prozess abgeleitet und behandeln Ich-Zustände als personifizierbare Niederschläge einer Sozialisationserfahrung. Ob neuronale Netzwerke all die Dinge tun, die Lester beschrieben hat, ist schwer zu sagen: Wir können die mentalen Prozesse unseres Gehirns nicht direkt beobachten. Aber unser Selbst-Modul nutzt ein Selbstmodell, welches wir in der Beziehung zu anderen im Lauf einer geglückten oder weniger geglückten Entwicklung erworben haben, um das zu interpretieren, was vor seiner

Nase abläuft: ein Wechsel der Ich-Zustände. Bei dem Versuch, die einzelnen subjektiven Zustände und Schemata des Verhaltens, Denkens und Fühlens zu einer fortlaufenden Erzählung über uns zusammenzubinden, nutzt das Selbst-Modul Denkoperationen des Erfahrungslernens, die ihm logisch und aus dem Alltag verstehbar erscheinen. Innere personifizierte Anteile, Innere Kinder usw. sind keine kleinen Persönlichkeiten in uns, sondern Konstruktionen des Selbst-Moduls, um das, was gerade passiert, im Nachhinein besser in ein Selbst-Konzept integrieren zu können.

7.7 Was sind die therapeutischen Schlussfolgerungen aus alledem?

Es ist eben nicht alles, zu wissen, dass die Metapher »Inneres Kind« für die Wunden in unserer Kinderseele steht, die uns durch grobe und/oder subtile Verletzungen durch die wichtigsten Bezugspersonen und das Schicksal zugefügt wurden. Diese Seite des Inneren Kindes braucht unsere ganze Liebe, Verständnis, Parteinahme und Aufmerksamkeit. Hier setzten therapeutische Strategien, wie »Das Innere Kind retten« von Gabriele Kahn, an.

Aber diese klassisch monolineare Sicht auf ein inneres System von Ich-Zuständen, die miteinander in kausaler Relation von Ursache-Wirkung stehen, soll nun durch ein zirkuläres Prinzip zwischen den Ich-Zuständen erweitert werden. Somit imponieren die Ego-States nicht nur durch ihren biografischen Inhalt, den sie repräsentieren, sondern auch durch die Funktion im System der Selbst-Familie. Erste Postulate zur der Choreografie zwischen den einzelnen Selbstanteilen, Hypothesen zur Führungssteuerung, Gruppenbildung, Integration usw. habe ich Ihnen in der Sub-Selbst-Theorie der Persönlichkeit von David Lester vorgestellt.

Überzeugende therapeutische Konzepte, die vielfältige Inter-Relation zwischen den verschiedenen Ego-States sichtbar zu machen und gezielt zu intervenieren, sind bis heute leider noch nicht entwickelt. Erste pragmatische Vorschläge finden sich bei Richard Schwartz (1997), der z. B. die »Zimmertechnik«, zur Dis-Identifikation des Selbst von den »traumatisierten Kind-Anteilen« (Exil) einsetzt oder die Technik der Befreiung von Teilen, die in der Vergangenheit erstarrt sind (S. 167 ff.).

Der für mich entscheidende therapeutische Dreh und der erste Schritt, unsere Technik weiterzuentwickeln, liegen – wie oben beschrieben – in der Annahme, dass das Innere Kind zwei Seiten hat: eine Verdichtung autobiografischer Erinnerung, die unbedingt gewürdigt werden muss, und eine dysfunktionale Seite, wie sie Wolinsky als sog. »dunkle Seite« beschrieben hat. Diesen Schritt, die Manifestation der Problemtrance im Symptom des Erwachsenen zu erkennen, will ich noch etwas breiter ausführen.

Was ist aber, wenn das traumatisierte Innere Kind bis ins Erwachsenenalter fortbesteht und einem das Leben erschwert oder regelrecht verbaut, obwohl real heute alle Bedingungen vorhanden wären, um ein zufriedenes Leben in der Gegenwart und in dieser Erwachsenenrealität führen zu können? Es ist das Erwachsenenselbst oder der innere Beobachter, würde Wolinsky sagen, der an dem einmal geprägten Denk-, Fühl- und Handlungsmuster festhält. Denken wir an die Prämisse: Wenn der »Beobachter« ein Trauma erlebt, erschafft er ein »Inneres Kind« mit einer Überlebensstrategie. Und es macht ja auch neurobiologisch Sinn, dass das Gehirn ein Muster, das als »Worst-case-Szenario« funktioniert hat und einem das Überleben ermöglichte, festhält und versucht, damit auch spätere Probleme zu lösen. Wer nur einen Hammer hat, für den … na, Sie wissen schon.

Ich möchte unsere Erkenntnisse an einem kleinen Beispiel aus der Praxis verdeutlichen:

Ein kleiner Junge, der einmal beim Spielen am Meer von einer Welle fortgerissen wurde und fast ertrunken wäre, wird die Wellen, das Wasser, Schwimmbäder, vielleicht auch die Badewanne (Generalisierung) in Zukunft meiden. In unserer therapeutischen Arbeit nehmen wir Kontakt zu dem kleinen 4-jährigen Robert auf und helfen dem Erwachsenenselbst, diesen zu trösten und ihm zu versprechen, dass jetzt alles gut ist und der Erwachsene dafür sorgen wird, dass so etwas nie wieder passiert. Das ist Mitgefühl mit dem Leid, dem Menschen im Leben begegnen können.

Damals aber, als das alles am Timmendorfer Strand geschah, versucht im Anschluss an diese Erfahrung das Selbst-System des kleinen Robert eine Lösung zu finden, um zu garantieren, das so eine Bedrohung des Überlebens nie wieder passieren kann. Der Kind-State des ängstlichen kleinen Robert, der sich nicht mehr von Mutters Rockzipfel trennte, entstand und wurde bei jedem neuen Durchlauf von Vermeidung gestärkt, da das Modell ja zu funktionieren schien. Auch die Mama, die sich Vorwürfe machte, dass sie nicht genug aufgepasst hatte, verstärkte den »kleinen Angsthasen Robert« – wie ihn der Patient später nannte. Das Ergebnis war ein junger Mann, der mit 18 Jahren Probleme hatte, das Elternhaus zu verlassen, um an einem anderen Ort zu studieren, der nie schwimmen gelernt hatte und beim Rauschen von Wellen schon zusammenzuckte. Man könnte sagen: der »kleine Angsthasen-Robert« führte Regie über das Leben – Robert steckte in einer Problemtrance. Der erwachsene junge Mann schien wie paralysiert mit all seinen kreativen Fähigkeiten, seinem Wissen und seiner Neugierde auf die Zukunft. Manchmal war er wütend auf den »kleinen Angsthasen Robert« und bat mich, ihn zu verscheuchen, oder um »Exorzismus«. Der beobachtende erwachsene Teil von Robert war abgemeldet, das Reaktionsprogramm stand auf Autopilot, und ein Umfokussieren auf Stärken und Ressourcen war nicht möglich. Und hier liegt das therapeutische Dilemma: Jedes weitere Eingehen auf den »kleinen Angsthasen Robert« kann als Aufmerksamkeitsverstärkung den Zustand des Eingefroren-Seins noch verstärken. Hier hilft die klare Ansage von Stephen Wolinsky:

- Ich bin Schöpfer und Beobachter dieses »verletzten Inneren Kindes«.
- Ich als Beobachter stehe über dieser Identität.
- Das Konzept, das verletzte Kind zu heilen, ist falsch! (Wolinsky 1995, S. 29 ff.)

Durch Aufmerksamkeitsfokussierung – weil wir uns einfühlen und weil wir heilen wollen – erzeugen wir nach Wolinskys Sicht noch mehr Innere Kinder und halten sie am Leben. Aus dem Grundprinzip: »Alle Teile **dienen** einem nützlichen Zweck« muss werden: »Alle Teile **dienten** einem nützlichen Zweck«. Die Lösungskonstruktion von damals ist heute ein Irrtum in der Zeit. »Jede Veränderung in der Trance macht dem Beobachter ansonsten ungenützte Ressourcen zugänglich«, schreibt Wolinsky (1995, S. 34), und neurobiologistisch ausgedrückt: mehr Frontalhirnsteuerung – Gunther Schmidt würde sagen: mehr Aufmerksamkeitsfokussierung auf die Stärken – führt heraus aus der Automatisierung. Mehr zu **wissen** über das Innere Kind führt zu mehr Frontalhirn-Kontrolle!

»Das ist die dunkle Seite des Inneren Kindes, ein automatisiertes

Reaktionsmuster, das uns überwältigt und die Gegenwart in unseren Augen wie die Vergangenheit aussehen lässt.« (Wolinsky 1995, S. 40)

Damit ist das Innere Kind ein »Schema«, ein Konzentrat einer Beziehungserfahrung, die wir heute **übertragen** (d. h. die Vergangenheit wird auf die Gegenwart projiziert), ein Erfahrungskonzentrat (mit Selbst- und Objektanteilen), welches als automatisiertes Reaktionsschema im emotionalen, prozeduralen Gedächtnis gespeichert ist.

Einen Trancezustand des Inneren Kindes hinter sich zu lassen, geschieht am besten, indem der »kreative Aspekt« des Beobachters angesprochen wird. Praktisch bedeutet das, dass man den Trancezustand, in den man bislang quasi automatisch gefallen ist, willentlich herbeiführt und damit die Kontrolle und Entscheidungsfreiheit zurückgewinnt. Wolinsky (1995) zeigt anhand von zehn typischen Trancezuständen, die das Innere Kind hervorgerufen hat und in denen es lebt, wie man die Selbstbestimmung zurückgewinnen kann und sich damit von lästigen Automatismen, die nicht mehr angebracht sind, befreit. Sein Vorgehen ist schlüssig und einleuchtend und folgt einer klaren Struktur, auch wenn sein innovativer Ansatz dem Therapeuten-Mainstream widerspricht, welcher das Innere Kind nur einseitig als Metapher für nicht gelebte Bedürfnisse und seelische Wunden apostrophiert.

8. Der innere Beobachter

8.1 Die Geschichte von Paula

Um die Beobachterposition mit meiner Patientin Paula zu üben, schlage ich ihr eine Übung[43] vor. Ich bitte sie, sich noch einmal das Problem, das sie in die Therapie geführt hat, zu memorieren. Nachdem wir ein Stoppsignal vereinbart haben, leite ich mittels der »10-Stufen-Technik« eine mittlere Trance ein.

Therapeut: »Erlauben Sie sich nun, etwas Merkwürdiges zu tun … erlauben Sie sich einfach vorzustellen, Sie könnten eine Person vor Ihrem inneren Auge sehen, die das gleiche Problem, die gleichen Symptome hat wie Sie, und seien Sie einmal neugierig, was für eine Person ganz von selbst vor Ihrem inneren Auge erscheint. Wenn Sie jemanden sehen, bitte beschreiben Sie sie.«

Patientin: »Ich sehe eine junge Frau, dünn, bleich, sehr ängstlich – roter Pulli, Jeans … sieht irgendwie komisch aus, abgehetzt … wie auf der Flucht.«

Therapeut: »Bitte schauen Sie genau hin … Sie können sie in Gedanken umkreisen und von allen Seiten betrachten … beschreiben Sie einfach neutral, wie sie aussieht, dasteht, sich bewegt, ihre Gestik und Mimik … alles ohne Bewertung und Kritik.«

Patientin: »Sie hat eine schlaffe Körperhaltung usw.«

… Pause

Therapeut: »Wenn Sie wüssten, was mit dieser Person los ist, was sie fühlt, wie es ihr geht: was könnte es sein? Wie lebt diese Person und wie ist ihr Verhältnis zu sich und zu den anderen? Welche Einstellung hat sie zum Leben? … Was fehlt dieser Person und was bräuchte sie, damit es ihr besser geht? Was müsste sich in ihrem Leben verändern?«

Patientin: »Sie ist sehr unglücklich und hat kein Selbstvertrauen … das scheint sie schon vor Längerem verloren zu haben … sie hat niemand im Leben, der sie aufmuntert … nur die Arbeit usw.«

---

[43] Adaptiert nach Revenstorf und Peter, 2005, S. 529 ff.

… Pause

Therapeut: »Stellen Sie sich nun vor, Sie könnten eine Person sehen, zu der Ihre Symptomatik überhaupt nicht passt. Eine Person, die Ihre Probleme, Beschwerden niemals bekommen würde. Und seien Sie neugierig, was für eine Person vor Ihrem inneren Auge erscheint. Und wenn Sie diese Person sehen können, schauen Sie und beschreiben Sie wieder ganz neutral aus der Beobachterperspektive, was Sie an ihr wahrnehmen.«

Patientin: »Ich sehe eine Frau mit langen Haaren, ein Kind auf dem Arm … in einem bunten, weiten Rock … neben ihr liegt ein Hund auf dem Boden und wedelt mit dem Schwanz.«

Therapeut: »Was ist das für eine Frau? Welche Einstellungen, Werthaltungen und Eigenschaften hat sie? Wie lebt sie mit Kind und Hund? Welche Beziehung hat sie zu sich und zu anderen Menschen? … Wenn man so lebt wie diese Person, wie fühlt man sich? Wo und wie genau spürt man diese Gefühle? Was für ein grundlegendes Lebensgefühl ist das? Was ändert sich im Leben? Was genau ist anders?«

Patientin: »Diese Frau strahlt so viel Selbstvertrauen aus … eine innere Zufriedenheit, einfach zu wissen, wer sie ist und wo sie hingehört … es ist schön, sie einfach nur anzusehen.«

Therapeut: »Ja … lassen Sie sich Zeit, schauen Sie genau hin und erzählen Sie mir, was passiert …«

8.2 Verschiedene Modelle des inneren Beobachters

In der systemischen Therapie gehen wir davon aus, dass jede uns umgebende Realität einer subjektiven Konstruktion entspringt und ein Problem der Ausdruck von ungünstig wirkenden individuellen und interaktionellen Realitätskonstruktionen in bestimmten Kontexten ist. Ziel der Therapie ist eine Veränderung der Beschreibung eines Problems durch Unterschiedsbildung – und damit eine Veränderung der Wirklichkeit. In der Teile-Arbeit werden wir diesem Paradigma dadurch gerecht, dass wir einen inneren Verfolger oder ein traumatisierten Kind-State nicht als Problem, sondern als Lösung für ein Problem beschreiben – wir suchen die gute Absicht hinter dem Satz eines Täter-Introjektes: »Schneide dich tief, du hast Strafe verdient.«

»Probleme« wie »Lösungen« sind Konstruktionen eines Beobachters – heißt es in der systemischen Literatur. Wer oder was ist dieser innere Beobachter und welche Rolle spielt er in der Teile-Arbeit mit hypno-analytischer Ausrichtung? Dazu zunächst einige grundsätzliche Überlegungen.

8.2.1 Innerer Beobachter im systemischen Denken

In Descartes' Modell der Welt, die in geistige Dinge (= res cogitans) und materielle Dinge (= res extensa) aufgeteilt ist, geht der Philosoph von einem vorgegebenen Ist-Zustand aus, da für ihn die Welt von Gott in ihrem Sein gegeben ist. Der Mensch kann als außenstehender Beobachter versuchen, das Wesen der Dinge zu ergründen, sie in ihrem »Wesen« zu erkennen: Die Dinge haben also »wesentliche« Eigenschaften. Die Welt ist so, wie sie ist, sie ist von Gott als Ganzes erschaffen, wie ein Ingenieur eine Maschine konstruiert und aus Einzelteilen zusammengebaut hat. »Ursache und Wirkung sind geradlinig miteinander verknüpft, sodass die Ursache die Wirkung determiniert«, schreibt Fritz Simon (2008, S. 10).

Für Descartes ist das Erkenntnisideal die »Objektivität« – d. h., unterschiedliche Beobachter, die dasselbe Objekt untersuchen, sollten zu denselben Ergebnissen kommen, weil ihre Aussagen von den Eigenschaften des Objektes abhängen und nicht von der Prozedur der Beobachtung und den Eigenarten des Beobachters.

Dieses lineare Denken findet in der Kypernetik 1. Ordnung der Systemtheorie seinen Ausdruck: Das Alltagsbeispiel dazu sind der Thermostat und die Heizung. Wichtig ist dabei, dass dort, wo wir als Beobachter von außen eine Statik vermuten, d. h. die Nichtveränderung eines Parameters, dass dies durch einen dynamischen Rückkopplungsprozess zustande kommt (rekursiv/selbst-referenziell). Das System kann also den Zustand erhalten, indem es Unterschiede aktiv ausgleicht. Das setzt aber die Kontinuität abendländischen Denkens fort. Denn an die Stelle der Beschreibung statischer Eigenschaften von Objekten, wie bei Descartes, tritt die Beschreibung der Regeln der Interaktion vernetzter Objekte. Der Beobachter des Ereignisses bleibt in der Kybernetik 1. Ordnung weiter außen vor!

Die Kybernetik der Kybernetik wird in der systemischen Theorie auch als Kybernetik 2. Ordnung bezeichnet. Der Begriff System stammt aus dem Griechischen (systema = Zusammengesetztes) und bezeichnet eine in sich zusammenhängende Ganzheit, die aus verschiedenen Elementen oder Komponenten (materieller, energetischer oder auch geistiger Art) besteht, welche aber in einer bestimmten Struktur angeordnet sind, miteinander in Beziehung stehen und zusammenwirken. Mit anderen kann ein System größere oder übergeordnete Systeme bilden, im Falle des Menschen beispielsweise Familien, Gruppen, Kulturen – bis hin zur ganzen Welt. Was als System betrachtet wird, bestimmt der Beobachter, denn je nach Sichtweise und Absicht seiner Beobachtung kann er unterschiedliche Ausschnitte der Welt als eine zusammenhängende Ganzheit sehen. Der Beobachter legt fest, welche Elemente dazugehören und welcher Teil andere Systeme oder Außenwelt sind (Vergleiche dazu Simon F. u. Stierlin H. 1984, Seite 43 ff., 330 ff.).

Was ist nun ein Beobachter eines Systems?

> »Ein Beobachter – im Sinne der Systemtheorien 2. Ordnung – beobachtet (sich) aus zwei Beobachter-Perspektiven. Der deutende Beobachter interpretiert bestimmte Aspekte seines (System-)Verhaltens als Aussagen machen, und der konstruierende Beobachter nimmt den Beobachter als eine autopoietische Maschine oder als ein System wahr. Lax – also ohne Perspektive – gesprochen ist ein Beobachter ein System, das Aussagen über sich selbst machen kann. Diese Bedingung erfüllen Menschen, aber nicht Institutionen oder funktionale Systeme wie Familien oder Religionsgemeinschaften.«[44]

Für Heinz von Foerster ist die Entdeckung des Beobachters die zentrale intellektuelle Faszination des 20. Jahrhunderts. Durch diese Entdeckung sind die traditionelle Logik und die Wissenschaftstheorie ernsthaft in Gefahr geraten. Für ihn beweist das Experiment mit dem blinden Fleck im Auge jedes Menschen: Bei allem, was man beobachtet, übersieht man immer auch etwas. Gerade dieses Zugeständnis an das Nichtsehen ist aber die Voraussetzung allen Sehens. Für von Foerster (1999) lässt sich zwischen Beobachtungen 1. Ordnung, d. h. der Beobachtung von Sachverhalten und Beobachtungen 2. Ordnung, der Beobachtung der Beobachtung (Sachverhalte sind Sachverhalte nur für

[44] http://www.hyperkommunikation.ch/bibliothek/systemtheorie/kst_st_beobachter.htm

einen Beobachter – dieser sieht nicht, was er nicht sieht) unterscheiden. Es folgt daraus: Eine Beobachtung braucht einen Beobachter und: Die Wahrnehmung der Welt verlangt nach einem Menschen, der diese wahrnimmt. Humberto Maturana schreibt: »Denn alles, was gesagt wird, *sagt ein Beobachter.*« Es gibt also keine beobachterunabhängige Welt, die Beziehung zwischen Beobachtetem und Beobachter ist zirkulär: Man lernt sich als Teil der Welt zu verstehen, die man beobachten will. Das gilt für die Vorgänge, die wir außerhalb von uns beobachten und verrechnen, genauso wie für die Vorgänge in unserem inneren Erlebnisraum – dafür haben wir in Kapitel 6 den Begriff des Selbst-Systems eingeführt.

Was macht der Beobachter, wenn er beobachtet? Es ist auf alle Fälle nicht passive Informationsaufnahme. Es ist auch nicht nur auf die Sinne beschränkt, schon gar nicht auf den Sehsinn, obwohl das Wort »Beobachten« das ja nahelegt. Beobachten, so verstehen es die Systemtheoretiker, bedeutet, eine »Operation des Unterscheidens und Bezeichnens«. (Simon 2001, S. 14) Wann immer ein Beobachter unterscheidet, konstruiert er eine Grenze, durch welche ein Raum, Zustand oder Inhalt auf der einen Seite, von einem Raum, Zustand oder Inhalt auf der anderen Seite abgegrenzt wird. Ein Phänomen wird von seinem Hintergrund (Kontext) unterschieden.

Aus der Perspektive des Beobachters des Beobachters, das, was ich gerade tue, wenn ich den Beobachter in diesem Buch beschreibe, braucht jeder Beobachter eine subjektive Wirklichkeitskonstruktion, eine innere Landkarte, um sich daran zu orientieren – sie liefert ihm den Deutungsrahmen für Handlungen. Er braucht einen Bewertungsmaßstab, um zu entscheiden, ob beobachtbare Phänomene potenziell erstrebenswert oder zu vermeiden sind. Dazu muss er Erklärungen konstruieren, um Regeln aufstellen zu können, wie die Welt funktioniert. Wie die verschiedenen Arten des Unterscheidens und Bezeichnens zu fassen sind, dafür schlägt Simon folgende Eigenschaften des Beobachters vor:

1. Er kann beschreiben (die möglichst interpretations- und bewertungsfreie Bezeichnung von Phänomenen).
2. Er kann erklären (die Modellierung eines Mechanismus, der das beschriebene Phänomen produziert und produzieren könnte), und
3. er kann bewerten (die Phänomene können nach verschiedenen

Qualitätsstandards bewertet werden – moralisch, politisch, ästhetisch usw.).

So gesehen sind beschreiben, erklären und bewerten die Grundeigenschaft des Beobachters, die es ihm erst ermöglicht, die Wirklichkeitskonstruktion zu zeugen, in der wir leben. Dabei spielt der Erwerb der Sprache in der frühkindlichen Sozialisation eine zentrale Rolle. »Sie ist deswegen so zentral, weil sie uns nicht nur im eigenen Erleben ermöglicht, über uns selbst nachzudenken, sondern auch, weil sie als Medium der Kommunikation den Zugang zu psychischen Prozessen anderer Menschen eröffnet, die ansonsten von außen undurchschaubar waren.« (Simon 2008, S. 7) Da der Beobachter nicht nur die äußere Wirklichkeit, sondern auch das subjektive Erleben des eigenen Selbst konstruiert, ist es gerechtfertigt, den Beobachter mit dem Selbst (wie bei Stephen Wolinsky) oder dem Selbst-Modul bei Blakeslee gleichzusetzen.

Die Betrachtungsebene der systemischen Theorie verzichtet aber aus ihrer zirkulären Perspektive heraus darauf, diesen Konstruktionsprozess von subjektiver innerer Wirklichkeit auf einen verdinglichenden Begriff wie »Ich« oder »Selbst« festzulegen. Aus diesem Grund muss ich Ihnen andere Modelle der Organisation psychischer Vorgänge anbieten, um den Beobachter in ein Teilemodell einzubinden. Für mich ist die Fähigkeit zur Introspektion ein wesentlicher Teil des Selbst-Moduls, welches ich schon ausführlich beschrieben habe.

Wenn es um den inneren Beobachter für uns hypno-analytische Teile- und Traumatherapeuten geht, dann geht es um die oben beschriebene Kybernetik 2. Ordnung. Wir schauen auf ein System und auf den Beobachter – deshalb beobachten wir den Beobachter (Kybernetik der Kybernetik). Ziel ist es zu verstehen, wie der Beobachter Einfluss auf das System nimmt, das er beobachtet (die Ebenen der Ich-Zustände) und umgekehrt. So gibt man die Objektivitätsvorstellungen der Kybernetik 1. Ordnung auf und thematisiert die Beobachtungen des Beobachters. Das heißt auch, dass die Beobachtung des Therapeuten selbst auch eine subjektive Konstruktion ist und es demnach so etwas wie eine objektive Diagnose nicht geben kann.

8.2.2 Der innere Beobachter in der Ego-State-Therapie von Watkins und in der Theorie der »Multiplen Persönlichkeit«

Wie wir eben gesehen haben, ist in der systemischen Theorie das Konzept vom Beobachter von grundlegender Bedeutung. Von Luise Reddemann ist der innere Beobachter als eine Instanz im Patienten beschrieben worden, mit der eine schonende Traumatherapie gelingen kann, sozusagen eine Durcharbeitung des Traumas aus einer distanzierten Beobachterposition. Auch die Ego-State-Theorie der Watkins kennt den »hidden observer«, den versteckten und objektiven Beobachter, wie er von Hilgard (1977) konzipiert wurde. Für die Watkins ist der innere Beobachter ein den Ego-States ähnliches Phänomen, ähnlich wie ein »guter innerer Helfer«, ein nicht emotionaler Teil der Persönlichkeit. Über den objektiven Beobachter schreiben die Watkins: »Er ist weise; er urteilt nicht; er hat Informationen hinsichtlich der inneren Landschaft; und er kann für den Therapeuten von großer Hilfe sein. Obwohl er nicht emotional ist, ist ihm der Erhalt des ganzen Systems wichtig, er ist daher wohlwollend gesinnt und bewirkt Gutes. Seine innere Funktion ist die des Beobachtens.« (Watkins 2003/1997, S. 148 f.) Er nimmt den Patienten mit an einen Lösungsort, macht den Therapeuten auf schwierige innere Konstellationen aufmerksam und hilft bei der Distanzierung zu schwierigen Traumaerinnerungen.

Bei Reddemann hat der innere Beobachter eine zentrale Stellung im Rahmen der imaginativen Traumatherapie; er ist eine innere Instanz mit der Möglichkeit zur Distanzierung. Er kann, nachdem die inneren verletzten Kind-Anteile in Sicherheit gebracht sind, das Traumamaterial anschauen und das Trauma bearbeiten, er ist eine Art Zwischenposition zwischen dem Erwachsenen-Selbst und traumatisierten Kind-Anteilen. Diese seine Fähigkeit muss erst geübt werden, es bedarf der Achtsamkeitsübungen in der Stabilisierungsphase, und das Erreichte wird durch Übungen mit der Bildschirmtechnik (Vorstellung positiver Bilder) weiter trainiert.

Beobachter-Persönlichkeiten wurden von mehreren Praktikern, die sich intensiv mit der Erforschung und Therapie der »Multiplen Persönlichkeit« beschäftigten, beschrieben. Putnam (1989/2003, S. 110) postuliert zwei unterscheidbare Beobachter-Anteile – differenzierbar durch ihre Funktion:

- Der »Inner Self Helper» (Innere Selbst-Helfer) nach Ralph Allison (1974, 1980): eine gelassene, rationale und objektive Persönlichkeit, die sich physisch eher passiv verhält und deren Funktion im Bereich der Beratung und des Wissens um die Funktion des Persönlichkeitssystems liegt. Der Begriff wurde von Allison geprägt.
- Die »Memory-trace«-Persönlichkeit (Erinnerungsspur-Persönlichkeit) ist ein Anteil, die eine mehr oder weniger vollständige Erinnerung der individuellen Lebensgeschichte der Person hat.

Einige amerikanische Teile-Therapeuten schreiben dem »Inner Self Helper« (ISH) herausragende Merkmale zu, die ihn aus allen anderen Formen von Alter-Persönlichkeiten bei der DIS herausheben. Er wird als scharfsinnig, objektiv und rational beschrieben, zeigt eine überlegene Gedächtnisspeicherkapazität, eine größere emotionale Stabilität (vielleicht sogar eine Unverwundbarkeit gegen Hypnose und Suggestion), eine größere Aufmerksamkeit für und eine breitere Anerkennung der Ereignisse der Umwelt als alle anderen Ego-States und Alter-Persönlichkeiten. Einige Autoren stellen sich die Frage, ob es sich beim ISH überhaupt um ein Ego-State handelt, da es keinen Zeitpunkt auszumachen gibt, an dem es entstanden ist, sondern von Geburt an da war. Sie meinen, er beeinflusse Ego-States oder übe sogar Kontrolle über sie aus – eine Art »zentrale Organisationsfunktion«. Andere bringen ihn gar mit dem »sechsten Sinn« oder dem »spirituellen Selbst« nach Ken Wilber in Verbindung. Diese Konstellation von Eigenschaften, die in den Fällen von »doppeltem Bewusstsein« sehr häufig und in 50 bis 80 Prozent bei multiplen Bewusstseinszuständen gefunden wird, lässt die Kollegen vermuten, dass dieses Phänomen nicht ein idiosynkratisches Produkt oder eine Täuschung oder gar ein iatrogener Artefakt ist. Vielmehr sei es ein Teil der geistigen Organisation, ursächlich für die Bildung von dissoziativen Zuständen, wenn nicht sogar eine Grundlage der psychischen Organisation im Allgemeinen.

Dieser Enthusiasmus in der Beschreibung des ISH ist bei uns unbekannt und soll von mir nicht weiter kommentiert werden. Um sich über die verschiedenen, zum Teil sehr kontroversen, Anschauungen zu dieser Beobachterinstanz bei der DIS zu informieren, siehe Abbildung 8-1.

Autor	Bezeichnung
C. G. Jung	Dämon, Fantasiefigur des ubw, Animus/Anima, weiser alter Mann, Merkurius
Cornelia Wilber	Memory trace
Ralph Allison	Inner Self Helper
Ernest Hilgard	Hidden observer
J. u. H. Watkins	Innerer Beobachter
George Fraser	Center Ego State
Moshe Torem	Center-Core
David Calof	Core
James Gunn	Subliminal Co-consciousness

Abbildung 8-1: Subliminare Zustände, die Beobachterfunktion bei der DIS haben (nach James P. Gunn 1995)

8.2.3 Der innere Beobachter in der Achtsamkeitspsychologie und im Buddhismus

In dem psychoedukativen Gruppenprogramm »Mindfulness-based Stress-Reduction (MBSR)« nach Jon Kabat-Zinn ist neben dem Übungsthema der »Disidentifikation« auch der »innere Beobachter« wichtigster Baustein dieses Konzeptes. Was ist hierbei der »innere Beobachter« oder der »innere Zeuge«?

Wenn Sie die Rolle des Beobachtens einnehmen, dann ist es, als würden Sie hinter sich selbst treten und sich zuschauen, wie Sie Ihre Fingernägel betrachten. Wie ein Vogel, der hinter sich selbst herfliegt – ein seltsames Gefühl –, und der »innere Beobachter« ist die Antwort auf die Frage: »Wer beobachtet gerade?« Natürlich gibt es da kein kleines grünes Männchen in Ihnen; der innere Beobachter ist als Begriff eine Verdinglichung für den Prozess des Beobachtens, der gegenwärtigen Erfahrung an sich. Somit könnten wir sagen: Der verborgene Beobachter sorgte für die Wahrnehmung der Gegenwart. Welche Rolle hat der innere Beobachter denn in der buddhistischen Lehre?

Zentrum des buddhistischen Denkens ist die Erleuchtungserfahrung von Shakyamuni Buddha, eine Bezeichnung für den historischen

Buddha, Siddhartha Gautama (ca. 563 v. Chr. bis 483 v. Chr.), der mit seiner Lehre zum Stifter einer Weltreligion wurde – hier fallen Praxis und Lehre zusammen. Was ist diese Erfahrung? Nachdem er die ganze Nacht meditiert hatte, erkannte er im Erwachen, dass er weder in einer Welt der Gedanken noch in einer Welt der sinnlichen Wahrnehmung lebt, sondern in der Wirklichkeit des Augenblicks.

Ausgangspunkt des Leids ist die Unwissenheit des Menschen über die grundlegenden Tatsachen seiner Existenz: die Vergänglichkeit, Veränderlichkeit und Unbeständigkeit des Seins, die Leidhaftigkeit und Leere aller Dinge. Diese Unwissenheit entsteht durch einen Täuschungsprozess, dass der Mensch nämlich seine »Wirklichkeit« erschafft und konstruiert und daran als wahr festhält und sie als unveränderbar postuliert.

Durch das Anhaften an dieser konstruierten Wirklichkeit entstehen die konflikthaften Emotionen wie Zuneigung, Gier, Hass, wesentliche Quellen des Leidens.

Der Mensch konstruiert eine dualistische Weltsicht, basierend auf Trennung und Differenzierung, in der es Selbst und Objekt gibt, Welt- und Selbstansicht, innen und außen. Es entsteht eine Spaltung, und dieses führt zu einem Alltagsbewusstsein, in der Wahrnehmung und Denken mit der »lebendigen Wirklichkeit« gleichgesetzt werden. »Vor allem das Festhalten an einem ›Ich‹ oder ›Selbst‹, ein unbewusster, habitueller Prozess, fördert die bestehende Spaltung der Persönlichkeit in Innen-Außen, Geist-Körper und Subjekt-Objekt.« (Zwiebel 2009, S. 1004)

Der buddhistische Weg besteht im Grund darin, diese Einheit, diese Ungetrenntheit und Ungeteiltheit, diese Nicht-Zweiheit zu realisieren.

Wenn ich in den Spiegel sehe und mich erkenne, gibt es eigentlich keine Unterscheidung von Erkanntem und Erkennendem, von Reflexion und der Silberschicht der Glasplatte, von Subjekt und Objekt. Nicht die Paraphrase: »Ich erkenne MICH in MEINEM Spiegelbild«, sondern SEHEN wäre der Ausdruck dieser lebendigen Wirklichkeit, wenn man Innen/Außen, Geist/Körper, Subjekt/Objekt und Erkennendem/Erkanntem überwindet.

Aus der Annahme, dass das Selbstgefühl nicht selbstexistent, sondern nur eine mentale Konstruktion ist, wurde die Idee geboren, dass das Selbst sich fortwährend konstruiert und sich ständig neu erfindet. Damit entstand die These, es gäbe uns gar nicht als abgegrenztes Selbst, als ein Schwerkraftzentrum der Ich-Identität – Gedanken, die uns vom konstruktivistischen Denken und von meinem Konzept des »Narrativen Selbst« und dem Selbst-Modul im Kapitel 6 sehr vertraut sein dürften.

Trotz aller butterweichen und schwammigen Begriffe wie Ich, Selbst, Person, Identität usw., die definitorisch kaum zu fassen sind – ein Blick auf das mentale System des Buddhismus.

In der Abbildung 8-2 habe ich die Beziehung zwischen innerem Beobachter, Selbst, Ich und Ego versucht grafisch darzustellen. In dem Buch »Das zeitlose Selbst« beschreibt der Neurologe und Zen-Schüler Detlef Bartel (2007) den inneren Beobachter als denjenigen Teil in uns, der bei der Meditation die Gedanken vorbeiziehen lässt und auch die Außenwelt zur Kenntnis nimmt. Der Zug des Lebens gleitet vorüber, er ist der ruhende Pol: Nur weil er sich nicht bewegt, kann er das Leben als gleichmäßige Bewegung durch die Zeit begreifen. Der innere Beobachter existiert in einer anderen zeitlichen Dimension. Bei den Indern heißt diese ruhende Instanz »Purusha«, bei dem bekannten indischen Yogi Sri Aurobindo »der innere Zeuge«. Er ist unser innerstes Bewusstsein, als Teil der universellen Bewusstheit ist er seine individualisierte Form. »Wir bezeichnen den stillen Zeugen als unser innerstes Bewusstsein, als unser Selbst.« (Bartel 2007, S. 27) Dieser innere Zeuge wird in

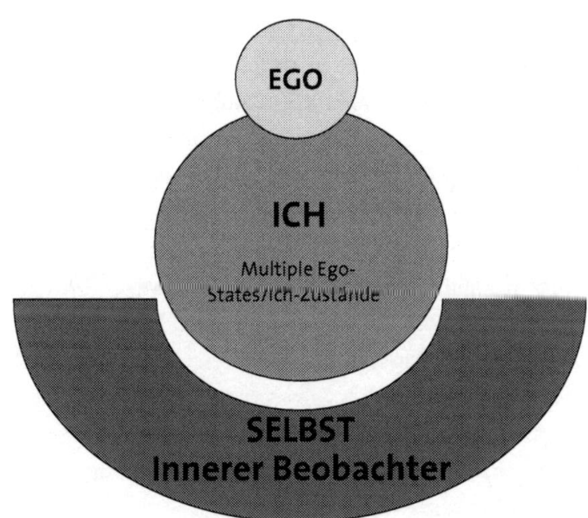

Abbildung 8-2: Die Stellung des inneren Beobachters in der buddhistischen Lehre

der Yogi-Tradition als raum- und zeitlos vorgestellt, und deshalb kann er das Leben als eine fließende Bewegung wahrnehmen. »Das Passive in uns, das nicht Bewegte, ist – wie schon oben gesagt – unser Selbst. Der innere Beobachter steht in enger Beziehung zum Selbst, ist aber nicht mit ihm identisch. Auch er bewegt sich nicht und verhält sich passiv. Und doch vermag er bis zu einem gewissen Grad mitzugestalten, wenn er mithilfe des bewussten Willens die Initiative übernimmt« (ebd., S. 29–30) – zum Beispiel indem er bei der Mediation die Gedankentätigkeit unterbricht und auf die Atmung lenkt. Normalerweise identifizieren wir uns mit unserem Ich, nicht mit dem inneren Beobachter und gar nicht mit dem Selbst.

Wenn also das Selbst (der innere Beobachter, der innere Zeuge) das Passive, die innere Bewusstheit verkörpert, mit der wir geboren werden und die sich nicht verändert, dann ist das Ich das Handelnde, das Bewegende, mit enger Verbindung zum Selbst, welches dem Ich eine feste Basis gibt und ihm Halt und Sicherheit vermittelt.

Das Selbst ist das Passive, und das Ich ist das Aktive: das Zentrum, wo sich alle Hirnfunktionen treffen. »Dazu gehören: Gedanken, Wünsche, Vorlieben, Gefühle, Wahrnehmungen, Erinnerungen, Hoffnungen, Entscheidungen, Handlungskonzepte usw. In unserer Vorstellung funktioniert das Ich als innerer Entscheidungsträger. Tatsächlich existiert im Gehirn keine Kommandozentrale im Sinne eines Ichs, von der aus alles koordiniert und gesteuert wird. Beim genaueren Hinsehen gibt es nur das Gehirn mit seinen unterschiedlichen Funktionen. Das Ich muss als eine Art Hilfskonstruktion aufgefasst werden.« (Ebd., S. 42)

Muss im Leben eine Aufgabe gelöst werden, werden die einzelnen relevanten Bereiche des Gehirns aktiv und arbeiten zusammen, bis die Lösung erreicht ist – parallele Prozessierung nennt das die moderne Hirnforschung. Dann wird ein Ich-Gefühl produziert, und dieses virtuelle Ich nimmt für sich in Anspruch, diese Lösung gefunden zu haben. Dieses Gefühl eines Ichs als Instanz ist eine Illusion. In einem entspannten Zustand und einem guten Ausgleich zwischen außen und innen ist das Ich eine Art innerer Schwerpunkt: dieses Ich versucht zwischen allen Instanzen Ausgleich der Interessen herzustellen. Alle Interessen der inneren Instanzen werden berücksichtigt und keiner dominiert. Das Ich hat seine Mitte gefunden.

Dies alles klingt für mich sehr interessant, finden sich doch hier viele Parallelen zu Konzepten der modernen Hirnforschung (Gerhard

Roth, Wolf Singer), zum Ego-State-Konzept von Watkins und meinen Ideen zum Selbst-System und den Ich-Zuständen. Deshalb habe ich in Abbildung 8-2 auch die Ego-States/Ich-Zustände im Ich und nicht im Selbst angesiedelt.

Tritt nun eines der Ego-States dominant in den Vordergrund und beherrscht so alle anderen, wird aus dem Ich das Ego. Zum Beispiel wenn das süchtige Glücksspielbedürfnis alles dominiert, wird der Mensch vom Spieler-Ego dominiert, oder das »Sucht-Ego-State« beherrscht die innere Bühne. Bei Watkins wäre dies wohl ein hoch egozentrisch verdichtetes Kern-Ich (core-self).

8.3 Der innere Beobachter im Konzept der hypno-analytischen Teile-Therapie

Nach diesem ausführlichen Überblick über die verschiedenen Sichtweisen zum inneren Beobachter ist es nun Zeit, seinen Platz im Selbst-System des hypno-analytischen Teilekonzepts näher zu bestimmen.

Dafür nehme ich geistige Anleihen bei der »Neo-Dissoziations-Theorie« von Ernest R. Hilgard, auch wenn wir wieder einmal versuchen müssen, die Begriffe Ich und Selbst irgendwie mit dem Selbst-System kompatibel zu machen.

Hilgard war Professor der Psychologie an der Stanford University in USA und verwendete für seine Experimente gut hypnotisierbare Freiwillige, meist Studenten seiner Vorlesungen. Auf dieser Grundlage entwickelte er in den 70er-Jahren des letzten Jahrhunderts seine Neodissoziationstheorie, die sich wieder stark an Janets Psychologie der Dissoziation anlehnte (Hilgard 1973, Hilgard 1986).

»Hilgard betrachtet in diesem Modell die Psyche als ein organisiertes System verschiedener mentaler Strukturen, welche die Wahrnehmungs-, Denk- und Handlungsprozesse steuern. Diese mentalen Subsysteme ähneln in gewisser Weise den ›psychologischen Automatismen‹ Janets. Nach Hilgards Vorstellungen kann jedes dieser Subsysteme unabhängig von den anderen Input und Output regulieren. Gleichzeitig existiert im ›Normalzustand‹ eine Kommunikation der Subsysteme untereinander. Zentral im Gesamtsystem ist dabei eine Struktur, welche die ausführenden Funktionen von Beobachtung und Kontrolle ausübt (sog. »hidden observer«). Diese zentrale Struktur bereitet nach Hilgard die mentale Basis für die Erfahrung eines phänomenalen Bewusstseins und einer willentlichen Kontrolle. Ein Zustand eines ›geteilten Bewusstseins‹ kann nach diesem Modell also dann entstehen, wenn die Funktion dieser zentralen Struktur aufgehoben ist, also die Subsysteme nicht mehr integriert und organisiert sind.« (Rizos 2004, S. 8)

Die drei Grundannahmen von Hilgard noch einmal schlaglichtartig zusammengefasst:

1. Es gibt untergeordnete kognitive Systeme (subordinate cognitive systems), jedes als eine eigene Einheit, Persistenz und Funktionsautonomie. Obwohl diese Systeme miteinander interagieren, können sie doch manchmal auch voneinander isoliert sein (z. B. Autobahnhypnose, Absorption).
2. Es gibt eine hierarchisch aufgebaute Kontrolle, welche die Interaktionen zwischen den Substrukturen organisiert und sicherstellt, dass der Bewusstseinsstrom geordnet fortschreitet (z. B. dass nicht alle Gedanken gleichzeitig losgehen).
3. Es gibt ein »ausführendes Ich« (executive ego), eine alles überwölbende, überwachende und kontrollierende Struktur. Diese zentrale Kontrollstruktur plant, überwacht und steuert die anderen Funktionen.

Operationalisierbar machte Hilgard diese Grundaussagen mit der Untersuchungsmethode des »hidden observer«, in dem er Hypnotisanden instruiert, sich quasi in zwei Personen aufzuspalten, deren Trennung der Hypnotiseur durch eine Berührung an der Schulter signalisiert. Die beiden »Personen« konnten unterschiedliche Informationen aus der Hypnosesitzung wiedergeben. Der »hidden observer« kann dabei als der Teil verstanden werden, der die übergreifende beobachtbare Perspektive in der Hypnosesituation einnimmt. Hilgard nennt ihn »hidden«, weil diese Instanz nur durch die spezielle Instruktionstechnik evident wird. Bei hypnotischen Experimenten, in denen den Probanden durch die hypnotische Instruktion Analgesie suggeriert wurde, war es durch den Hidden-Observer möglich, die volle subjektive Schmerzstärke, z. B. beim Eiswassertest zu ermitteln (siehe dazu Revenstorf 1990).

Nicht verschweigen möchte ich, dass diese Experimente durch Versuche von Spanos et al. (1988) und Zarmansky und Bartis (1985, zit. in

Revenstorf 1990) problematisiert wurden, sodass die Möglichkeit in Betracht gezogen werden muss, dass der Hidden-Oberserver lediglich auf ein Artefakt der Instruktion reduziert werden kann. Dennoch plädiert Revenstorf in seinem Buch »Technik der Hypnose« nachhaltig dafür, die Theorie Hilgards inhaltlich zu erweitern, indem er sie mit Ergebnissen aus anderen Forschungsbereichen verknüpft. Zunächst hebt er hervor, dass die Annahme hierarchischer Strukturen, trotz der Infragestellung der experimentellen Technik des Hidden-Oberservers, ihre Berechtigung hat, da Analogien zu organischen Systemen (endokrine, Immunsystem, ZNS) diese Idee stützen.

Dies alles lässt mich erneut zu dem Schluss kommen, dass es ein hierarchiefreies, quasi basisdemokratisches Modell der Ego-States, wie bei Watkins dargestellt, vermutlich nicht gibt. Auch die Aussage, dass mein Selbst immer nur durch das Ego-State verkörpert wird, welches gerade mit Ich-Energie besetzt ist (mein exekutiver Ich-Zustand), halte ich für problematisch und greift zu kurz. Die Folge davon ist, dass alle anderen Selbstanteile nur noch nachrangig mit sogenannter »Objektbesetzung« besetzt wären – genau wie innere Objekte (d. h. die Repräsentanten äußerer Objekte). Diese theoretische Sicht widerspricht meinem Erleben: Auch wenn jetzt mein »Theoretiker-Selbst« beim Schreiben dieser Zeilen auf dem PC mein aktuelles Selbsterleben bestimmt, so sind mir meine anderen Selbstanteile (so ich sie kenne) voll präsent. Und dieses Erleben meiner anderen Selbstteile ist etwas völlig anderes als das Wissen um ein inneres Objekt (meine Frau, meine Kinder usw.).

Hier zeigt sich, dass Watkins den Schritt von der energieorientierten, triebtheoretischen Ein-Personen-Psychologie eines frühen Freud zur Zwei-Personen-Psychologie eines Michael Balint oder Donald W. Winnicott nicht mitgegangen ist. Er ist, vielleicht durch die Begeisterung für den Schüler von Paul Federn, seinem Lehranalytiker Eduardo Weiss am Psychoanalytischen Institut in Chicago, in einem heute veralteten Verständnis von Psychoanalyse aus der Zeit vor 1921 stecken geblieben und hat die Anpassung des Ego-State-Modells an die Objektbeziehungstheorie verpasst.

In meinem Erleben gibt es ein konsistentes Selbst, welches als Träger meiner Identität unverwechselbare Kontinuität und Kohärenz vermittelt – geschaffen durch die Synthesearbeit des Selbst-Moduls. Es wird ständig neu erzeugt durch das narrative Selbst, den Erzähler, der unablässig »mich selbst« als Bezugspunkt zu den anderen und dem Kontext konstruiert. Auch wenn mein »exekutiver Ich-Zustand« mein Selbstgefühl für den Moment ausmacht, sind mir meine anderen Selbstanteile immer präsent. Diese anderen Teile von mir sind immer auch da, als mögliche alternative Rollen, nur der Ich-Selbst ist immer der Gleiche. Bernd Schmid hat es in seinem Vortrag in Heidelberg 2011 schön auf den Punkt gebracht: »Ich bin immer ich. Und ich bin von allem direkt betroffen und für alles direkt verantwortlich. [...] Ich kann mich zwar an die Botschaften meiner Eltern erinnern, und sicher beeinflussen mich solche noch, aber ich habe nicht das Gefühl, dass das jemand anderes ist als ich. Ich bin immer irgendwie ich selbst, wenn auch in verschiedenen Varianten, mal auf höherem, mal auf niedrigerem Niveau.« (Schmid 2011, S. 3)

Ich vermute, dass die Selbstidentität (Ebenen 3 in Abbildung 6-3) als Metastruktur der Ich-Ebenen mit den Ego-States/Ich-Zuständen überlagert ist und dass Gunther Schmidt mit seiner »Steuernden Instanz«[45] (1999) oder Schultz von Thun mit seinem »Boss« oder »Oberhaupt« zumindest in eingeschränktem Sinn recht haben. Ein Teil dieser Metastruktur, die ich das Selbst-Modul oder das »narrative Selbst« genannt habe und deren Funktion Selbstkontrolle und Introspektion ist, ist der »innere Beobachter« – so wie er von Hilgard konzipiert wurde. Seine Aufgabe ist es, das modulare System der kognitiven Funktionseinheiten (Ich-Zustände) zu überwachen und zu kontrollieren. Für die Handlungsplanung scheinen mir aber andere Teile des Selbst-Moduls verantwortlich zu sein.

Noch ein weiteres Argument spricht für eine hierarchische Beziehung zwischen einer Steuerungsinstanz und den Ich-Zuständen: Komplexe Systeme brauchen übergreifende Steuerungseinheiten, wollen sie nicht im Chaos versinken – das zeigen Befunde aus der Organisationstheorie komplexer Systeme.

Die nächste Frage, die wir uns stellen müssen, lautet: Wer entscheidet, welcher Ich-Zustand die Bühnen betritt und sich durchsetzt, und »wer entscheidet, wer darüber entscheidet«? Wie viel Steuerung ist möglich und wo sitzt diese Steuerung im Gehirn? Vielleicht ist die Steuerungsinstanz, quasi der Vorsitzende der inneren Familie, nichts

45 Schmidt, Gunther (1999). Fortbildung: Selbsthypnose, Selbstmanagement und imaginative Verfahren. Heidelberg.

mehr als ein »Frühstücksdirektor«, der eine Politik verkaufen muss, die er selbst nicht macht – wie wir das schon von Gerhard Roth gehört haben.

8.4 Das Steuerungsselbst – ein neurobiologisches Modell

In dem 2007 erschienenen Buch »Persönlichkeit, Entscheidung und Verhalten« beschreibt der Bremer Philosoph und Hirnforscher Gerhard Roth seine Sicht der vier Ebenen der Persönlichkeit entlang der anatomischen Strukturen des Gehirns. Wir wollen uns nun die vier funktionellen Gehirnebenen ansehen, die als ein komplexes System zu dem beitragen, was die Persönlichkeit eines Menschen ausmachen. Wichtig ist zu wissen, dass Affekte und Emotionen als Erlebniszustände nichts anderes sind als der bewusst gewordene Ausdruck der Tätigkeit des limbischen Systems, das weitgehend unbewusst arbeitet. Eine Übersicht bietet Abbildung 8-3.

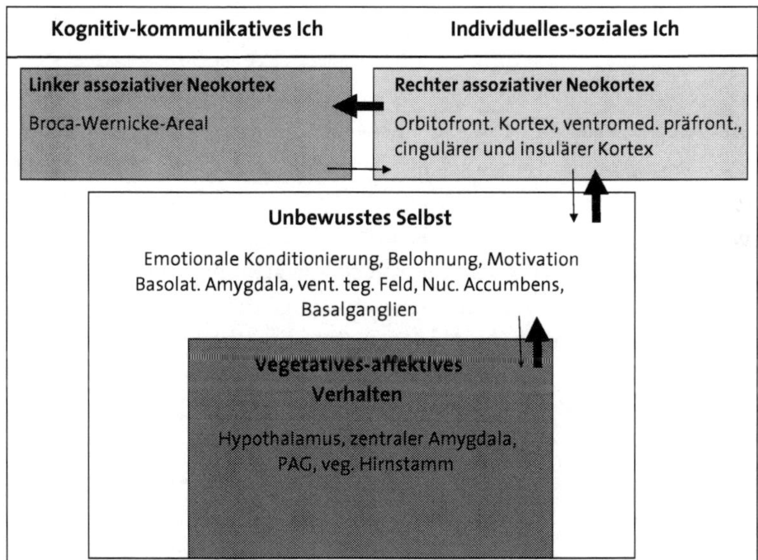

Abbildung 8-3: Das Vier-Ebenen-Modell der Persönlichkeit nach Gerhard Roth

Die untere limbische Ebene des vegetativ-affektiven Verhaltens und die mittlere limbische Ebene der emotionalen Konditionierung, Bewertung und Motivation bilden nach Roth zusammen das »unbewusste Selbst«.

A) Die untere limbische Ebene

Die unterste Ebene nennt Roth die sog. **vegetativ-affektive Ebene;** sie ist die Ebene der unbewusst wirkenden, angeborenen Reaktionen und Antriebe: Schlafen – Wachen, Nahrungsaufnahme, Sexualität, Aggression – Verteidigung – Flucht, Dominanz, Wut usw. Sie umfasst das Gebiet: Hypothalamus – zentrales Höhlengrau – vegetative Zentren des Hirnstamms, aber auch Teile der zentralen Amygdala und Teile des basalen Vorderhirns.

Diese Ebene ist überwiegend genetisch bedingt und macht unser Temperament aus, es ist die grundlegende Triebstruktur eines Menschen im Sinne von Sigmund Freud. Sie ist durch Erfahrung und Erziehung kaum zu beeinflussen, und sie entwickelt sich ab der 7. Schwangerschaftswoche. Die von hier ausgehenden Antriebe und Affekte bilden unser stammesgeschichtliches Erbe, und wir sind über diese untere limbische Ebene mit allen Primaten und allen Säugetieren verbunden.

B) Die mittlere limbische Ebene

Die zweite, darüber gelagerte Ebene ist die Ebene der emotionalen Konditionierungen, auch als mittlere limbische Ebene oder als das »höhere unbewusste Selbst« von G. Roth bezeichnet. Sie ist die Ebene der unbewussten emotionalen Konditionierung: Anbindung elementarer Emotionen (Furcht, Freude, Glück, Verachtung, Ekel, Neugierde, Hoffnung, Enttäuschung und Erwartung) an individuelle Lebensumstände vor allem durch die Amygdala (basolaterale Kerngebiete) – hier lernen wir, vor was wir uns fürchten und in Acht nehmen müssen.

Die Amygdala bekommt über die Sinnesorgane via Thalamus Informationen über Umwelt und Körper und bewertet diese nach »gut« und »schlecht«, nach »positiv« oder »negativ« (die Amygdala ist das Zentrum für emotionale Konditionierung). Interaktionspartner und Gegenspieler ist das »mesolimbische System« ***(Belohnungs- und Motivationssystem)*** mit dem ventralen tegmentalen Areal (VTA), dem Nuc. Accumbens als Hauptbestandteile. Hier erfolgt die Reaktion auf überraschende und neuartige Reize, der Antrieb durch Versprechen von Belohnung (Dopamin) und das Belohnungssystem (hirneigene Opiate).

Diese Ebene macht zusammen mit der ersten Ebene den Kern unserer Persönlichkeit aus, nach Roth ist es das SELBST, d. h. die unbewussten Grundweisen der Interaktion mit uns selbst und unserer persönlichen Umwelt. Diese Ebenen stammen aus der Bindungserfahrung der ersten Jahre. Sie entwickelt sich in den ersten Lebensjahren und ist im Jugend- und Erwachsenenalter nur über starke emotionale Einwirkungen veränderbar.

Diese Ebene bleibt lebenslang egoistisch und egozentrisch und ist das Kleinkind in uns, das ständig fragt: Was nützt mir das?

C) Die obere limbische Ebene

Diese Ebene umfasst die limbischen Areale des Kortex, vor allem prä- und orbitofrontaler, cingulärer und insulärer Kortex. Hier treffen alle Faserbahnen von den limbischen Zentren außerhalb des Kortex ein (subcortikal, vor allem Amygdala und mesolimbisches System) und erzeugt so das Bewusstwerden der Botschaften aus der Tiefe. Von da gehen aber auch Bahnen in die Tiefe, vor allem zur Hemmung und Zügelung von limbischen Strukturen. Dies ist die Ebene des bewussten emotional-sozialen Lernens: Gewinn- und Erfolgsstreben, Anerkennung – Ruhm, Freundschaft, Liebe, soziale Nähe, Hilfsbereitschaft, Moral, Ethik. Es geht um Aufmerksamkeitssteuerung und um das bewusste Gefühlsleben.

Individuell-soziales Ich ist überwiegend im rechten assoziativen Neokortex angesiedelt. Die rechte Hemisphäre ist auch der Ort der emotionalen Gesichtserkennung, d. h. der Ort, der zusammen mit dem Spiegelneuronensystem für Empathie zuständig ist. Negative Emotionen werden mehr in der rechten, positive Emotionen mehr in der linken Hemisphäre verarbeitet. Diese Ebene entwickelt sich in später Kindheit und Jugend. Sie wird wesentlich durch sozial-emotionale Erfahrungen beeinflusst. Sie ist entsprechend nur sozial-emotional veränderbar. Sie ist die Grundlage unserer bewussten, individuellen und sozial vermittelten »Ich-Existenz«. Damit ist diese Ebene auch der »entscheidende Einflussort der Erziehung« (Roth 2007, S. 93).

D) Die vierte Ebene: das kognitiv-kommunikative Ich

Diesen drei beschriebenen limbischen Ebenen steht die Ebene des kognitiv-kommunikativen Ichs gegenüber. Es ist die kognitiv-sprachliche Ebene, die Ebene der bewussten sprachlich-rationalen Kommunikation. Sie ist überwiegend in der linken Hemisphäre angesiedelt. Hier entsteht bewusste Handlungsplanung, Erklärung der Welt, Rechtfertigung des eigenen Verhaltens vor sich selbst und den anderen. In der linken Großhirnrinde finden sich die beiden Sprachzentren und der präfrontale Kortex als Sitz des Arbeitsgedächtnisses, des Verstandes und der Intelligenz.

Das kognitiv-kommunikative Ich entsteht relativ spät und verändert sich ein Leben lang, im Wesentlichen aufgrund sprachlicher Interaktion.

»In der linken Hemisphäre sind auch alle Areale der Großhirnrinde angesiedelt, die das verstandesgeleitete Umgehen mit sich selbst und der Umwelt betreffen, also z. B. die Fähigkeit zum Problemlösen, zum Erkennen von Symbolen einschließlich der Schriftzeichen, zum logischen Denken sowie zur Geometrie und Mathematik.« (Ebd. S. 95)

Die ersten drei limbischen Ebenen beeinflussen sich gegenseitig, wobei die Einwirkungen von unten nach oben stärker sind als die von oben nach unten. Die kognitiv-sprachlich-rationale Ebene (linker Kortex) hat von sich aus keinen Einfluss auf unser Verhalten, sondern immer nur in Verbindung mit den anderen Ebenen. Wer entscheidet, wenn ich entscheide? Üblicherweise wird aufgrund unseres Selbsterlebens das bewusste Ich als »Steuermann« angesehen, aber das ist ein Irrtum, sagt Roth. Unser Verhalten wird entweder völlig oder zum großen Teil von unbewussten Motiven gesteuert, d. h. den tiefer gelegenen limbischen Ebenen. Das Bewusstsein hat nur eine beratende, aber keine entscheidende Funktion.

Es wäre aber falsch, das virtuelle Selbstmodell, wie ich es beschrieben habe, nur als ein beiläufiges Epiphänomen des Geistes anzusehen, als ein wirkungsloses Nebenprodukt von unbewussten Hirnprozessen, die unkontrollierbar in den Tiefen der unteren limbischen Ebene ablaufen. Es ist nach meiner Überzeugung ein Netzwerk verschiedener Funktionen, die zum Selbst-Modul zusammengeschlossen werden und die das simulieren, was wir als unsere Erlebniswelt erfahren oder auch unsere innere und auch äußere Wirklichkeit nennen. Das, was mich als Selbst ausmacht, ist ein virtueller Bezugspunkt in diesem System – es schafft die Illusion, dass ich es bin, der diesen Körper besitzt, die Hand bewegt, der Autor meiner Gedanken bin und die Kaffeetasse vor mir wahrnimmt. Wie ist dieser Mittelpunkt meines Bewusstseinsraumes, den wir aus der Ersten-Person-Perspektive »Ich oder Ich-Selbst« nenne – unsere subjektive Empfindung des ICHS –, beschaffen? Ich hatte die Vermutung geäußert, dass im Gehirn mehrere Hirnareale zu einem Selbst-Netzwerk zusammengeschaltet werden, um eine Online-Simulation »Ich in der Welt« in Echtzeit zur Verfügung zu stellen, um die innere und äußere Anpassung zu optimieren. Welche Grundfunktionen des Ichbewusstseins, die zusammen mit erworbenen Schemata (Ich-Zustände) die neuropsychologischen Matrix bilden, werden hier für das Erleben eines phänomenalen Selbstbewusstseins zusammengeschaltet?

Die unterscheidbaren Dimensionen unseres virtuellen Mittelpunktes könnten sein: (1) die Gewissheit, einen eigenen Körper zu haben, der von der Umwelt als getrennt erlebt wird, (2) die Überzeugung, der Verursacher meiner Handlungen, Gedanken und Gefühle zu sein, (3) meine Verankerung in der Zeit durch das autobiografische Gedächtnis und (4) die Fähigkeit zur Selbstreflexion mit der Funktion des »inneren Beobachters« und der Sprache. Der letzte Punkt ist identisch mit Gerhard Roths »Interpretations-Ich«, über das er schreibt: »Das bewusste, sprachliche Ich hat die Aufgabe, die eigenen Handlungen vor sich selbst und insbesondere vor der sozialen Umwelt zu einer plausiblen Einheit zusammenzufügen, und zwar gleichgültig, ob die gelieferten Erklärungen auch den Tatsachen entsprechen.« (Roth 2007, S. 339)

All das zusammen erzeugt meine innere (trügerische) Gewissheit: Ich bin der »Ich-Sager«, der Autor meiner Gedanken und das Zentrum meines Bewusstseins. All das zusammen wird als die »steuernde Instanz«, das »Erwachsenen-Selbst« und das »Kern-Selbst« an der Spitze unseres Selbstsystems erlebt – ein neuronales Netzwerk von unterscheidbaren Funktionen, die den Ich-Zuständen/Ego-States als Träger von Bewältigungsmustern gemachter Lebenserfahrungen übergeordnet ist. Nun sind wir wieder bei der Frage des Verhältnisses zwischen dem Selbst und den Teilen angelangt. Auch wenn der Einfluss durch die logisch-rationalen Denk- und Bewertungsoperationen des Selbst-Moduls im PFC als nicht allzu groß eingeschätzt wird und im limbischen Emotionsgedächtnis von den Hirnforschern (und Analytikern) die eigentliche Chefetage des Gehirns gesehen wird, so erwerbe ich durch meine Sozialisation dennoch einen gewissen Grad an Kontrolle und Steuerung der unwillkürlichen Abläufe. Wie wir gesehen haben, sind neben dem Beobachten auch Erklären und Bewerten Teile der Arbeitsplatzbeschreibung des Beobachters im Sinne der Kybernetik Zweiter Ordnung. Das Beobachten, um Unterschiede wahrzunehmen, die dann zu Informationen werden, ist eine Grundbedingung unserer Existenz. Könnte ich nicht beobachten, dann gäbe es mich als ein Selbst in der Welt gar nicht. Erleben in den Rollenerfahrungen der Ich-Zustände der 1. Ebene (Erste Person), ist mit dem Beobachten und reflexiven Denken der 3. Ebene (Dritte Person) in jedem Moment dialektisch verknüpft.

9. Die Entstehung traumatischer Ich-Zustände

9.1 Die Geschichte von Paula

Als Paula eines Tages wieder von einem schweren bulimischen Anfall berichtete, schlug ich ihr vor, mit dem Teil in ihr zu arbeiten, der gestern so viel gegessen und erbrochen hatte. Sie selbst konnte den Rückfall nicht verstehen, war es ihr doch in den letzten Wochen zunehmend besser gegangen.

Nach Einleitung einer formellen Trance bitte ich die Patientin, sich noch einmal zu vergewissern, dass der innere sichere Ort für sie gut erreichbar sei, dass sie Zugang zu den Ressourcen und inneren Helfern habe und verankere die Bilder.

Therapeut: »Ich möchte den Teil von Paula, der weiß, warum sie gestern zu viel gegessen und erbrochen hat, bitten, herauszukommen und durch Paulas Mund mit mir zu sprechen. Wenn du da bist, kannst du einfach sagen ›Ich bin da‹ oder etwas Ähnliches, das dir besser gefällt.«

Patientin als Paula (motzig, aggressiv): »Jaaa … ich bin da.«

Therapeut: »Danke, dass du gekommen bist … kennen wir uns?«

Patientin: »Nein … ich bin ›Fighter‹.«

Therapeut: »Hallo ›Fighter‹ … was ist gestern passiert?«

Patientin: »Ich finde es ekelig … mir ist echt zum Kotzen.«

Therapeut: »Wie meinst du das?«

Patientin: »Sie hat sich anfassen lassen von dem Typ.«

Therapeut: »Von wem sprichst du?«

Patientin: »Ihrem neuen Typen … dem Peter … diesem Schleimer«.

Therapeut: »Du magst ihn nicht.«

Patientin: »Nö … es ist immer das Gleiche … sie schleppt die Typen nach Hause ins Bett … und dann tun sie ihr weh … ich finde die Alte zum Kotzen … erst wirft sie sich ihnen an den Hals, und dann nützen sie sie aus.«

Therapeut: »Du kennst das? … Wann bist du im Leben von Paula entstanden?«

Patientin: »Als der blöde Erzieher im Heim sie missbraucht hat … damals als sie 14 Jahre alt war … dem hat sie auch vertraut und alles mit sich machen lassen … sie hat nicht begriffen … Männer sind Scheiße!«

Therapeut: »Kann ich was für dich tun, damit es dir besser geht?«

Patientin: »Fuck you!«

9.2 Die Strukturelle Dissoziation, die Entstehung der inneren traumatischen Anteile und die therapeutischen Konsequenzen

Die Theorie der Strukturellen Dissoziation, die von Ellert Nijenhuis, Onno van der Hart und Kathy Steele[46] in den letzten Jahren vorgelegt wurde, gilt heute unter Traumatherapeuten als die Metatheorie zum Verständnis der Auswirkungen traumatischer Erfahrungen. Damit geht auch eine zunehmende Anerkennung des qualitativen, diskontinuierlichen Erklärungsmodells der Dissoziation einher und die Aufgabe des Differenzierungs-Dissoziations-Kontinuums von John und Helen Watkins (siehe dazu Kapitel 5, S. 122). Die Theorie der Strukturellen Dissoziation beschreibt Aufspaltungsvorgänge im Bereich einer pathologischen Dissoziation unter traumatischem Stress, ohne damit etwas über die normale Differenzierung behaupten zu wollen – für Nijenhuis et al. gehören Alltagstrancephänomene wie Absorption, Autobahntrance usw. in eine andere Kategorie.

Die Autoren van der Hart, Nijenhuis und Steele gehen von zwei basalen Beobachtungen aus:

- Eine Reihe traumatisierter Menschen kann zwischen dem Wiedererleben der traumatischen Situation und einem Zustand, in dem die Traumatisierung und seine emotionalen Folgen relativ fern und wenig bedeutungsvoll erscheinen, unterscheiden.
- Es handelt sich dabei nicht nur um zwei mentale Zustände, sondern um eine Reihe oder einen Cluster von Zuständen.

---

46 Eine gute Übersicht bietet das Buch: van der Hart, O.; Nijenhuis, E.; Steele, K. (2008). Das verfolgte Selbst. Paderborn: Junfermann Verlag.

In ihren Arbeiten verbinden die Autoren die Fähigkeit zur Distanzierung vom Trauma und das plötzliche Wiedererleben der Traumatisierung mit der Theorie angeborener Handlungssysteme (action system) zur Steuerung unserer Anpassungsfähigkeit zum Überleben in der Umwelt.

»Handlungssysteme kontrollieren eine Reihe von Funktionen, aber einige sind komplexer als andere. Das Wiedererleben von Traumata steht in Verbindung mit dem angeborenen und in der Evolution ausgebildeten Verteidigungssystem, welches durch ernste Bedrohung aktiviert wird, vor allem Bedrohung der Integrität des Körpers. Wie jedes komplexe System besteht es aus verschiedenen Untersystemen, zu nennen sind Flucht, Totstellen, Kampf. Die Distanzierung vom Trauma ist nach unserer Ansicht mit verschiedenen Handlungssystemen (Panksepp 1998), z. B. mit denen, die das Funktionieren im Alltag kontrollieren (z. B. Erkundung der Umgebung, Kontrolle des Energiehaushaltes), und denen, die das Überleben der Art absichern (Reproduktion, Bindung mit und Sorge für den Nachwuchs), eng verbunden.« (Nijenhuis et al. 2004 b, S. 2)

Nijenhuis et al. gehen davon aus, dass ernsthafte Bedrohung zu einer Strukturellen Dissoziation der prämorbiden Persönlichkeit führt, primär zwischen dem Verteidigungssystem auf der einen Seite und dem System auf der anderen Seite, welches in die Organisation des täglichen Lebens und dem Überleben der Art involviert ist. Diese beiden Ich-Zustände oder Persönlichkeitsanteile werden ANP (apparently normal part of the personality; dt.: anscheinend normaler Persönlichkeitsanteil) und EP (emotional part of the personality; dt.: emotionaler Persönlichkeitsanteil) genannt entsprechend einem Vorschlag von C. S. Myers (1940) aufgrund von Beobachtungen von Traumatisierung im Ersten Weltkrieg. Myers beschreibt bei akut traumatisierten Frontkämpfern (shell shock) einen Wechsel zwischen einer sogenannten emotional personality (EP), die an das Trauma und die damit assoziierten Erlebnisse fixiert bleibt, und einem von ihm als apparently normal personality (ANP) bezeichneten Anteil, der in einer phobischen Vermeidung der Erinnerung an das Trauma verharrt mit einem Gefühl des Losgelöstseins, der Erstarrung und Amnesie für das Trauma. Der ANP sollte nicht als »gesunder Anteil« missverstanden werden, denn es handelt sich auch hier um ein spezielles Überlebensmuster mit sehr eingeschränktem Handlungsspielraum, meist ohne authentische Spontaneität und Lebensfreude. Betroffene mit »funktionierendem« ANP empfinden ihren Alltag oft als durchgängig anstrengend; nicht selten klagen sie gewohnheitsmäßig: »Das Leben ist hart.« Oder: »Der Sinn des Lebens scheint ja sowieso darin zu bestehen, es hinter sich zu bringen!« Je nach den individuellen Lebensumständen (Trauma-Erfahrungen, zeitnahe Kompensationsmöglichkeiten bzw. weitere Lebensentwicklung) sind EPs und ANP mehr oder weniger gut ausdifferenziert und verfügen über ein unterschiedliches Potenzial.

Die Theorie der Strukturellen Dissoziation umfasst drei Stufen der Aufspaltung des ganzheitlichen Erlebens. Sie sollen nun ausführlicher dargestellt werden – Quelle ist das 2008 erschienene Buch »Das verfolgte Selbst«. Einen ersten Überblick bietet die Abbildung 9-1.

9.2.1 Primäre Strukturelle Dissoziation der Persönlichkeit

Sie ist die einfachste dissoziative Teilung der Persönlichkeit nach einer traumatischen Stresserfahrung. Der ANP macht bei der primären Dissoziation den größten Teil der Persönlichkeit aus, im EP sind nur die nicht integrierten traumatischen Erlebnisse abgespeichert. Der ANP erinnert meist an die prätraumatische Persönlichkeit, in anderen Fällen kann sich die posttraumatische Alltagspersönlichkeit stark unterscheiden. Das hängt mit der *mentalen Effizienz* (S. 66 f.) des Traumatisierten, seinem mentalen Niveau zusammen. Je geringer die mentale Effizienz[47] einer Person, d. h. je geringer ihre Fähigkeit, die Handlungssysteme zu organisieren, umso mehr neigt sie zu Ersatzhandlungen. Der Patient als ANP vermeidet bewusst alle Reize, die mit traumatischen Erinnerungen zusammenhängen – der ANP ist traumaphobisch. Zu diesem Fluchtverhalten nutzt der ANP: Amnesie, Anästhesien, emotionale Konstriktion. Bei hoher mentaler Effizienz schafft es der ANP, relativ normal zu leben und den EP im Verborgenen zu belassen. Die primäre Strukturelle Dissoziation ist meist Folge einer Typ-1-Traumatisierung mit Ausbildung einer Akuten Belastungsreaktion (F43.0 nach ICD-10) oder einer einfachen Posttraumatischen Belastungsstörung PTBS (F43.1 nach ICD-10).

Bei den Handlungssystemen, die den ANP vermitteln, geht es pri-

[47] Gemeint ist: entscheidend ist der Grad neurotischer Gestörtheit vor der Traumaerfahrung.

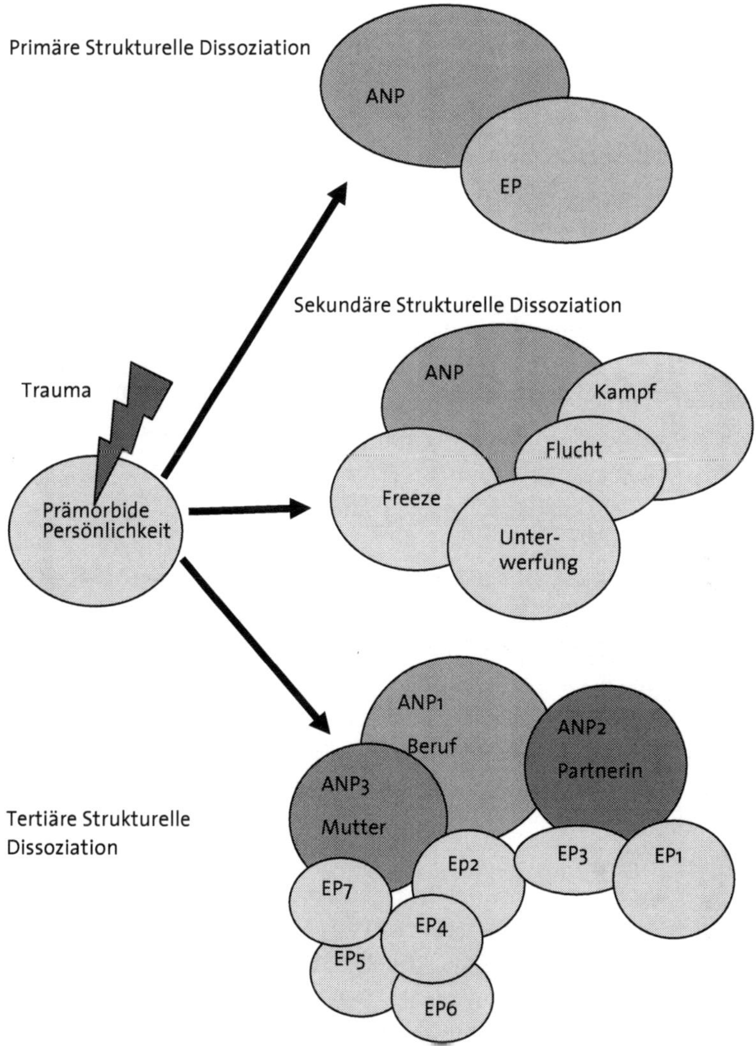

Abbildung 9-1: Die Strukturelle Dissoziation

mär um Annäherung an attraktive Reize. Diese Handlungssysteme sind:

- Erforschung der Umgebung
- Spiel
- Energiemanagement (Schlafen und Essen)

- Bindung (dies ist zentral!!)
- Fortpflanzung und Sexualität und
- Fürsorge.

Die Handlungssysteme, die den EP vermitteln: Bei der primären Dissoziation sind die EPs auf verschiedene Subsysteme des Handlungssystems (körperliche) Verteidigung fixiert zur Vermeidung aversiver Reize. Die mentale Effizienz im EP ist eingeschränkter, Traumatisierte in Ich-Zuständen als EP fühlen sich oft ängstlich, wütend, beschämt, verzweifelt und angeekelt – für sie ist das Ereignis nicht vorüber, sondern Gegenwart. EPs fokussieren häufig auf Angst vor Bindungsverlust und auf Quellen realer oder potenzieller Gefahr. Defensivhandlungen wie Kampf oder Unterwerfung können sich ständig wiederholen. Häufig Fixierung auf ein bestimmtes Handlungssystem (Verteidigung) und dabei vor allem auf das Subsystem: Flucht.

Erfahrungen in der Teile-Therapie mit dem Traumatisierten als ANP
Wenn wir in der Teile-Arbeit Kontakt zu dem inneren Selbstanteil aufnehmen, der für den ANP bei der primären Dissoziation steht, dann findet sich gehäuft ein ANP-State mit Problemen der Affektregulation mit einem Schwanken zwischen Hypo- und Hyperarousal (siehe dazu van der Hart et al. 2008, S. 68 ff.), oder dieser Teil berichtet, er leide an Plus-Symptomen wie Intrusionen (Flashbacks, Körpererinnerungen und Albträumen).

Erfahrungen in der Teile-Therapie mit dem Traumatisierten als EP
Beim Interview mit den Trauma-EP als Ich-Zustand sehen wir meist eine gesamte Reinszenierung des Traumas und nicht nur Bruchstücke wie beim Kontakt mit dem ANP. Starke Emotionen prägen das »Selbstgefühl« des EP, wenn er als Ich-Zustand organisiert ist. »Das subjektive *Ich*, das das traumatische Ereignisse (wieder-)erlebt, unterscheidet sich stark vom *Ich* unseres Alltags.« (Ebd., S. 72) Nach Reaktivierung wird das State häufig in einen physiologischen Zustand von Hypo- und Hyperarousal versetzt und durchlebt Katastrophenüberzeugungen (»Ich sterbe«), heftige Traumaemotionen und neigt zu Verteidigungshandlungen. Diese sind: Davonlaufen, Abwehr eines Angriffs und/oder Erstarrung. Das EP-State kann über Albträume in den ANP-State eindringen. Weitere Symptome sind Hypoarousal,

emotionale und körperliche Betäubung, verringerte Schmerzwahrnehmung.

Beziehung zwischen ANP-Ego-State und EP-Ego-State
Die zentrale Beziehung ist die Vermeidung der Realisation von traumatischen Erlebnissen – das sind Konditionierungseffekte, die als Überlebensstrategie primär sinnvoll sind. Die Vermeidungsstrategien des ANP können sehr extrem, starr und unbewusst werden, sodass der Alltag des Opfers stark beeinträchtigt wirkt. Einige dieser Vermeidungsstrategien beinhalten Verhaltensweisen wie Selbstschädigung, Substanzmissbrauch und Ausblenden äußerer Signale, die an Trauma erinnern. ANP-States können es nicht ertragen, sich als schwachen EP zu sehen, sie hassen sich dafür und ekeln sich vor sich selbst. Deshalb ist es für viele Patienten sehr schwer, sich als innere verletzte und bedürftige Kinder in den Arm zu nehmen und zu beeltern.

Zusammenfassung und Therapieziel
Bei der primären Dissoziation gibt es einen erlebenden und beobachtenden Ich-Anteil – ein EP und ein ANP. Dies finden wir vor allem bei akuten Belastungsreaktionen und einfachen traumatischen Belastungsstörungen.

»ANP und EP müssen letztendlich in eine Gesamtpersönlichkeit integriert werden, was dazu führt, dass der ANP das Geschehen realisiert und der EP den Abschluss der traumatischen Erlebnisse realisiert.« (Ebd., S. 79)

Ein Beispiel aus der Praxis:

Herr M. hat eine Massenkarambolage auf der Autobahn im dichtem Nebel mit einigen Blessuren überlebt und entwickelt nach 3 Monaten das Vollbild einer PTBS. Er berichtet mir, dass er zwar nicht wieder der »Alte« sei wie vor dem Unfall, aber doch ganz gut »funktioniere«. Er ginge zur Arbeit, versuche, dem Sohn bei Mathe in der Schule zu helfen, aber fühle sich insgesamt eher antriebslos, lustlos und zeige wenig Interesse am Familienleben und neige weiterhin zu Schlafstörungen. Diese Seite würden wir den ANP von Herrn M. nennen, den anscheinend normalen Teil der Persönlichkeit, der für den Alltag zuständig ist. Manchmal aber sei er »wie mittendrin im Chaos der Unfallszene«, als passiere es gerade jetzt und er erlebe wieder Todesangst, absolute Hilflosigkeit und Verlust der Kontrolle über seinen Körper. Dieser EP-Zustand –

emotionaler Teil der Persönlichkeit – werde durch Bilder von Unfällen im Fernsehen, durch den Anblick eines Polizeiautos mit Blaulicht oder dem Geruch von Benzin beim Tanken ausgelöst.

9.2.2 Sekundäre Strukturelle Dissoziation der Persönlichkeit

Bei der sekundären Strukturellen Dissoziation bleibt ein ANP als Alltagspersönlichkeit erhalten, aber die EPs differenzieren sich entlang primärer Traumaaffekte zu unterschiedlichen Empfindungs- und Verhaltensmustern, die dann später im Leben in bestimmten Situationen dominant werden. Im Laufe der Zeit differenzieren diese Muster zu prototypischen Repräsentanzen mit persönlichkeitsähnlichen Merkmalen. Häufig vorkommende funktionelle Anteile (Subsysteme-Parts – Ego-States) sind Erfahrungs- und Beziehungsnetzwerke, die sich als Ego-States[48] um folgende Affekte im Laufe der Sozialisation gebildet haben:

- Einfrieren/Analgesie (Schmerzunempfindlichkeit)
- Angst und Fluchtimpuls
- Hass und Kampfimpuls
- Verzweiflung und Unterwerfung
- Gefühllosigkeit (Anästhesie)
- Rückzug und (Wund-)Pflege.

Möglich ist auch die dissoziative Aufteilung der EPs in einen erlebenden und einen beobachtenden Anteil (kühler Beobachter). Meiner Erfahrung nach ist es weiter wichtig, auf Parts in unterschiedlichem Entwicklungsalter zu achten – deren Empfindungs- und Verhaltensrepertoire demjenigen von Kleinkindern, Kindern, Jugendlichen oder Erwachsenen entspricht.

Die sekundäre Strukturelle Dissoziation findet sich vorrangig bei Betroffenen mit K-PTBS (Komplexer Posttraumatischer Belastungsstörung/DESNOS) und Borderline-Syndrom. In der Teile-Therapie gelingt es meist, die bei der K-PTBS vom Patienten beklagten Symptome entsprechend strukturell etablierten dissoziativen Parts/Ego-States zuzuordnen.

---

48 Der Begriff Ego-States wird von Nijenhuis et al. in diesem Zusammenhang verwendet.

Ein Beispiel aus der Praxis:

Die 32-jährige Lisa K. kommt wegen einer bulimischen Essstörung und selbstverletzendem Verhalten in Psychotherapie. Aus der Lebensgeschichte wird deutlich, dass Frau K. in ihrem Elternhaus eine Bindungstraumatisierung und psychische wie physische Gewalt zwischen dem 4. und 9. Lebensjahr erlebt hat. Sie fühlte sich als Kind von Anfang an nicht geborgen (Sei-nicht-Botschaft), lernte keine sicheren Bindungsmuster und erlebte mehrfache Wechsel der Bezugspersonen, weil die Mutter als Alleinerziehende schon nach sechs Monaten wieder arbeiten gehen musste. Die Mutter empfand Lisa als eine Zumutung, am besten für alle wäre gewesen, so sagte sie immer wieder, sie wäre erst gar nicht auf die Welt gekommen. Als Lisa sechs Jahre alt war, zog ein Stiefvater zur Familie, und es kam zu körperlicher wie sexueller Gewalt. Als Lisa klein war, dachte sie, sie sei »ein böses Kind« und völlig überflüssig und es sei richtig, so vom Stiefvater misshandelt zu werden, weil sie es verdient habe.

Als Frau K. zu mir in die Therapie kam, war die innere Stimme des Introjekts des »bösen Kindes« der Kindheit in den letzten Jahren immer lauter, gnadenloser und zerstörerischer geworden – Frau K. hat das Gefühl, ein Monster wüte in ihr. Auf der inneren Landkarte finden sich noch andere Ego-States: ein ängstliches, schreckhaftes Inneres Kind, welches ständig auf der Flucht ist (EP = Aktionssystem Flucht), ein Selbst-Anteil mit massiven Wutanfällen und dem Gefühl, »immer um mein Leben kämpfen zu müssen« (EP aus dem Aktionssystem Kampf entstanden), und ein hilflos-unterwürfiges Kind mit Phasen der Depression und dem Gedanken: »Ich gebe auf, es ist alles zu spät« (EP aus dem Aktionssystem Unterwerfung). Daneben aber auch einige Selbst-Anteile mit innerer Stärke, Überlebenswillen und vielen Ressourcen. Das Tagesgeschäft wurde von einem ANP gesteuert, welcher Frau K. eine Halbtagsstelle bei der Bank ermöglichte, sowie die Organisation ihres zurückgezogenen Junggesellinnenlebens.

Sekundäre Strukturelle Dissoziation entsteht durch:

1) *Kindheitstrauma:* nach chronischem Missbrauch, Vernachlässigung und Misshandlung. Durch diese schweren Traumen kommt es zu massiver Dissoziation als einer Überlebensstrategie des Opfers. Die EPs der sekundären Strukturellen Dissoziation sind (1) auf traumatische Erlebnisse fixiert und (2) dringen mit reaktivierten trauma-

tischen Erinnerungen, mit Gefühlen, sensorischen Wahrnehmungen und mit stark traumabedingten dysfunktionalen Kognitionen ins ANP ein. Viele EPs, die durch chronischen Missbrauch, Vernachlässigung und Misshandlung entstanden sind, weisen unsichere Bindungsmuster auf, und wenn sie in den ANP eindringen, dann entstehen die typischen desorientiert/desorganisierten Bindungsmuster.

2) *Erwachsenentrauma:* entsteht, wenn Trauma über längere Zeit und wiederholt stattgefunden hat – z. B. Krieg, Folter, KZ-Aufenthalt usw.

Die Herausbildung der Parts bei der sekundären Strukturellen Dissoziation ist ein sehr komplexer Vorgang. Die einfachste Form ist ein ANP und zwei EPs, eines davon

- das »**erlebende EP**« und
- das andere das »**beobachtende EP**[49]«.

Weitere Aufteilung in EPs, mit unterschiedlichen Namen, Alter und Geschlecht – alles, was wir aus der Teile-Theorie kennen. Die in der Kindheit entstandenen EPs sind in der Regel komplexer und autonomer als die in der Erwachsenenzeit entstandenen primären Strukturellen Dissoziation. Das Verhalten der EPs in der Gegenwart ist für den traumatisierten Menschen dysfunktional – d. h., das, was damals hilfreich war, ist heute für die Entwicklung eher hinderlich. Die zentralen Handlungstendenzen der EPs werden durch defensive Handlungssubsysteme gelenkt, die anhaltend der Meinung sind, eine körperliche Bedrohung von außen wahrzunehmen – eine Art kognitive Dissonanz, die den Kontext wie ein extrem scharf eingestellter Alarmmelder nach einem »worst case szenario« abscannt. So setzen sich meist nicht die Handlungssysteme des Alltags durch (Bindungssuche, Neugier usw.) – sondern das Thema Flucht, Kampf und Unterwerfung ist dominant. Daneben finden sich überwältigende Gefühle wie Verzweiflung, Wut, Scham und kindliche Bedürfnisse nach Fürsorge und Schutz.

Jedes EP, welches sich im Laufe der Entwicklung nach dem Trauma zu einem Ego-State/Ich-Zustand/Part weiterentwickelt, zeigt folgende Details:

---

[49] Dieses »beobachtende EP« nach Nijenhuis muss vom »inneren Beobachter« nach Hilgard unterschieden werden.

- ein bestimmtes, dem tierischen Verteidigungsverhalten ähnelndes Defensivsystem kann es modellieren,
- eine eigene Art unsicherer Bindung beinhalten,
- bestimmte mentale defensive Handlungstendenzen nutzen (das kann auch die Identifikation mit den Aggressor sein!),
- auf einen bestimmten Augenblick des traumatischen Erlebens fixiert sein.

Wie ist der ANP gebaut?

Bei früher Traumatisierung im Leben eines Menschen hat der ANP von Beginn an eine dysfunktionale Bewältigungsstrategie. Da er nichts anderes kennt, kann der erwachsene ANP in der Therapie das nicht erkennen – anders als beim ANP der primären Strukturellen Dissoziation, denn da gab es ja ein Leben *vor* dem Trauma.

Handlungssysteme, die für Energieregulation und soziales Engagement (Soziabilität) zuständig sind, sind häufig mit dem Thema »Essensaufnahme oder Verweigerung« verbunden. Kommt es beim Abendessen in diesen gewalttätigen Familien viel zu Streit, ist dieses Thema häufig massiv gestört: Erwachsene Patienten klagen, dass sie nicht im Beisein anderer in einem Restaurant essen können, oder die Nahrungsaufnahme ist bulimisch oder anorektisch gestört. Auch das Handlungssystem Sexualität und Bindung kann massiv beeinträchtigt sein. Das nach außen gezeigte fürsorgliche, versorgende Verhalten des ANP kann ein extremes Maß annehmen; das geschieht meist dann, wenn das Kind gelernt hatte, gegenüber dem Missbraucher fürsorglich zu sein, um ein Stück Steuerung im Missbrauchskontext zu behalten. Die Folge davon ist die Schwierigkeit, Nein zu sagen oder sich abzugrenzen, was einen Klinikaufenthalt für viele dieser Traumapatienten wegen der ständigen Versuchung zur »Empathie für andere« zum Dauerstress macht.

Aus meiner klinischen Erfahrung könnte man diese Patienten im ANP-Modus wie folgt beschreiben:

- Probleme mit dem Essen (z. B. meist Hyperphagie oder Bulimie)
- Probleme, in Anwesenheit anderer zu essen
- Vermeiden jeden sexuellen Kontakts oder
- promiskuitiv durch frühe Sexualisierung
- gehemmter Forscherdrang, »Gefühl: ich bin dumm«
- niedriger Selbstwert

- übertriebene Fürsorge für andere
- massive Probleme, anderen Grenzen zu setzen
- massive Bindungsstörung – meist Typ D nach Ainsworth.

Wie sind die EPs gebaut?
Maßgeblich ist das defensive Handlungssystem der Säugetiere zur Verteidigung (Flucht, Kampf, Unterwerfung), welches hier die Ausbildung der inneren Anteile prägt.

Die EPs oder Ego-States:
- Einige Teile können auf bestimmte Aspekte der traumatischen Erinnerung fixiert sein.
- Einige Teile können sich auf mentale Abwehrmechanismen konzentrieren, damit die traumatische Erinnerung sich nicht realisiert.

EPs, die das Trauma in sich aufgenommen haben, tragen pathogene Kerne oder Hot-Spots in sich. Die meisten orientieren sich, wie gesagt, an den Subsystemen von Flucht, Kampf, Unterwerfung oder Erstarrung.

Dissoziierte Persönlichkeitsanteile und dysfunktionale mentale defensive Handlungstendenzen
Die aus den primären Traumaaffekten sich bildenden Parts/Ego-States/Ich-Zustände repräsentieren verschiedene mentale defensive Handlungstendenzen – von normal bis primitiv und auch pathologisch. »Diese mentalen defensiven Handlungstendenzen ähneln erstaunlich den physischen Verteidigungsreaktionen von Säugetieren auf körperliche Bedrohung, weil sie verschiedene Formen von Hyperarousal, Erstarrung, Flucht, Kampf und Unterwerfung (Kollaps) zeigten.« (van der Hart 2008, S. 87) Sie können zum Beispiel Projektionen und Identifikationen mit dem Aggressor beinhalten, die dann die EPs mit Kampfstrategien wie Wut und Hass aufladen.

»Dysfunktionale defensive mentale Handlungstendenzen sind *Versuche,* sich vor weiteren relationalen Traumatisierungen und vor überwältigenden inneren Zuständen zu schützen, wenn die Betreffenden nicht über adäquate Bewältigungsfähigkeiten verfügen.« (Ebd., S. 87, Hervorhebung im Original) Letztlich sind sie aber dysfunktional und verschlechtern die Beziehungsprobleme weiter.

Zur parallelen und sequenziellen Dissoziation

Im Konzept der Strukturellen Dissoziation bedeutet *parallele Dissoziation*, dass mehrere ESTs einen Zeitpunkt eines Traumas mit unterschiedlichen Aspekten des Geschehens synchron abspeichern. Zum Beispiel beinhaltete EP1 den Missbrauch durch den Vater ohne Geräusche und EP2 mit Geräuschen. Die einfachste denkbare Form paralleler Dissoziation ist die Teilung zwischen einem EP, der das Trauma auf sensumotorischer und affektiver Ebene erlebt (= erlebender EP), und in einem beobachtenden Persönlichkeitsanteil, welcher subjektiv das Gefühl hat, außerhalb des Körpers zu sein und alles zu beobachten. Hier könnte eine Verbindung zum »hidden observer« und zum inneren Beobachter bestehen, obwohl das nicht das Gleiche ist – die Ursprünge der Entstehung könnten vielleicht sehr ähnlich sein, meinen die Autoren. (Ebd., S. 91)

Eine *sequenzielle Dissoziation* bedeutet, dass durch verschiedene EPs die zeitliche Aufeinanderfolge des Traumas sequenziell abgespeichert wird, der Traumafilm auf verschiedene EPs als »aufeinanderfolgende Episoden eines Traumas« verteilt wird.

Ein Beispiel:

> Hans wird geprügelt. Das erste EP ist durch den Mechanismus der Erstarrung geprägt (freeze), und ein anderes EP spürt die reaktive Wut und will am liebsten den Täter anbrüllen (Kampf). Werden die Schmerzen immer unerträglicher, dann kommt die EP-Anästhesie auf die Bühne, um die Schmerzen nicht mehr spüren zu müssen, und wenn es weitergeht, folgt die totale Unterwerfung (submit), und das EP wartet, dass es aufhört. Dieser EP wird nach dem Trauma müde, und ein neues EP tritt auf und veranlasst, dass Hans sich einrollt, im Schrank Schutz sucht und schläft (Erholung). Bei ganz schlimmen Schmerzereignissen kann ein ganz schnelles Switchen zwischen den States passieren. Die parallele und sequenzielle Dissoziation können kombiniert sein.

Zusammenfassung

Die sekundäre Dissoziation entsteht durch sehr langes Einwirken von Traumata in der Kindheit, oder es werden bei einem späteren Trauma frühere Traumata mit aktiviert – dies nennen wir eine komplexe traumatische Belastungsstörung oder kPTBS. Auch viele Patienten mit Borderline-Symptomatik auf dem Boden einer Traumagenese (plus angeborener Affekt- und Impulsregulationsstörung) sind hier einzuordnen. Vor allem bei Letzteren finden wir intensive Affektzustände wie generalisierte Angst, Panik, Wut, Depression und zum anderen Ausbildung von Ego-States in der weiteren Entwicklung im Sinne eines Alltags-Ichs und mehrerer EPs.

Wir finden bei der sekundären Dissoziation nach Michaela Huber[50] zwei unterscheidbare Dinge, die bei der Borderline-Störung besonders akzentuiert hervortreten.

1. Intensive Affektzustände:

- Patienten mit ausgeprägter generalisierter Angst und Panik, was aufgrund des Aktionssystems **Flucht** verstehbar wird.
- Patienten mit massiven Wutanfällen, mit dem Gefühl, »ich muss immer um mein Leben kämpfen«, was aus dem Aktionssystem **Kampf** entsteht.
- »Ich gebe auf, es ist alles zu spät«; dabei können sich massive Depressionen entwickeln; dieser Affekt kommt aus dem Aktionssystem **Unterwerfung.**

2. Ausbildung von Ego-States:

Diese genannten Gefühle, die einzeln oder im Wechsel auftreten können, entwickeln sich zu Ich-Zuständen weiter, wobei verschiedene Teilerfahrungen für »bedürftig-sein«, »wütend-sein« usw. bei der Borderline-Störung zu prototypischen Selbstanteilen zusammengebunden werden. Dazu kommt eine Art »Symptomtrance«, wie Michaela Huber das nennt: die fixe Idee zu denken, »ich bewältige etwas, wenn ich schneide … oder zu viel esse … oder brennen usw.« Dies alles zusammen sind die Zustände der Ego-States. Daneben gibt es ein Alltags-Ich, welches für Bindungen, Fürsorge, Exploration, Energieversorgung zuständig ist und dies auch im Alltag umsetzen kann. Siehe dazu noch einmal das Fallbeispiel von Frau Lisa K. auf Seite 227.

9.2.3 Tertiäre Strukturelle Dissoziation der Persönlichkeit

Alle in diesem Bereich Tätigen sind sich heute darin einig, dass eine »multiple Persönlichkeit« nur entstehen kann, wenn massive Bindungs-

50 Im Rahmen eines Seminars über »Arbeit auf der inneren Bühne« 2009 in Nürnberg.

traumatisierung und Gewalt in der Kindheit und/oder Jugend erlebt wurden. Meist besteht von Geburt an (und wohl auch schon im Mutterleib) das Gefühl, in dieser Welt und bei diesen Menschen nicht geborgen zu sein, keine sicheren Bindungsmuster herstellen zu können und von den primären Bezugspersonen nicht erkannt und anerkannt zu sein. Meist liegt der Beginn der erlebten Ausgrenzung schon sehr früh im Leben des Kindes; daneben die wiederholte Erfahrung mit massiver, multimodaler Gewalt (sexuelle, körperliche, Vernachlässigung), häufiger Wechsel der Bezugspersonen usw. Es muss also eine massive Megastress-Erfahrung vorliegen mit den Kriterien: sehr früh, massiv, multimodale Gewalt, Wechsel von Bindungspersonen.

Wir finden hier ein häufigen Auftreten von Dissoziation als Bewältigungs- und Überlebensmechanismus: Der Sinn dieser Dissoziation ist es, Erkenntnis zu verhindern – d.h. nicht erkennen zu müssen, in welcher furchtbaren und hoffnungslosen Lage ich mich eigentlich befinde. Das Spalten hilft zur Vermeidung von Schmerz und schützt vor Überflutung mit unbeherrschbaren Affekten.

Aber nicht alle Menschen, die eine solche toxische Mischung aus Hass und Ablehnung erfahren, entwickeln eine DIS.

Die tertiäre Strukturelle Dissoziation, um die es hier geht, entsteht – wie gerade beschrieben – hauptsächlich infolge schwerer und anhaltender Traumatisierung in der Kindheit, vermutlich auf dem Boden einer angeborenen Fähigkeit zur inneren Abspaltung.

Hier sind die Handlungssysteme des Alltags, z.B.

- Erforschung
- Bindung
- Fürsorge
- Sexualität,

die bei primärer und sekundärer noch in einem ANP gebündelt sind, auf mehrere ANPs verteilt – ein Teil wird durch die berufliche Situation aktiviert (ANP1), der andere durch die Elternrolle (ANP2) und ein dritter durch intime Aktivitäten (ANP3). Diese Trennung erfolgte, weil auch schon die Alltagssituationen in der Kindheit als traumatisch erlebt wurden und das Kind keine Möglichkeit hatte, die verschiedenen Rollen zu einem ANP zu integrieren.

Auch die EPs sind komplexer und autonomer, sie können sich im Alltagsleben manifestieren und zusätzlich zu den Defensivhandlungen auch Merkmale anderer Handlungssysteme annehmen – gemeint ist wohl bei van der Hart et al., dass die typischen Handlungssysteme des ANP in das EP integriert werden – was dann zur Herausbildung von »Teil-Persönlichkeiten« beiträgt. Dennoch bleiben die charakteristischen Defensivhandlungen (Flucht, Kampf usw.) für die EPs typisch.

Komplexe Ego-States entwickeln im Lauf der Zeit zwei Qualitäten:

- den Grad der **Emanzipation,** d. h. der Getrenntheit und Autonomie (wie unabhängig handelt dieser Teil von anderen?), und
- den Grad der **Elaboration,** d. h. die Komplexität und Bandbreite eines EP (wie viel Gedächtnis, Fähigkeiten und Selbstempfinden hat ein Teil?).

Dies bedeutet, dass die Verdichtung der Ego-States zu Persönlichkeitsanteilen von der sekundären zur tertiären Dissoziation stark zunimmt und wir bei der DIS wirklich von Teilpersönlichkeiten sprechen können. Bei stark fragmentierten Menschen gibt es komplexe Mischungen aus ANPs und EPs – wir nennen das eine polyfragmentierte DIS.

Typen von ANPs und EPs bei der DIS

Bei verschiedenen Autoren finden sich verschiedene Zusammenstellungen von Persönlichkeitsanteilen (= PS-Anteile), die sich als »Teil-Persönlichkeiten« in der Therapie zeigen können:

1. Gastgeberanteile (host)
2. Kindanteile
3. Beschützer- und Helferanteile
4. Innere Selbsthelfer (ISH)
5. Verfolgeranteile, die auf Täterintrojekten basieren
6. Suizidale Anteile
7. PS-Anteile des anderen Geschlechts
8. Promiskuitive Anteile
9. Verwalteranteile und zwanghafte PS-Anteile
10. PS-Anteile mit Substanzmissbrauch
11. Autistische PS-Anteile
12. Teile mit besonderen Talenten
13. Anästhetische und analgetische PS-Anteile
14. Imitatoren und Betrüger

15. Dämonen und Geister
16. Tiere und Naturobjekte
17. PS-Anteile einer anderen Rasse.

All diese können mehr oder weniger elaborierte ANPs oder EPs sein, deren Charakteristik durch die zugrunde liegenden Handlungssysteme bestimmt werden, die ihre Funktionsweise festlegt und die bestimmte mentale Handlungssysteme beinhalten. Am häufigsten sind Verfolger- und Innere-Kind-Anteile.

Die Gastgeberpersönlichkeit(en) und die Kind-Anteile will ich hier näher beschreiben.

Gastgeberanteile (host): Er/Sie ist häufig »draußen« und hat meist die Exekutivrolle – das exekutive Ego-State nach Watkins. Dies ist nicht die ursprüngliche Persönlichkeit, die es ja bei Tertiären (…) gar nicht gibt. Nach van der Hart (2008, S. 103 f.) ist es besser, den Anteil »ANP« und nicht »host« zu nennen; er hat die Aufgabe, ein normales Alltagsleben zu gewährleisten, und hat die Traumatisierung nur mehr oder weniger realisiert. Es gibt Teil-Amnesien zwischen verschiedenen ANPs.

Kindanteile: Die meisten sind

- ängstlich
- haben kein Vertrauen
- sind klettenhaft und
- ständig bedürftig.

Das Letztere kommt vom defensiven Handlungssystem: Bindungsschrei – unsicher gebunden und dysfunktionale Abhängigkeit.

Diese Kindanteile sind nur mit dem Auffinden von Bedrohungsreizen und mit dem Scannen von Bindungssignalen aus dem Umfeld beschäftigt. Sie sind auf die Traumatisierungszeit fixiert, und der Grad der Nichtrealisierung kann so groß sein, dass sie denken, sie wären wirklich Kinder. Sie können den Täter idealisieren und die Lebensgeschichte verleugnen, es mangelt an Urteilsfähigkeit und Fertigkeiten, die für die Bewältigung des Alltags gebraucht werden. Diese Beschreibung deckt sich mit dem, was Richard Schwartz in seiner IFS-Therapie die »Verbannten« (exils) nennt, die ausgegrenzten kindlichen Anteile, die die Traumaerinnerungen tragen und von den Managern daran gehindert werden, ins Tagesbewusstsein zu dringen.

9.3 Traumabedingte Funktionsdefizite des Selbst-Moduls

So wie Pierre Janet begreifen Nijenhuis et al. die »Dissoziation« auch als ein pathologisches Phänomen, welches unter extremem Stress auftritt und zu einer strukturellen – und nicht nur funktionellen – Veränderung der Persönlichkeit führt. Alltagsweltliche Erfahrungen wie das sog. Flow-Erleben, die Absorption oder die Autobahntrance sind dissoziative Mechanismen, die aber nicht von einer strukturellen Änderung der Persönlichkeit begleitet werden – dies noch einmal zur Erinnerung.

Die Persönlichkeit wird an den Sollbruchstellen der Handlungssysteme aufgespalten und »zerfällt« in alltagstaugliche Anteile und traumabelastete Anteile. Dieser aktive Vorgang, dessen Druck zur Durchsetzung sich aus dem Willen zum Überleben speist, nimmt mit der Massivität des Traumas und dessen frühen Beginn an Bestimmtheit von der primären bis zur tertiären Dissoziation zu. Dieses Bild leuchtet alltagssprachlich sofort ein: Je mehr Kraft ich aufwende, um einen Teller auf den Boden zu werfen, umso größer ist die Zahl der Stücke, in die er zerbirst.

Wenn wir die einzelnen Teile betrachten, dann sind wir hinsichtlich der Abbildung 6-3 auf der Ebene 1, der Ich-Ebene. Hier werden aus Traumaaffekten die Ego-States gebildet, eine Mischung aus neurobiologischen Reaktions-Grundmustern des Gehirns auf die Bedrohung (Flucht, Kampf, Freeze, Unterwerfung) und der autobiografischen Kontexterfahrung des Traumas. Diese Ich-Zustände oder Parts, wie Nijenhuis et al. sie ursprünglich nannten, sind Produkte einer neuropsychologischen Matrix. Der Teil, der gerade »vorne ist«, der die Definitionsmacht über den Augenblick hat, wäre dann das exekutive Selbst im Hier und Jetzt der Ebene 2 (z. B. ein wütender Kind-Anteil, der gerade den Küchenschrank zertrümmert). Aber was passiert auf Ebene 3, auf der Ebene der Selbstidentität, der Selbst-Modul-Ebene, welche die angeborene und durch Erziehung verstärkte Fähigkeit des Menschen zur Selbstreflexivität nutzt, um sich als ein Ganzes in der Welt zu beschreiben?

Die Fähigkeit des Selbst-Moduls, aus den verschiedenen Ich-Zuständen der Ebene 1 die subjektive Erfahrung eines kohärenten Selbstgefühls zu erzeugen, schwindet mit der Zunahme divergenter und extrem aufgeladener Ich-Zustände. Aus der Perspektive der ersten Person erlebe ich die Gesamtheit der Wirklichkeit jetzt nicht mehr als ein »phänomenales Holon« – übersetzbar mit »erlebte Ganzheit«.

Mag das nach einer einmaligen Traumatisierung im Erwachsenenalter bei »gesunder« prämorbider Persönlichkeit noch einigermaßen im Sinne einer Defektheilung mit Narbenbildung gelingen, wird dies mit Zunahme der Schwere und Dauer des traumatischen Stresses immer unwahrscheinlicher. Die disparaten Ich-Zustände sind nicht mehr in ein Gesamtbild integrierbar, und die traumatisierte Person hat zunehmend das Gefühl, ihre Selbstidentität zerfalle. Setzt die Traumatisierung bereits in der Frühphase des Lebens ein, wird schon von vornherein der Aufbau eines integrativ arbeitenden Selbst-Moduls behindert. Dies meint die Psychoanalyse, wenn sie von Identitätsdiffusion bei der Borderline-Persönlichkeit spricht.

So finden wir Störungen in allen Dimensionen unseres virtuellen Mittelpunktes, den wir die Selbstidentität eines Menschen nennen. Die Patienten zeigen Störungen in der (1) Gewissheit, einen eigenen Körper zu haben, der von der Umwelt als getrennt erlebt wird, in der (2) Überzeugung, der Verursacher der eigenen Handlungen, Gedanken und Gefühle zu sein, in der (3) Verankerung in der Zeit durch das autobiografische Gedächtnis und (4) in der Fähigkeit zur Selbstreflexion mit der Funktion des »inneren Beobachters« und der Sprache.

Wenn das Selbst-Modul als ein narratives Selbst nicht mehr in der Lage ist, die divergenten, traumaerzeugten Ich-Zustände in einem Selbstbild zusammenzubinden, dann beginnen ein Prozess zunehmender Personifizierung der Ich-Anteile und die Ausgestaltung zu Teil-Persönlichkeiten wie bei der DIS. Dabei werden mehrere Ich-Zustände zu einer Teilpersönlichkeit zusammengebunden, so als teile sich die ursprüngliche Persönlichkeit unter Hochstress auf, um mit einzelnen, hoch spezialisierten Persönlichkeitsteilen das Überleben besser organisieren zu können.

»Wir selbst simulieren die Wirklichkeit, und obendrein simulieren wir uns selbst, unsere eigene Geschichte sowie unser gesamtes soziales Umfeld dazu. Auf diese Weise erfinden wir uns und verwandeln uns von Niemandem zu Jemandem«, schreiben Siefer und Weber in dem Buch »Ich – wie wir uns selbst erfinden« (2006). Wir erzeugen die eigene Welt und das eigene Ich – ich würde eher Selbst sagen – in dieser Welt. Keine fremde Macht hat also ihre Hände im Spiel und steuert uns fern wie in dem wunderbaren Film »Matrix«. Das Gehirn simuliert nicht willkürlich und ins Blaue hinein, sondern so, dass es unserem Überleben dienlich ist. Es lässt uns Essen finden, wenn wir hungrig sind, Kinder zeugen und unter großen Mühen aufziehen, ein Netzwerk von Beziehungen pflegen, Sicherheit suchen usw. Unserem Überleben nach schwerer Misshandlung und Traumatisierung dient auch, sich aufzutrennen, sich aufzuspalten, um so die drückende Last der traumatischen Erfahrungen auf mehrere Teilpersönlichkeiten zu verteilen. Multipel zu werden, ist eine Form von (Über-)Lebenskunst.

Fallbeispiel aus der Praxis:

Frau Beata F. hat eine lange Leidensgeschichte von körperlicher und seelischer Gewalt bei ihren leiblichen, alkoholkranken Eltern hinter sich, bis sie dann mit vier Jahren vom Jugendamt in Polen aus der Familie geholt und in ein »Fürsorgeheim gesteckt« wurde. Dort setzte sich der Missbrauch durch Erzieher bis ins 16. Lebensjahr fort. Später kam sie als Mitglied einer »Drückerkolonne« nach Deutschland und musste für den Chef »anschaffen gehen«, d.h., sie arbeitete auf dem sog. »Polenstrich«. Um in diesem Milieu zu überleben, entwickelte sie ein paar alltagstaugliche Persönlichkeitsteile, die ihr später in einer anderen Stadt halfen, den Tagesablauf zu regeln, ihre 2-jährige Tochter zu versorgen und stundenweise bei einem Discounter an der Kasse zu arbeiten. Als ich sie während meiner Tätigkeit in der Klinik traf, wirkte sie mit diesen ANP-Seiten hoch kompetent; daneben berichtete sie aber in der Therapie von irritierenden Erfahrungen von »Zeitverlust«, Fugue-Zuständen und aggressiven Durchbrüchen, für die sie selbst keine Erklärung hatte. Mehrfach war sie nachts wegen tiefer Schnitte und Selbstverletzungen in der Notfallambulanz aufgetaucht, ohne dass sie sich am nächsten Morgen an die Vorfälle erinnerte. Einige der EPs waren Frau F. bewusst, andere durch Amnesiebarrieren vom Alltagsbewusstsein abgeschnitten.

Für die Patientin war es sehr beschämend, in der Therapie über ihre inneren Teilpersönlichkeiten zu sprechen, und die Diagnose DIS war für sie ein Name für etwas, was ihre Erfahrungen zwar beschrieb, aber was sie als massive Belastung erlebte.

10. Übertragung und Gegenübertragung

10.1 Die Geschichte von Paula

Nach der deutlichen Ablehnung durch »Fighter« in der letzten Sitzung bemerke ich bei mir in den folgenden Tagen eine Mischung aus Ratlosigkeit und Ärger, hatte ich doch mit so einer brüsken Ablehnung nicht gerechnet. Die Patientin bemerkte meine Irritation und sagte mitfühlend zu mir:

Patientin: »So, jetzt sehen Sie, dass man mit dem Teil nicht reden kann … ich habe keine Lust, mich damit zu befassen … schneiden Sie es einfach raus aus mir … und weg damit!«

Therapeut: »Wenn das so leicht ginge … und vielleicht ist das gar keine gute Idee.«

Patientin: »Warum nicht? … Fangen Sie schon wieder an, mit dem aggressiven Teil, der mir so viel Ärger macht, auch noch Mitleid zu bekommen?«

Therapeut: »Nicht Mitleid … aber ich frage mich nicht nur: ›Wann ist er in Ihrem Leben entstanden‹, sondern auch: ›Wozu ist er heute noch da?‹ … und zwar so vehement. Meine Erfahrung sagt mir, wenn sich ein Teil so heftig zu Wort meldet wie ›Fighter‹, dann gibt es einen anderen Teil, der da auch Aktien im Spiel hat … wollen Sie sich nicht einfach mal mit ›Fighter‹ im Konferenzraum treffen und sie besser kennenlernen?«

Patientin: »O. k … habe nicht so viel Lust … aber bleiben Sie in meiner Nähe.«

Nach einer kurzen Tranceinduktion bitte ich die Patientin, »Fighter« in den Konferenzraum zu rufen.

Therapeut: »Können Sie sie mal fragen, warum sie letztes Mal so heftig wurde?«

Patientin: »Auch Sie verstehen nicht … sagt sie … dass sie doch alles tut, um zu vermeiden, dass die Erwachsene wieder von Männern missbraucht wird.«

Therapeut: »Fragen Sie bitte, wen ›Fighter‹ schützen muss?«

Patientin: »Sie sagt, es gibt da so eine kleine Heulsuse hinten auf der Bühne, die jedem ihre Geschichte erzählen will und nachts nicht allein sein kann … die würde für ein paar Streicheleinheiten mit jedem ins Bett gehen … die sei echt extrem …«
Therapeut: »O. k. … bitte erzähle mehr davon!«

10.2 Allgemeiner Überblick

Die therapeutische Arbeit mit traumatisierten Patienten stellt den Teile-Therapeuten häufig nicht nur vor schwierige behandlungstechnische Fragen, sie konfrontiert ihn auch mit heftigen Gefühlen, Erfahrungen und Problemen, die oft seine innere Balance und seine empathische Dialogfähigkeit gefährden können. Das Übertragungs- und Gegenübertragungsgeschehen in der Teile-Arbeit ist sehr komplex, und es findet auf verschiedenen Ebenen statt, was das Problem im Vergleich zur tiefenpsychologischen Einzeltherapie noch verschärft. Leider liegen dazu in der Literatur nur sehr spärliche Hinweise vor.

Folgende Ebenen im Übertragungs-Gegenübertragungsmodell lassen sich unterscheiden:

- Ebene 1: *Therapeutenebene*
  - Beziehung des Teile-Therapeuten zum Patienten
  - Beziehung des Teile-Therapeuten zu den einzelnen Ich-Zuständen
- Ebene 2: *Patientenebene*
  - Beziehung zum Teile-Therapeuten
  - Beziehung zu den einzelnen Ich-Zuständen
  - Beziehung der Ich-Zustände untereinander

Die Beziehung zwischen Therapeut und Patient sollte auf einer erwachsenen Ebene stattfinden, im Vordergrund steht die Optimierung der therapeutischen Allianz, die ein »Mittel zum Zweck« (Gunther Schmidt) ist: Der Zweck ist die Verbesserung der Selbstwirksamkeit, die Erhöhung der Freiheitsgrade und das Erreichen von mehr Lebenszufriedenheit. Das erwachsene Ich des Therapeuten schließt mit dem erwachsenen Ich des Patienten einen Kontrakt, der zusammen ausgehandelt werden muss. Dabei muss durch den Therapeuten in einem psycho-edukativen Teil am Beginn der Therapie dafür geworben werden, dass der Patient Verantwortung für seine Innenteile übernimmt und gemeinsam mit den Teilen eine Lösung der anstehenden Probleme sucht. Übergroße »bemutternde« Aktivitäten durch den Therapeuten mögen zwar für den Moment angenehm und entlastend sein, vergrößern aber nur langfristig die Abhängigkeit. Ziel sind Autonomie, Selbstbestimmung und Verbesserung der Selbstliebe und Selbstbeelterung.

Die Beziehung des Therapeuten zu den einzelnen Teilen auf der inneren Bühne des Patienten kann sich sehr unterschiedlich gestalten und auch von unterscheidbaren Gegenübertragungsimpulsen, Gefühlen, Gedanken, Körperreaktionen usw. begleitet werden.

Wenn ich hier über die Übertragung des Patienten auf den Teile-Therapeuten schreibe, dann ist mir klar, dass das Rad nicht noch einmal neu erfunden werden muss. Der von mir sehr geschätzte Psychoanalytiker Heinz Kohut hat schon in den 70er-Jahren des letzten Jahrhunderts sehr genau beschrieben, welche Grundbedürfnisse Menschen in der Kindheit haben. Wenn diese nur sehr rudimentär von den primären Bezugspersonen befriedigt werden konnten, dann werden diese Bedürfnisse in der Therapie erneut auftauchen, manifestieren sich in der Übertragung und lösen entsprechende Gegenübertragungsreaktionen aus – das ist in jeder Therapie immer gleich, egal, ob man nun darauf zu achten gelernt hat oder nicht. Einen Unterschied macht, was wir mit dieser Tatsache anstellen: Machen wir daraus ein therapeutisches Agens wie in der Psychoanalyse, nutzen wir sie zur Diagnostik oder nehmen wir sie wahr und versuchen, sie auf eine milde positive Übertragung und Gegenübertragung zu begrenzen?

Wenn wir mit inneren Selbstanteilen arbeiten wollen, die in der frühen Kindheit entstanden sind, als die Grundbedürfnisse nach Sicherheit, Angenommensein, bedingungslose Liebe usw. nicht erfüllt wurden, dann müssen wir immer mit dem vehement inszenierten Wunsch nach der bedingungslosen Erfüllung dieser Grundbedürfnisse in der Therapie rechnen. Wenn die Selbstanteile im Gegenteil aus traumatischen Erfahrungssplittern zusammengesetzt sind und vom Kind die Erfahrung gemacht wurde, dass man ihm damals nicht glaubte, dann besteht die vordringliche Aufgabe in der Therapie darin, Vertrauen und Bindung zu schaffen. Falls die Wahrnehmung des Missbrauchs damals verleugnet oder durch täterloyale Objekte entwertet wurde, dann müssen wir mit einer hohen Ambivalenz zwischen sehnsuchtsvoller Übertragung einer »unendlich guten Mutter« und der Externalisierung der Täter-Introjektanteile auf den Therapeuten rechnen. Das Feld, in dem wir uns bei früher Traumatisierung bewegen, schwankt zwischen Idealisierung und Entwertung, zwischen Verschmelzung und Abtrennung, zwischen innerer Leere und Gefühlsüberflutung. All diese Themen werden durch die Selbstanteile auf der inneren Bühne repräsentiert und in der Übertragung und Gegenübertragung auf der äußeren Bühne in Szene gesetzt.

Dieser »unentbehrlichen psychischen Nahrung«, wie Robert Ornstein (1989) es einmal ausdrückte, die ein Kind braucht, um seelisch gedeihen zu können, liegen nach Heinz Kohut (1995, 1996) drei kindliche Grundbedürfnisse zugrunde:

1. Bedürfnis nach Spiegelung:
Der jeweils gegebene emotionale, körperliche und soziale Entwicklungsstand eines Kindes bedarf als Erfahrung der einfühlsamen, einfühlenden Reaktionen eines wichtigen, stützenden Objekts (damit sind in der Psychoanalyse überlebenswichtige Menschen gemeint), einer Spiegelung – der »Glanz im Auge der Mutter« wird das metaphorisch genannt, wobei der »Glanz im Auge des Vaters« genauso wichtig ist. Die phasenadäquate Befriedigung dieses Bedürfnisses ist unabdingbar für die Entwicklung des Selbstwertgefühls, des Selbstrespekts und der Selbstbehauptung. Hierbei geht es nicht um die Suche nach der perfekten Mutter, sondern, wie Donald Winnicott (1969) es einmal ausdrückte, um die »ausreichend gute Mutter«. Als Therapeuten spiegeln wir im Kohut'schen Sinne, wenn wir den Patienten bedingungslos und ohne Einschränkungen akzeptieren. Damit bestärken wir den Patienten »in seinem Gefühl der Vitalität« (Goldstein 1990, S. 17), was wiederum das Selbstwertgefühl nährt und ihm Struktur gibt. In der Therapie nennen wir diesen Übertragungsstil eine ***Siegelübertragung.***

2. Bedürfnis nach Idealisierung:
Kinder brauchen die Erfahrung der beruhigenden und beschützenden Reaktionen eines wichtigen, stützenden Objekts. Durch die eigene Erfahrung von Hilflosigkeit und Ohnmacht projiziert das Kind die Sehnsucht nach Erlösung von der Bedürftigkeit auf die anwesenden Bezugspersonen und stattet diese mit übermenschlichen Idealisierungen aus. Die relative Befriedigung dieses Bedürfnisses ist wichtig für die Ent-

wicklung und Entfaltung der Fähigkeit zur Selbstberuhigung und der Fähigkeit des angemessenen Umgangs mit aggressiver und libidinöser Erregung eines Menschen. Auch verschiedene Selbstanteile des Patienten können den Therapeuten nachhaltig idealisieren und sind von der Annahme, der Therapeut sei nur gut, vollkommen, einfühlend und immer für einen da, nicht abzubringen. Diese »idealisierende Übertragung« darf/muss erst dann ganz vorsichtig infrage gestellt werden, wenn das Arbeitsbündnis gefestigt ist und der Patient selbst genügend Ressourcen in seinem Innenraum mobilisieren kann. Dieses alles nennen wir die ***idealisierende Übertragung.***

3. Bedürfnis nach Gleichheit und Zugehörigkeit (Alter Ego, Zwilling):
Ein Kind bedarf in unterschiedlichen Phasen seiner emotionalen, körperlichen und sozialen Entwicklung der Erfahrung der gemeinsamen Aktivitäten mit einem wichtigen, stützenden Objekt (bzw. Person), um sich gleich und zugehörig fühlen zu können – »ich bin wie du«. Die relative Befriedigung dieses Bedürfnisses ist wichtig für die Entwicklung und Entfaltung von Gemeinschaftsgefühl und Stolz eines Menschen. In der Therapie nehmen Teile des Patienten den Therapeuten als einen identischen, emotionalen Zwilling wahr und verbünden sich mit ihm. Gerade die Fähigkeit zur Selbstbeobachtung, die Möglichkeit zum Aufspalten in Beobachtung und Erleben kann sich der Patient bei Therapeuten abschauen und so seinen inneren Beobachter oder »Inner Selfhelper« stärken. Diese Form der Übertragung nennen wir ***Zwillings- oder Alter-Ego-Übertragung.***

»Jeder Ich-Zustand bindet den Therapeuten in jeweils spezifische Übertragungs- und Gegenübertragungssituationen ein, die sich häufig zu widersprechen scheinen. Manche Ich-Zustände können den Therapeuten idealisieren, wogegen andere ihn verunglimpfen und kritisieren. Und weitere Ich-Zustände machen sich aus Angst vor dem Therapeuten klein, im Gegensatz zu jenen, die verstehen, was der Therapeut tut, und bedingungsloses Vertrauen in den Prozess haben.« (Frederick 2007, S. 65)

10.3 Therapeutenstile – das Spektrum der Übertragungs-Gegenübertragungsstile

Die Arbeit mit traumatisierten Patienten kann im Teile-Therapeuten heftigste Gefühle auslösen und ihn immer wieder mit seinen eigenen Verletzungen, aber auch seiner Bereitschaft zu neurotischen Reaktionsweisen konfrontieren. Die Gegenübertragung und der damit eng verbundene Gegenübertragungswiderstand sind aber für das Gelingen einer Psychotherapie diejenigen Kriterien, die neben der Behandlungstechnik auch über Erfolg und Misserfolg der Behandlung entscheiden.

Um die in der Therapie mit traumatisierten Menschen beobachtbaren Phänomene zu ordnen und das breite Spektrum der Übertragungs-Gegenübertragungsstile zu konzeptualisieren, werde ich, um typische Muster und wiederkehrende Verstrickungen aufzeigen zu können, durch Typisierung die Vielfältigkeit der individuellen Beziehungsgestaltung zwischen Patient und Therapeut reduzieren. Mein Interesse gilt an dieser Stelle der Reaktion des Therapeuten auf das traumatische Material des Patienten, seine Antwortbereitschaft auf die ihm angetragene Rolle und die Gestaltung des Beziehungsdialoges mit dem Alltags- oder Erwachsenenselbst und den einzelnen Selbstanteilen.

Durch die Wucht der Übertragung des traumatischen Introjektes durch den Patienten – vor allem nach der Erfahrung sexualisierter Gewalt mit Täterintrojektion – werden häufig im Therapeuten eigene leidlich vernarbte Traumen der Kindheit erneut aufgerissen, und es entsteht die Gefahr eines traumatischen Beziehungsdialoges. Diese sogenannte **Eigenübertragung** des selbst traumatisch geschädigten Therapeuten auf seinen Patienten möchte ich in einem gesonderten Abschnitt ebenfalls betrachten. Ich meine damit nicht einen passageren Gegenübertragungswiderstand im Therapeuten, sondern eine Begrenzung, ein stabiles Einrasten einer Arretierung in Bezug auf die Fähigkeit zur wohlwollenden Distanz und neutraler Parteinahme.

Das Dialogverhalten des Therapeuten

Finke (1999) sieht in der Arbeitsbeziehung zum Patienten das gemeinsame Fundament unterschiedlicher therapeutischer Beziehungskonzepte und therapeutischer Schulrichtungen. Als allgemeine therapeutische Beziehungsform ist sie geprägt von Wohlwollen, Interesse an der

Fortentwicklung des Patienten und drückt sich averbal durch Gestik und Mimik und verbal in beziehungsstiftenden, wertschätzenden Interventionen aus. Arbeitsbeziehung als Tätigkeitsbeschreibung meint idealtypisch einen Teile-Therapeuten, der zwischen

- dem *distanzierenden Pol:* beobachten, vergleichen, schlussfolgern und
- dem *identifizierenden Pol:* intuitives Erfühlen, empathisches Erahnen, partielles Verschmelzen,

je nach therapeutischer Notwendigkeit, eine suboptimale Mischung findet. Der Reaktionsstil eines Therapeuten ist aus meiner Sicht die Schnittmenge seines theoriegeleiteten Beziehungs-/Rollenkonzeptes, seiner relativ konfliktfreien habituellen Persönlichkeitszüge und seines erlernten persönlichen Dialogverhaltens. Die im therapeutischen Raum sich entwickelnde Gegenübertragung bedient sich dieses Persönlichkeitsfaktors, dieser »persönlichen Gleichung des Analytikers« (Thomä & Kächele 1996), wie die beiden Autoren dies für die Zunft der Analytiker einmal genannt hatten.

Entsprechend eines Vorschlages von Wilson und Lindy (1994) ist es hilfreich, unterschiedlichste Übertragungsdispositionen des Patienten abhängig vom persönlichen Reaktionsstil des Therapeuten zu analysieren. Für die klassische tiefenpsychologische Einzeltherapie und Psychoanalyse habe ich dies an anderer Stelle detailliert beschrieben (Peichl 2000), möchte aber viele meiner damaligen Erkenntnisse in das hypnoanalytische Teilekonzept integrieren.

Ich schlage vor, die auf einem Kontinuum denkbaren persönlichen Stile von Psychotherapeuten[51] von ihren polaren und stark akzentuierten Ausprägungen her zu betrachten. Wilson und Lindy (1994) folgend, ordne ich die therapeutische Antwortbereitschaft eher einem Pol »identifizierungsorientierte Grundposition in der Therapiebeziehung« oder einer eher vorherrschenden »distanzierungsorientierten Grundposition in der Therapiebeziehung« zu (Abszisse) und beziehe die Stärke der Eigenübertragung auf der Ordinatenachse mit ein. Siehe dazu Abbildung 10-1.

[51] Der Einfachheit halber werde ich nicht zwischen Mann und Frau unterscheiden.

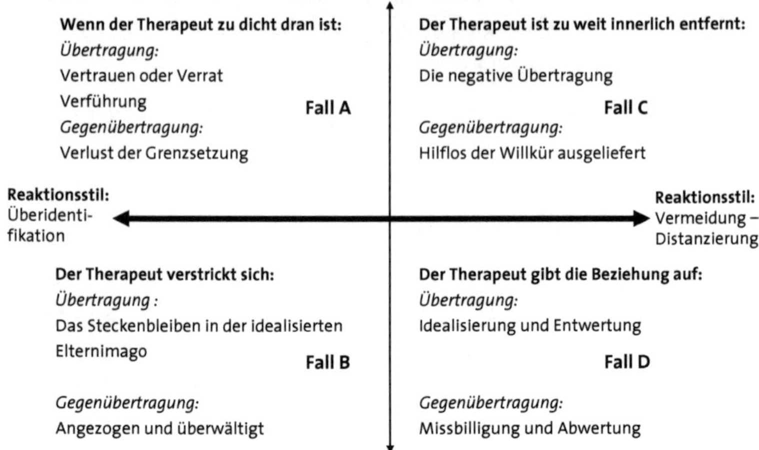

Abbildung 10-1: Dialogverhalten des Therapeuten und Ausmaß der Eigenübertragung als Bezugsrahmen für die spezifische Ausbildung von Verstrickungen in der Übertragung und Gegenübertragung mit Traumapatienten in der Teilearbeit

10.3.1 Reaktionsstil: Identifizierungsorientiert

Im Folgenden gehe ich von einer Therapeutenpersönlichkeit aus, die betont Wert auf eine offene, freundliche Beziehung zum Patienten legt, deren therapeutisches Modell mehr am Prinzip der haltgewährenden, korrigierenden emotionalen Neuerfahrung als an Heilung durch Verstehen und Einsicht orientiert ist. Vor allem die Teile-Therapeuten, die primär aus den Therapierichtungen der humanistischen Psychologie (Gesprächspsychotherapie, Psychodrama, Gestaltpsychotherapie, Hypnotherapie) kommen, betonen die Einzigartigkeit der Begegnung zwischen Patient und Therapeut und stellen Empathie, neutrale Parteinahme, Wärme und Ressourcenorientiertheit vor Abstinenz und Neutralität. Die Beziehung zum Alltags-Selbst wird explizit auf einer Erwachsenenebene gestaltet, die Beziehung zu den einzelnen Selbstanteilen variiert fein angepasst, je nach Alter und Funktion. Wichtig dabei ist, jedem Teil wertschätzend und aufrichtig interessiert zu begegnen;

die Beziehungsaufnahme ist dem Alter des Anteils (Kind, Jugendlicher usw.), seinem Sprach- und Bildungsniveau angepasst.

Die Überakzentuierung dieses Stils

Bei einer zu einseitigen Akzentuierung dieser therapeutischen Haltung würden Wilson und Lindy (1994) diesem therapeutischen Reaktionsstil folgende Variablen zuordnen: »overidentification, overidealization, enmeshment, excessive advocacy« (S. 2).

Fall A: Wenn der Therapeut zu dicht dran ist – kaum Eigenübertragung

Wir wollen uns eine Therapeutenpersönlichkeit vorstellen, die ihren Anteil an Eigenübertragung auf den Klienten relativ gering halten kann, deren freundliche Zuwendung mehr einer inneren Haltung, einer Beziehungsfähigkeit im Umgang mit Menschen entspringt und nicht so sehr der Abwehr von basalem Misstrauen oder Reaktionsbildung gegen Kränkungswut und Hass. Unser Therapeut weiß um seine Neigung, sich häufig zu nahe einzulassen, sich mit dem Patienten zu sehr zu identifizieren, und der Gefahr, empathisch vom Leid des Patienten mitgerissen zu werden. Seine Leitlinien in der Arbeitsbeziehung sind die haltgewährende, motivierende Zuwendung und Akzentuierung der mütterlichen Therapeutenhaltung. Er sieht sich leicht verführbar, für den erwachsenen Teil des Patienten innere Anteile zu bemuttern, und tut sich schwer mit entwertenden Introjekten – vor allem Täter-Introjekten. Ihnen eine gleichbleibend freundliche Akzeptanz entgegenzubringen, ihre gute Absicht zu erkunden, gelingt nur schwer.

Fall-Vignette aus der Supervision

> In der Behandlung einer 32-jährigen Patientin wurde eine Kollegin von einem inneren Selbstanteil von Beginn an offen und sehr bohrend mit der Frage konfrontiert, ob man ihr »überhaupt vertrauen könne« oder ob ihr Interesse nicht doch nur professioneller Art sei. Die Patientin war nach ihrer Geburt von der noch völlig überforderten, jungen Mutter (+18) in ein Heim abgegeben worden und kehrte nach Geburt des Geschwisterkindes in ihrem 5. Lebensjahr vorübergehend nach Hause zurück; dort erlebte sie gewaltsame Auseinandersetzungen zwischen den oft alkoholisierten Eltern und wurde vom Jugendamt in ihrem 8. Lebensjahr erneut untergebracht. Nach ihrer Rückkehr aus dem Heim mit

12 Jahren erlitt sie zwischen dem 12. und 16. Lebensjahr eine Phase von sexueller Gewalt durch den Stiefvater, dem neuen Lebenspartner der Mutter. Sie schwieg voller Angst, da sie befürchtete, wieder ins Heim zurückgeschickt zu werden, wenn sie sich der Mutter offenbare.

Das Alltags-Ich der Patientin blieb der Therapie eher ambivalent gegenüber, und es fiel ihr schwer, die Identifikation mit dem »misstrauischen Innenteil« aufzugeben. Alle Angebote zur »Dis-Identifikation« wirkten nur kurzfristig (z. B. Zimmertechnik nach Richard Schwartz, verschiedene Beobachtertechniken[52]), und die Patientin konnte sich der Symptomtrance des 12-jährigen misstrauischen Ego-States (mit dem Namen Susi) nicht entziehen. Das Selbst oder der innere Beobachter, würde Stephen Wolinsky sagen, waren in den Schlaf gefallen, das System war auf Autopilot gestellt. Um die Bindung an die Therapeutin zu intensivieren, bedrängt Susi diese immer heftiger, ihr doch endlich Beweise zu liefern, dass sie sie nicht mehr enttäuschen, immer lieben und nicht »zurück ins Heim« schicke würde. Dazu setzte sie Symptomverstärkung (Bulimie), aber auch Selbstverletzung und suizidales Verhalten ein. Das innere System der Patientin reagierte aber auf Intensivierung der freundlich-empathischen Zuwendung der Kollegin, die ich durchaus als echt und sehr mitfühlend empfand, durch immer harschere Kritik und Entwertung – d. h., die Zuwendung zur einen Seite aktiviert massive Besorgnisse bei den Managern[53] im System, und vor allem destruktiv agierende Entwerter und Kritiker betraten die Bühne.

Die Kollegin erlebte diese Reaktion des Patientensystems als Abwertung ihrer Angebote (»Ich mag Frau H. doch wirklich gerne«) und eine Entwertung ihrer therapeutischen Fähigkeiten. Die Reaktion der destruktiven Teile empfand sie als Bedrohung und reagierte ablehnend und abweisend. Sich dahinter eine »gute Absicht« vorzustellen, war aus ihrer Identifikationsposition mit »Susi« nicht möglich.

Bei allem wirkte sie in der Behandlung zunehmend unglücklich, klagte über Kopfschmerzen und Unlust. Sie kam zu mir mit dem Satz in Supervision: »Ich weiß nicht mehr, was ich tun soll, die Inneren Kinder nehmen mir einfach nicht ab, dass sie mir vertrauen können – je mehr Aufmerksamkeit ich ihnen schenke, desto bissiger und gemeiner werden andere Teile zu mir.«

---

[52] Siehe dazu J. Peichl: Innere Kinder, Helfer, Täter und Co. Stuttgart: Klett-Cotta 2007.

[53] Siehe dazu Richard Schwartz 1997.

Welche Übertragungen sind zu erwarten?
Die freundliche, wohlwollende und bemühte Haltung eines Therapeuten mobilisiert bei Patienten andere Konfliktbereiche, als dies ein Therapeut mit eher abstinenter Haltung vermocht hätte. Da wir »nicht nicht kommunizieren« können (Watzlawick et al. 1969, S. 50 ff.), ist diese Aussage schlicht, aber wahr.

Vertrauen oder Verrat
Auf dem Hintergrund des in der Fallvignette beschriebenen Reaktionsstiles einer Therapeutin taucht nach meiner Erfahrung sehr rasch das Thema »Vertrauen können« in der Behandlung auf; vor allem auf dem Boden seiner extremen Ambivalenz/Ambitendenz in Bezug auf vertrauenswürdige Personen kommt es im Weiteren zu unzähligen Variationen dieses Themas, in Inszenierungen innerhalb und außerhalb des Therapieraumes. Innere kindliche Anteile, die die traumatischen Erfahrungen in Verbindung mit diesem Thema tragen, werden aktiviert und bestimmen die Gegenwartssicht. Die Vergangenheit wird im Hier und Jetzt re-inszeniert, die Flashbacks der Heimerinnerungen von damals sind Bebilderungen des Gegenwartserlebens. Gunther Schmidt würde das so ausdrücken: Ein Flashback ist ein Zitat aus der Vergangenheit, um einen Mangel an Bedürfnisbefriedigung in der Gegenwart zu illustrieren.

Wenn wir uns in einer heftigen Identifikation intensiv als »neues, vertrauenswürdiges Objekt« anbieten, setzt eine Seite der Patientin zunehmend Hoffnung in diese therapeutische Beziehung bei gleichzeitiger Furcht vor Verrat – eine Reinszenierung der narzisstischen Bedürftigkeit des Opfers, im Schatten der Entwertung durch den Täter. Die in der erlebten Traumasituation erzwungene Regression war damals aus Überlebensgründen und aus Furcht vor der drohenden völligen narzisstischen Entleerung durch eine Identifikation mit dem Aggressor gemeistert worden. Diese zuerst hilfreiche Introjektion des traumatischen Introjekts hatte aber eine verheerende Spätfolge: Die Vertrauensbasis zu den bedeutsamen Anderen der Entwicklungsgeschichte wurde korrumpiert und vergiftet. So schien es zumindest der oben genannten Kollegin in ihrer Identifikation mit traumatisierten Kind-Anteilen – die systemische Bedeutung der Introjektanteile konnte so nicht erkannt und die Funktion des »inneren Krieges« zwischen gut und böse nicht therapeutisch genutzt werden.

Es wurde uns in der Supervision klar, dass sich der innere Krieg immer weiter verschärfte, nachdem die kindlichen Anteile schonungslos traumatisches Material »veröffentlicht« hatten – um die Therapeuten endlich zur absoluten Parteinahme zu zwingen – und die Wächterteile, Manager und täteridentifizierten Introjekte dies durch Symptombildung, Dissoziation, Selbstverletzung usw. zu unterbinden versuchten. Wir fanden uns in einer Art symmetrischer Eskalation wieder.

In der Übertragung inszeniert sich dieses Thema »Vertrauen/Misstrauen« als Test am Therapeuten und der therapeutischen Beziehung insgesamt. Auch der Therapeut wird sich dieses für den Fortgang der Therapie elementaren Themas bewusst, und er versucht bewusst oder unbewusst den Patienten zu ermutigen, sich intensiver einzulassen. Da diese Vertrauensfrage auch für das narzisstische Gleichgewicht des Therapeuten eminent wichtig ist, sieht er es als Vertrauensbeweis an, wenn der Patient vermehrt traumatisches Material berichtet, und könnte ihn so ermutigen, dies vorzeitig zu tun, ohne dass eine stabile Vertrauensbasis besteht. Der im Patienten entstehende Konflikt ist ein inneres Sich-hin-und hergerissen-Fühlen zwischen dem Über-Ich-Gebot des Täters (Manager), alles zu verschweigen, und dem Wunsch, in einer neuen, nicht kontaminierten Beziehung das ersehnte Vertrauen aufzubauen und mit einem nicht ausbeuterischen Selbst-Objekt zu verschmelzen (Innere Kinder).

Therapeutisch gilt hier die Devise: Es ist ratsam, immer zuerst mit der stärksten Kraft im System zu arbeiten, um eine therapeutische Allianz mit den Managern, vor allem den täteridentifizierten und täterloyalen Teilen zu schaffen – »Boss comes first!« Erst dann sollten wir uns empathisch den traumatisierten kindlichen und jugendlichen Teilen zuwenden.

Verführung

Ein weiteres Problem vonseiten eines Patienten besteht darin, dass er auf die Überidentifikation reagiert und aufgrund seiner Traumaerfahrung Verführung einsetzt, um den Therapeuten noch dichter an sich zu binden (verführerische Übertragung). Dies kann einmal Verführung im intellektuellen Bereich sein (»Frau H., meine spannendste Patientin …«), zum anderen aber auch sexuelle Verführung, vor allem in Beziehungen männlicher Therapeuten und weiblicher Patientinnen.

Intellektuelle Verführung zeigt sich zum Beispiel in der übermächtigen Tendenz des Therapeuten zur empathischen Identifikation mit den traumatisch beschädigten Selbstanteilen des Patienten und eine Verstrickung in einer Mischung aus Mitleid, Faszination und dem grandiosen Gefühl, dem Patienten als Retter zur Seite springen zu müssen.

Vor allem Opfer sexueller Gewalt haben ein sehr breites Repertoire sexualisierter Beziehungsangebote, die oft sehr subtil und nicht nur grob provokant eingesetzt werden – auf alle Fälle kommt der Therapeut unter Zugzwang. Er steht nun in der Gefahr, aus seiner Sicht der Überidentifizierung diese sexuelle Verführung zu fördern und die ihm zugeschobene Position des »Heilenkönnens durch Berührung« zu rationalisieren und sie vielleicht sogar als »wiedergutmachende« neue Erfahrung vor sich und dem Patienten zu verkaufen.

Die Handhabung der sexuellen Übertragung gehört zu den schwierigsten Klippen einer Behandlung traumatischer Störungen, vornehmlich für männliche Therapeuten, die Patientinnen nach sexueller Belästigung oder sexueller Gewalterfahrung in Therapie nehmen.

Gegenübertragungsreaktionen des Therapeuten

Je nach Persönlichkeit wird ein Therapeut, der durch Überidentifikation zu nahe am Patienten und seiner inneren Welt dran ist, verschiedene Gegenübertragungsreaktionen in sich spüren. Diese können sich als eine Art »Gärungsprozess« im Unbewussten des Therapeuten äußern und als Gefühle, Gedanken, innere Bilder, Handlungstendenz, Symptombildungen usw. an die Oberfläche blubbern. Eine besonders häufig auftretende Gegenübertragungsreaktion möchte ich an dieser Stelle beschreiben.

Der Verlust der Grenzsetzung

Seine offene, empathische Haltung macht den Therapeuten zum einen aufnahmefähig und sensibel für das Leid seines Patienten, birgt aber die Gefahren, dass die notwendige professionelle Grenzziehung zwischen Patient und Therapeut verloren geht mit der Folge einer Subjekt-/Objektverwischung. Die therapeutische Beziehung wird zunehmend anfällig für Sprach- und Gefühlsverwirrung. Um kein Missverständnis aufkommen zu lassen: Wir sind dabei weit jenseits der für Teile-Therapeuten typischen abstinenten Parteinahme für das kindliche Opfer von Gewalt.

An erster Stelle für eine Grenzverletzung ist noch einmal die oben erwähnte Faszination des Therapeuten vom Patienten als Opfer der Traumatisierung zu nennen. Mit allen verfügbaren Antennen werden die bedürftigen Selbstanteile im Patienten zur Sicherung einer überlebensnotwendigen Beziehung zum Therapeuten diesen auf Schwächen, Vorlieben und prominente Merkmale absuchen, an die die Selbstanteile ihre Bindungshaken adaptieren können. Eine Seite der Patientin wird sehr schnell bemerken, wie sehr der Therapeut von ihr fasziniert ist, was der Patientin zwar zu einem narzisstischen Gewinn verhilft und ihr kurzfristig Sicherheit in der Beziehung verspricht, sie aber gleichzeitig zwingt, immer mehr zu produzieren, sich immer mehr zu öffnen, um beim Therapeuten zu Ansehen zu kommen. Unter diesem Druck kann die Erinnerung an die traumatische Vergangenheit beginnen, sich von den Tatsachen abzulösen und mit Fantasie aufgefüllt zu werden.

Dies wird vor allem dann schwierig, wenn Therapeuten beabsichtigen, die Therapie in Fallgeschichten darzustellen und zu publizieren oder in einem Vortrag darüber zu sprechen. Der Therapeut hat nicht mehr genug »objektive« Distanz, er ist subjektiv in seinen eigenen narzisstischen Bedürfnissen gefangen, und es entsteht eine sogenannte Übertragungs-Gegenübertragungsverwicklung.

Des Weiteren kann der Therapeut in seiner Faszination vom Patienten dessen Probleme übernehmen und sich selbst traumatisiert fühlen. Er kann dessen oft heftige Gefühle und psychosomatischen Störungen im eigenen Körper ausleben, aber auch die Albträume, die der Patient noch nicht in der Lage ist, in Worte zu fassen. Man nennt dies eine projektive Gegenübertragungsreaktion, wenn über das Phänomen der Identifikation beim Therapeuten Dinge in ihm zum Klingen gebracht werden, die bisher noch gar nicht im Sprachraum zwischen den beiden verbalisiert wurden.

Wird sich der Therapeut dieser Form des averbalen Dialoges nicht bewusst und gelingt es ihm nicht, den Patienten als Sender dieser Affektbotschaften zu identifizieren und sie zu versprachlichen, entsteht die Gefahr, dass der Dialog entgleist und sich eine »traumatische Übertragung« (Holderegger 1993) ausbildet – wie das von Holderegger für die psychoanalytische Therapie beschrieben wurde. Davon soll jetzt im nächsten Abschnitt die Rede sein.

Fall B: Der Therapeut verstrickt sich – viel Eigenübertragung

Sosehr Psychotherapeuten auch das Gefühl haben, die in ihnen entstehenden Gegenübertragungsgefühle und Bilder kämen wie eine äußere Macht über sie, sozusagen auf telepathischem Weg vom Patienten zu ihnen verschoben, so wenig trifft dies doch wirklich zu: Es sind eigene, bis dato in der Verdrängung gehaltene Selbst- oder Objektrepräsentanzen, innere Anteile, die aufgrund des interaktionellen Druckes des Patienten aktiviert wurden (interaktioneller Anteil der projektiven Identifizierung: Karl König 1993, S. 123 ff.; 1998, S. 34). Im weiten Feld der Arbeit mit traumatisierten Patienten können diese Selbst- oder Objektrepräsentanzen innerhalb von »Ich-Zuständen« häufig auch durch eigene traumatische Erfahrungen gebildet sein und eine Dynamik annehmen, die wir dann als **Eigenübertragung** des Therapeuten auf den Patienten bezeichnen.

Wir stellen uns nun einen Therapeuten vor, der in seiner Haltung eher zu Überidentifikation neigt und im Laufe der Behandlung eine massive Übertragung auf den Patienten entwickelt, da er z. B. selbst an einer Traumatisierungsproblematik in der Kindheit leidet und diese in seiner eigenen Selbsterfahrung nicht ausreichend durcharbeiten konnte.

Diese Konstellation findet sich gar nicht so selten, da ja gerade eigene schmerzliche Traumaerfahrungen der Motor dafür sein können, sich für ein soziales oder psychotherapeutisches Berufsziel zu entscheiden und sich dann der Arbeit mit Traumaopfern in Beratungsstellen, in Kliniken usw. zu widmen. Zum einen kann der eigene Erfahrungshintergrund einen Therapeuten befähigen, besonders empathisch mit dem Klienten zu arbeiten, zum anderen sind bei hoher Eigenübertragung spezifische Verwicklungen möglich, die die Therapie erschweren oder gar unmöglich machen. Das Grundthema ist das der falsch verstandenen Wiedergutmachung.

Fall-Vignette aus der Supervision

Ein Kollege hatte sich in den Pool der Therapeuten aufnehmen lassen, die bereit waren, vom Missbrauch in der katholischen Kirche oder Heimen Betroffenen vorrangig einen Therapieplatz anzubieten. Als er zu mir kam, hatte er seit einem halben Jahr einen jungen Mann in Behandlung, der über Jahre in einem katholischen Internat von Patres missbraucht und schikaniert worden war und das Bild einer komplexen PTBS zeigte. Der Patient hatte gerade einen Selbstmordversuch unternommen, und der Therapeut fürchtete sich aus »völliger Hilflosigkeit und Schuldgefühlen«, wie er sagte, vor jeder neuen Sitzung. Er hatte dem Patienten mit großem Engagement und durch viele Extratermine eine lange Zeit stabilisierende Unterstützung gegeben und ihm bei der Aussage vor Gericht und bei der Schmerzensgeldklage beigestanden.

Nach einer Phase intensiver Beziehung »voller Dankbarkeit durch Herrn X.« gestaltete sich die weitere Zusammenarbeit zunehmend mühsam, schleppend und trotz gegenseitiger Versicherung von Sympathie immer auswegloser. Auf der inneren Traumalandkarte fanden sich verschiedene Ich-Zustände, die in einer Art Bürgerkrieg verbissen waren: ein unterwürfiger, schwer gehemmter 9-Jähriger, ein hasserfüllter Jugendlicher, der nach Rache dürstete, ein innerer Moralprediger, der dem Patienten die alleinige Schuld für den sadomasochistischen Missbrauch zuschob. Am schwierigsten für den Kollegen zu ertragen war, dass der Patient auch den eigenen Kindern gegenüber gewalttätig wurde, etwas, das er kurz vor dem Suizidversuch vom Patienten erfahren hatte.

Die Übertragung des Patienten

Steckenbleiben in der idealisierten Elternimago

Auf dem Hintergrund der Kindheitserfahrungen des Kollegen (siehe unten) war er von dem Thema »Missbrauch in der Kirche« stark angezogen und bereit, sich überdurchschnittlich zu engagieren. Das machte ihn zum einen sensibel und spürig für die Opfer-Täter-Verstrickung in einem Macht-Ohnmachts-Gefüge wie dem der Kirche, aber auch verletzbar für eigene Verwundungen, denen er nun erneut ausgesetzt war: Einmal war zu erwarten, dass die Selbstanteile des Patienten, die in der jahrelangen Missbrauchssituation entstanden waren, sich im Hier und Jetzt der ebenfalls asymmetrischen Beziehung zwischen Therapeut und Patient reinszenieren würden und dass zum anderen der Kollege mit den eigenen Macht- und Ohnmachtsgefühlen seiner Kindheit erneut in Kontakt kommen würde.

Die freundliche Einladung zum Dialog durch den engagierten Therapeuten selektierte aus einem Bündel möglicher Übertragungsdispositionen im Patienten zuallererst den Aspekt der Übertragung der idealisierten Eltern-Imago (Kohut), d.h. eine Übertragungsidealisierung entstand, die von einem sehr bedürftigen, regressiven kindlichen State ausging; diese Idealisierung trug in den ersten Monaten das Arbeitsbündnis zwischen beiden, bis die hasserfüllten Wünsche des Patienten nach Rache in Form eines rotzigen Jugendlichen auftauchten. Der Patient kam regressiv in Kontakt mit seinen Sehnsüchten nach guten Eltern, die ihm Schutz und Sicherheit bieten und ihn vor Ausbeutung und Grenzverletzung bewahren können – etwas, was er weder im Elternhaus noch im Internat erleben durfte. Antwortet ein Therapeut aufgrund seiner inneren Objektwelt (siehe unten) konkordant, versucht er also, die Sehnsucht nach dem »nur guten Eltern-Imago« wunscherfüllend aufzunehmen, kann der Kreislauf der »fantasmatischen Wiedergutmachung« in Gang gesetzt werden, und die Therapie ist in Gefahr zu scheitern.

In dem gemeinsamen Ringen um ein nur gutes Objekt bleibt im Licht der gemachten Traumaerfahrung immer die existenzielle Angst vor dem Verlassenwerden und der vernichtenden Strafe erhalten – wie mütterlich fürsorglich der Therapeut auch immer sein mag. Trotz aller verzweifelter Versuche des Patienten, die »omnipotente Kontrolle« (Kernberg 1978) auf den Therapeuten auszudehnen (Extratermine, Anrufe nachts, Androhung von selbstschädigendem Verhalten, Suiziddrohungen), bleibt das Gefühl, ein plötzlicher Riss zwischen ihm und dem Therapeuten könnte alles zerstören – die Hoffnung auf Beziehung implodiere in ein schwarzes Loch. Der zu Überidentifikation neigende Therapeut, der sehr sensibel diese Bedrohung der narzisstischen Fusion verspürt, wird seinem Patienten aus Schuldgefühl immer mehr anbieten als allen anderen Patienten und wird so die Abhängigkeit weiter steigern. Das, was gut gemeint war, erweist sich als fataler Irrtum – beide kämpfen aus ganz persönlichen Motiven mit aller Macht dagegen an, dass Hass und Verlustangst in der Übertragung ausgehalten und durchgearbeitet werden können.

Gegenübertragung des Therapeuten

Angezogen und überwältigt

Das Beziehungsmuster, das sich im Therapeuten zum Patienten herausbildet, möchte ich »angezogen und überwältigt« nennen. Die Eigenübertragung des Therapeuten auf den Patienten, von der ich im Folgenden berichte, bestand darin, dass er in einem kleinen Dorf in einer Bauersfamilie mit sechs Kindern in Österreich aufgewachsen war und viel körperliche Gewalt erleben musste. Erzogen wurden er und die jüngeren Geschwister von einer »pietistischen« Großmutter, die den

Glauben vor allem über Verbote und moralische Strenge vermittelte und die kalt und abweisend im Haus das Sagen hatte. In unseren Supervisionsgesprächen berichtete der Kollege von eigenen sehr moralischen und strengen inneren Anteilen, die sein Helfenwollen als Psychotherapeut bestimmten und die es kaum erlaubten, daneben bestehenden spielerischen und leichten Seiten Raum zu geben.

Diese Dynamik des Moralkonfliktes im Therapeuten wird nun von der Übertragung des Patienten wie ein schlafendes Virus zum Leben erweckt. Die Folgen davon sind, dass der Therapeut sich zuerst mit der Opferseite des Patienten überidentifiziert und sich als nur gutes Eltern-Objekt grenzenlos den bedürftigen Ich-Zuständen zur Verfügung stellt. Als aber die andere Seite sich als entwertende, täterloyale Täterintrojekte meldete und der Kollege erfuhr, dass der Patient im Sinne der Identifikation mit dem Aggressor die eigenen Kinder schlug, erlebt er sich zunehmend starr, abweisend und »hyper-moralisch« – »wie meine Großmutter«. Über subtile Verachtung kommunizierte er seine eigenen unaufgelösten Erfahrungen mit Macht und Ohnmacht aus der Kindheit – er fühlt sich vom Patienten angezogen, von seinem Material fasziniert und gleichzeitig überwältigt. Spürt der Patient die zunehmende Hilflosigkeit des Therapeuten, kann dieser aus Angst vor Objektverlust in eine Art Therapeutenhelferposition dem Therapeuten gegenüber gehen und beginnen, ihn durch Verschweigen, Dissoziieren in der Stunde oder Affektisolierung vor dem traumatischen Material zu schützen. Vor allem eine unbedachte selektive Mitteilung eigener Gefühle oder Szenen aus der eigenen Traumagenese können den Patienten immer mehr dazu zwingen, eigene Themen zurückzunehmen, um den Therapeuten nicht weiter zu beunruhigen und zu belasten. Um sich selbst zu retten, steht der Therapeut in Gefahr, das verletzte Kind im Patienten nun endgültig zu verraten.

10.3.2 Reaktionsstil: Distanzierungsorientiert

Stellen wir uns nun einen Therapeuten vor, der in seiner professionellen Haltung dem Patienten eher abgegrenzt freundlich, aber distanziert gegenübertritt und der in seinem Therapeutenverhalten mehr auf bewusst machende Erkenntnis und Erklärung Wert legt denn auf korrektive emotionale Neuerfahrung in der Teile-Arbeit. Er arbeitet viel mit der distanzierten Beobachterposition, bevorzugt konkrete Stühle-

Arbeit mit einzelnen Selbstanteilen und hält wenig von hypnotherapeutischen Imaginationstechniken und Tranceerleben.

Die Überakzentuierung dieses Stils

In der Gestaltung der Arbeitsbeziehung arbeitet der fiktive Therapeut mehr am beobachtenden, vergleichenden, schlussfolgernden Pol und nicht so sehr auf der erlebenden Seite. Verkürzt und ohne zu werten, wollen wir die einseitige Akzentuierung dieser therapeutischen Haltung wieder mit Wilson und Lindy (1994) wie folgt attribuieren: »avoidance, counterphobia, distancing, detachment«. (S. 2)

Fall C: Der Therapeut ist zu weit innerlich entfernt – kaum Eigenübertragung

Gemeint sind hier jene Therapeuten, die versuchen, unter Nutzung ihres eher vermeidenden Reaktionsstils die in der Therapie mit Traumapatienten entstehenden heftigen Gegenübertragungsreaktionen und Übertragungskrisen durch Distanzierung zu meistern, ohne dass aufgrund eines hohen neurotischen Anteils an Eigenübertragung der Dialog massiv verzerrt wäre. Nimmt unter projektivem Druck des Patienten die intellektuelle Distanziertheit beim Therapeuten in schwierigen Behandlungssituationen zu, so greift dieser immer mehr auf »Reden in der Therapiesitzung« zurück, da die eigentliche Teile-Arbeit auf der inneren Bühne zu beunruhigend und nicht kontrollierbar erscheint.

Fall-Vignette aus der Supervision

> Ein 28-jähriger Patient mit der Diagnose einer Borderline-Störung wurde mir in einer Psychosomatischen Klinik als Supervisionsfall vorgestellt. Der Kollege, intellektuell sehr gewandt, belesen und eher analytisch orientiert, nutzte für das Einzelsetting die Teile-Therapie. Er konnte sich zuerst gut auf die schwierige Lebenssituation des Patienten einstellen und folgte ihm innerlich relativ problemlos in unterschiedliche Lebensbereiche, in denen der Patient viel Gewalt und sadistische Entwertung durch Männer erfahren hatte. Als Mitglied einer Jugendgang war er viel mit Drogen in Berührung gekommen, hatte sich eine Zeit lang im Bahnhofsmilieu prostituiert und war dann wegen wiederholter Gewalttätigkeits- und Diebstahlsdelikte zu einer Jugendstrafe auf Bewährung verurteilt worden. Hauptschulabschluss ohne Quali, Ab-

bruch der Kfz-Lehre, verschiedene kurze Jobs, mehrfache Partnertrennungen, meist auf Antrieb der Partnerinnen wegen Gewalttätigkeit in den Beziehungen. Etwa ab der Hälfte des 12-wöchigen stationären Aufenthaltes entwickelte sich fulminant eine entwertende, sadistisch-quälerische negative Übertragung, der der Therapeut versuchte, durch distanzierte Gelassenheit, langes Schweigen und »viel Psychoedukation und Erklärung« Raum zu geben. Wie wir in der Supervision später rekonstruierten, hatte er auf Irritationen des Patienten, Missverständnissen im Gespräch, Forderungen nach mehr Aufmerksamkeit und Anklagen konsequent mit »freundlicher Zurückweisung« reagiert oder geschwiegen. Stattdessen schlug er dem Patienten »hypnotherapeutische Übungen vor«, die immer öfter damit endeten, das der Patient sagte: »Ich kann mir das nicht vorstellen, ich scheine wieder alles falsch zu machen.« Im Sinne einer symmetrischen Eskalation verstärkte sich die zuerst nur untergründig keimende negative Übertragung – je mehr der Patient »bockig wurde«, umso mehr zog der Kollege sich aus der Beziehung zurück und vertraute auf Deutungen und nicht mehr auf Teile-Arbeit. Der Patient erlebte den Therapeuten in der Behandlung nur noch als ein »eiskaltes Monster, das er am liebsten umbringen würde«. Der Therapeut fühlte sich hilflos in einer sadomasochistischen Weise mit dem Patienten homoerotisch verstrickt und meinte, der Behandlung nicht mehr gewachsen zu sein. Er zweifelte überhaupt daran, dass diesem Patienten zu helfen sei, stellte lebensbiografische Erfolge des Patienten und prognostisch günstige Ressourcen infrage und überlegte einen Therapeutenwechsel für die letzten drei Wochen.

Die Übertragung des Patienten

Die Entstehung einer negativen Übertragung

Das größte technische Problem bei einem eher distanzierten Therapiestil scheint mir der Umgang mit der sogenannten »negativen Übertragung« zu sein. Diese feindselige Übertragung taucht dann auf, wenn der Patient zum Schutz vor seiner eigenen Hass- und Zerstörungsaggression versucht, diese via projektiver Identifikation im Therapeuten unterzubringen. Unter dem massiven Übertragungsdruck wird im Sinne der »Rollenübernahme« (Sandler 1976) dieser negative Objektanteil nicht selten vom Therapeuten unbewusst verkörpert. D.h., aus der Referenzkartei innerer Selbstanteil wird dasjenige im Therapeuten aktiviert, welches selbst das Thema »sadistische Aggression« einschließt.

Das ruft aber Anteile auf den Plan, die für Berufsethos und Therapeutenmoral zuständig sind, und die aggressive Gegenübertragung wird als unpassend weggeschoben und mit distanzierter Gelassenheit sublimiert – was die negative Übertragung des Patienten weiter fördert. Die hilfreiche, wohlwollende Seite des Therapeuten verschwindet immer mehr hinter dem ihm zugeschriebenen destruktiv und verfolgenden Täterimago; er zieht enorm viel Wut und Ärger auf sich und glaubt, diese Übertragung als Ausdruck destruktiver Täterteile im Patienten standhaft aushalten zu müssen. Aufseiten des Patienten wird der Übertragungsdruck durch die immer distanzierter werdende Therapeutenhaltung zirkulär verstärkt. Was oft fehlt, ist zum einen entschiedene Grenzsetzung durch den Therapeuten, die das Agieren beenden könnte, zum anderen das für die Borderline-Therapien von Rohde-Dachser empfohlene Vorgehen:

»Schnelles Unterbrechen von Schweigepausen (…) – Keine Interpretation der positiven Übertragung (…) – Aufspüren der abgespaltenen und außerhalb der Therapie agierten negativen Übertragung (…) – Freimütiges Mitteilen von Gegenübertragungsgefühlen, durch die der Analytiker für den Patienten als eigenständiges Individuum erlebbar wird; sofortige Richtigstellung der verzerrten, oft paranoid getönten Wahrnehmungen der Person des Analytikers (auch durch Beantwortung von Fragen).« (1995, S. 166)

Patienten, die lange Zeit hilflos Verletzungen und Demütigungen ausgesetzt waren, tragen Selbstanteile in sich, die ein sensibles Gespür dafür entwickelt haben, wie andere mit Kritik zu treffen und mit Schuldgefühlen zu zermürben sind. Vor allem in Therapien mit traumatisierten Patienten mit dissoziativer Abwehr tauchen diese Übertragungen auf, wobei die scheinbar neutrale und distanzierte »Fassade« des Therapeuten und seine intellektualisierende Verhaltensweise von den Patienten massiv bekämpft werden. Die therapeutische Beziehung eskaliert zu einer Kampfbeziehung, wobei es um Angst vor Vernichtung auf beiden Seiten geht, um »Rufmord« und um Drohungen mit Gewalt und Selbstmord vonseiten des Patienten.

Gegenübertragung des Therapeuten

Hilflos der Willkür ausgeliefert

Mit dem eben Gesagten eng verbunden sind Ärger und Wut aufseiten des Therapeuten, der sich hilflos der Willkür seines Patienten ausgeliefert fühlt. Er erlebt sich durch die wütenden Attacken des Patienten als immer inkompetenter, in seinem therapeutischen Bemühen immer ineffektiver und von der entstehenden feindseligen und negativen Übertragung massiv angegriffen und entwertet – da bleibt zur Selbstrettung nur noch eine Flucht in Rationalität und Distanz.

Fast jeder Therapeut in einem Traumatherapie-Setting glaubt irgendwann in der Teile-Therapie, seine eigene Person sei mit den destruktiven Angriffen von Täterintrojekten und inneren Entwertern persönlich gemeint und wird nun selbst verzweifelt, oft wütend und beginnt sich zu verteidigen. Die in ihm aufkeimende aggressive Gegenübertragung lässt sich als Abwehr gegen eigene Hilflosigkeit, Ohnmacht, depressive Verstimmungen verstehen, seine Gefühle von heimlicher Entwertung des Patienten als Rache für seine Depotenzierung. Es hat eine Rollenumkehr, eine Subjekt-Objekt-Vertauschung stattgefunden: Der Therapeut sieht sich jetzt in der Rolle des narzisstisch entleerten Opfers, der missbrauchenden Willkür des Patienten ausgeliefert. Die vielen Krisen, die Beschäftigung mit dem häufig massiven Traumamaterial gehen nicht spurlos an ihm vorbei – er fühlt sich inkompetent, überlegt, ob er der richtige Therapeut für seinen Patienten sei oder wie er die Therapie beenden oder ihn loswerden könnte.

Die Wirkung des traumatischen Introjektes, welches der Patient und der Therapeut wechselseitig durch Induktion im therapeutischen Raum, im intersubjektiven Möglichkeitsraum, re-inszeniert haben, sickert wie Gift in den Beziehungsdialog ein: Neben dem Zweifel an seiner therapeutischen Kompetenz beginnt der Therapeut an der »Wahrheit« der Traumageschichte Zweifel zu hegen, es fällt ihm immer schwerer, unvoreingenommen zuzuhören, ohne zu werten, und er beginnt sich innerlich abzuwenden. Die Erforschung der inneren Traumalandkarte scheint ihm zu mühselig, und die Arbeit auf der inneren Bühne wird immer seltener: der schwache, erwachsene Selbstanteil fühlt sich immer weniger der Gewalt der destruktiven Teile gewachsen, der Therapeut wirkt unerreichbar und hat immer weniger Lust auf Erforschung des Innenraumes.

Fall D: Der Therapeut gibt die Beziehung zum Patienten auf – massive Eigenübertragung des Therapeuten

Das unter Fall C beschriebene Übertragungs-Gegenübertragungs-Problem unseres fiktiven Therapeuten kann durch dessen wenig hilfreiche

Tendenz verschärft werden, unter Interaktionsdruck und im Strudel eigener diffuser Gefühle ungelöste neurotische Objektbeziehungen aus eigenen Traumaerfahrungen zu reaktivieren und diese in den Patienten zu externalisieren. Grinberg (1979) beschreibt diese Form der unbewussten Antwort des Analytikers auf die Projektionen des Patienten als projektive Gegenidentifikation – das könnte uns auch helfen, besser zu verstehen.

Fall-Vignette:

Eine Kollegin nahm eine 22-jährige Lehramtsstudentin in Therapie, die überraschend zum Ersttermin mit den Eltern erschienen war. In dem zum Teil auch mit den Eltern geführten Gespräch ging es um die Akuttraumatisierung der Tochter, die an einer »psychogenen Sehstörung« litt, nachdem sie von einem Unbekannten auf einem U-Bahnhof auf die Gleise geschubst worden war. Bei den Anamnesegesprächen und dann beim ersten Versuch einer EMDR-Sitzung zu dem dramatischen Sturz wurde klar, dass das eigentliche Problem eine Vergewaltigung im 16. Lebensjahr war – dieses Detail war der Therapeutin bis dato unbekannt. Die Patientin war der Einladung einer Internetbekanntschaft zum ersten Treffen an einem Bushäuschen auf dem Land gefolgt und von dem jungen Mann brutal vergewaltigt worden. Die Eltern, beide im Lehrerberuf, hatten mit heftigen Vorwürfen der Tochter gegenüber reagiert, und die Mutter sagte: »Wir haben dir doch verboten, so was zu machen … warum hast du dich denn nicht wenigstens gewehrt?« In der Folgezeit entwickelte die Patientin schwere Zwänge und litt an inneren entwertenden und beschuldigenden Stimmen. So musste sie sich nachts zur Selbstbestrafung den Wecker stellen, lange heiß duschen und durfte nicht schlafen usw. Eine Behandlung in einer psychiatrischen Klinik brachte keinen Erfolg, außer dass die Patientin nun behauptete, »die Zwänge sind weg, mir geht es gut, alles bestens«, um die Eltern nicht weiter zu beunruhigen. Als sie dann wegen chronischem Schlafdefizit durch die ersten Prüfungen im Lehramtsstudium gefallen war, kam sie in Therapie.

Die Übertragung des Patienten

Idealisierung und Entwertung

Nachdem die Therapeutin – die ich in ihrem Stil eher als geradlinig, taff und strukturiert und weniger mütterlich beschreiben würde – nach all den »Geständnissen« erst mal innerlich auf Distanz gegangen war, reagierte die Patientin darauf mit heftigem Werben um die Therapeutin, durch Überengagement, »vorauslaufenden Gehorsam« und brave Anpassung. Sie zeigte sich überbemüht und versicherte der Kollegin, dass sie die einzige Person sei, die die Wahrheit über ihre massive Zwangserkrankung wisse, und dass sie sie nicht wegschicken dürfe – sonst bringe sie sich um. In den Semesterferien fuhr sie auf Wunsch der Eltern nach Hause, damit sie in der Stadt »keine Dummheiten mache«, und die Therapie musste unterbrochen werden.

Je mehr aber der Fokus der Therapie auf Eigenständigkeit und Abnabelung von den Eltern gelegt wurde, umso schwieriger gestaltete sich die Beziehung: Auf der inneren Bühne tauchten Mutterintrojekte auf, die eine noch härtere Bestrafung der Patientin forderten, da sie im Studium immer häufiger »versagte«, da sie nur noch mit Zwängen nachts beschäftigt war. Die Beziehung in der Therapie gestaltete ein äußerlich braver, naiver und angepasster Jugendlichen-Teil mit 15 Jahren, der die Kollegin idealisierte und um den Finger wickeln konnte. Innerlich lauerten entwertende Selbstanteile, fordernd, gnadenlos Leistung eintreibend und hasserfüllt. Je mehr die Therapeutin auf Eigenständigkeit und Eigenverantwortung hinarbeitete, umso mehr dehnte sich die Entwertung auch auf die Therapie und die Person der Therapeutin aus – als würden zwei Mütter wie beim Kaukasischen Kreidekreise von Bertolt Brecht am Kind zerren.

Gegenübertragung des Therapeuten

Missbilligung und Abwertung

Je mehr der Therapeut eigene ungelöste Verstrickungen in diesen Prozess einbringt, je heftiger seine Übertragung eigener traumatischer Introjektanteile auf den Patienten ist, desto mehr ist sein Reaktionsstil geprägt durch Distanzierung, Kühle und Rückzug. Der Therapeut erlebt etwas, was Holderegger (1993) die »traumatisierende Übertragung« genannt hat, nämlich »daß der Analytiker von seinen Patienten häufig in die Lage eines traumatisierten Kindes hineinmanövriert wird und dabei hautnah erlebt, von welchen inneren unbewußten Szenarien, Introjekten und Affekten sich diese bedroht fühlen. (…) Die projektive Inszenierung von Gefühlen, wie z. B. Ohnmacht, Verwirrung, Wut, Schuldgefühl und Angst, scheint nicht nur der Vermeidung und der Abwehr einer Situation, die nicht bewältigt werden kann, zu dienen, sondern auch deren Darstellung und damit der Mitteilung einer Erinnerung, die nur in dieser indirekten Weise möglich ist.« (S. 19) Um diese analog kommunizierte Botschaft zu entschlüsseln, bedarf es aber der Fähigkeit zur Distanzierung und eines inneren Spielraumes im Therapeuten, ohne sofort auf die projizierten Gefühle mit Ausstoßung zu reagieren. Diese Rückprojektion zeigt sich in der Gegenübertragung als Abwertung und Missbilligung von bestimmten Aspekten in der Persönlichkeit des Patienten, vor allem solche, die affektiv hoch beladen sind. Manchmal sieht sich der Therapeut geradezu feindselig von einem Aspekt des Patienten verfolgt: Der Therapeut bekämpft sozusagen seinen eigenen Anteil im Patienten, den er als isolierten Anteil entwertet und missbilligt.

In diesem Fall konnten wir in Supervision erarbeiten, dass auch die Kollegin einen sehr strafenden Mutteranteil in sich trug, der dazu führte, dass sie die Behandlung nach 50 Stunden abbrach. Am Anfang habe sie das Thema »psychogene Sehstörung« nach Akuttrauma als intellektuelle Herausforderung empfunden, zumal von mehreren Kapazitäten der Augenheilkunde bestätigt worden war, dass die geschilderten Beschwerden rein anatomisch nicht zu erklären seien. Sie habe vermutet, dass es sich dabei um eine seltene Form somatoformer Dissoziation handele. Es sei ihr aber immer weniger möglich gewesen, das »unterwürfige und zaghafte Verhalten« der Patientin, die alles recht machen wollte, zu ertragen, und sie habe gemerkt, wie sie innerlich immer mehr gegen die »bösen Mütter« in Stellung ging. In längeren Supervisionssitzungen stellte es sich heraus, dass die Kollegin, selbst Mutter von zwei Kindern, immer schon furchtbare Angst hatte, ihren Kindern könnte etwas geschehen. Sie erinnerte sich, dass sie in ihrer Kindheit im 12. Lebensjahr beobachtet hatte, wie ihre jüngere Schwester vor ihr beim Spielen auf einer belebten Straße unter ein Auto gekommen war und tödlich verletzt wurde. Die Mutter hatte damals nur gesagt: »Du bist schuld, hättest du nicht besser achtgeben können!«, und war dann depressiv verstummt. Zeitlebens hatte sie sich immer dafür schuldig gefühlt, nicht alles getan zu haben, um ihre Schwester zu retten, und befürchtete, dass sie von den Eltern, die nach den Unfall in einer Trauererstarrung versanken, zur Strafe in ein Heim weggegeben werden könnte. Dieses Heim stellte sie sich wie eine Art Krankenhaus vor, in dem sie Jahre vorher wegen einer Diphtherie über drei Wochen von den Eltern getrennt in einem Isolierzimmer verbracht hatte.

Scheitert der Therapeut in der oben aufgezeigten Helfer- und mächtigen Retterhaltung an den eigenen nicht verarbeiteten Schuldgefühlen und ungelösten Hass-Liebe-Verstrickungen zu den primären Bezugspersonen, so kann dies zu einem weiteren Rückzug aus der therapeutischen Behandlung führen, die Gegenübertragung kann sich in Desinteresse, zynischer Reaktionsweise und Ablehnung des Patienten äußern – der Patient wird aufgegeben.

Diese sehr individuellen Fallvignetten zeigen etwas pointierte Beispiele von Übertragungs-Gegenübertragungs-Kollusionen, wie wir sie alle in der einen oder anderen Form aus unseren Therapien kennen. Welche generellen Schlüsse lassen sich daraus ziehen?

10.4 Übertragung und Gegenübertragung in der hypno-analytischen Teile-Therapie

Das Konzept der Übertragung und Gegenübertragung hat im Lauf der Entwicklungsgeschichte der Psychoanalyse viele Interpretationen und Variationen erfahren. Die von mir favorisierte Interpretation dieses Konzeptes orientiert sich an der Auffassung von Otto Kernberg, wie er sie in seiner Antwort auf Thomä (1999) sehr anschaulich dargelegt hat (Kernberg 1999, S. 894–904). Zur Kennzeichnung der Eckpunkte folgendes längere Zitat:

> »Die realistische Reaktion des Patienten auf Aspekte des Verhaltens seines Analytikers ist das, was sie ist, nämlich ein angemessenes Verhalten, das es von jenen unangemessenen, übertriebenen oder idiosynkratischen Reaktionen zu unterscheiden gilt, die eine Aktivierung von internalisierten Objektbeziehungen aus der Vergangenheit darstellen. (…) Somit schließe ich mich Thomäs Kritik an dem totalistischen Übertragungskonzept an. Nicht alles, was der Patient erlebt, zum Ausdruck bringt oder mitteilt, ist Übertragung. Unter diesem Blickwinkel ist das Konzept des therapeutischen Bündnisses als Beteiligung des beobachtenden Ichanteils des Patienten im Bündnis mit dem Analytiker in seiner analytischen Funktion klinisch hilfreich. (…) Ebensowenig, wie das gesamte Verhalten des Patienten der Übertragung entspricht, läßt sich das gesamte Verhalten des Psychoanalytikers unter das heutige Konzept der Gegenübertragung

(als Gesamtheit der affektiven Reaktionen des Analytikers auf den Patienten) subsumieren. Der beobachtende Ichanteil des Analytikers, seine durch Ausbildung, Wissen und Erfahrung bereicherte und verbesserte und mit entsprechenden Affekten verbundene Fähigkeit zur Selbstreflexion ist nicht Teil der Gegenübertragung. Ich betrachte die Gegenübertragung als eine Kompromißbildung, die sich aus dem Einfluß des Patienten und seiner Übertragung auf den Analytiker herleitet sowie aus den Übertragungsdispositionen des Analytikers, die auf dessen unbewußten Konflikten und ihrer potentiellen Resonanz auf die Übertragung des Patienten beruhen.« (1999, S. 879–880)

Das, was hier in der Sprache der Objektbeziehungstheorie ausgedrückt ist, lässt sich in der Teile-Therapie als Interaktion zwischen den verschiedenen Selbstanteilen im Patienten begreifen – eine Idee, die in der Transaktionsanalyse konzeptuell als Transaktion zwischen zwei Menschen gefasst wurde. »Die Theorie der drei Ich-Zustände und die Idee der vier Lebensanschauungen bilden die Grundlage der Transaktionsanalyse. Eine Transaktion besteht aus dem Reiz, den ein Mensch ausübt, und aus der Reaktion eines anderen Menschen auf diesen Reiz, wobei die Reaktion wiederum zum neuen Reiz für die Reaktion des ersten wird. Die Transaktionsanalyse versucht herauszufinden, welche Ich-Anteile der Beteiligten an einer Interaktion den jeweiligen Reiz oder die Reaktion auslösen.«[54]

Auch wenn in der hypno-analytischen Teile-Therapie ausdifferenzierte Konzepte zu Transaktionsvorgängen zwischen den Innenteilen von Menschen im Dialog noch ausstehen (eine Art interaktionelle Teile-Therapie), so lassen Sie mich doch ein paar Gedanken dazu vortragen.

Auffallend ist die immer wiederkehrende Warnung bei den Watkins (1984, 1997/2003) vor den Gefahren der Gegenübertragung bei Patienten mit DIS – sie schreiben von »hazards«, was so viel heißt wie: Gefahren. Dabei nennt das Ehepaar Watkins die ständig lauernde Gefahr vor bösartigen Ich-Zuständen, Grenzverletzungen durch sexuelle und andere Formen der Verführung, physische Gefahr, die von gewalttätigen Ego-States ausgeht, und die latente Abhängigkeit, in die man

[54] http://www.stangl-taller.at/ARBEITSBLAETTER/KOMMUNIKATION/Transaktionsanalyse.shtml

sich mit dem Patienten verstricken kann – nicht gerade Ermutigungen, um sich in einen Therapieprozess einzulassen. »Die geschilderten Gefahren sind keineswegs auf die Behandlung multipler Persönlichkeiten beschränkt. Sie können sich bei vielen verschiedenen Patiententypen ergeben.« (Watkins 1984, S. 118)

Wenn ich meine Erfahrungen im Umgang mit Übertragung und Gegenübertragung aus der Zeit, in der ich eher als klassischer Psychoanalytiker arbeitete, und der Zeit jetzt als hypno-analytischer Teile-Therapeut vergleiche, dann stelle ich eine Veränderung fest. Nicht nur, dass Hypnose, wie schon Brown und Fromm (1986) schrieben, die Übertragung intensiviert, auch die Gegenübertragung wird vor allem bei der Arbeit mit dissoziierten Selbstanteilen verstärkt und ist manchmal schwer zu handhaben. Dabei kann es dann zu typischen Reaktionen bei Therapeuten kommen, wenn er sich mit dem Gespinst aus Übertragung und Gegenübertragung überfordert fühlt. Welche Fallstricke gibt es zu beachten?

1) Die Bevorzugung von einzelnen Selbstanteilen gegenüber anderen. Vor allem die einseitige empathische Unterstützung für traumatisierte Teile und der Wunsch zu helfen und zu »retten« (Gabriele Kuhn), kann vergessen machen, dass die Teile nicht nur als Markstein für eine autobiografische Leidenserfahrung stehen, sondern im Lauf der Entwicklung eine Funktion im inneren Selbstsystem erlangt haben, die ich im Kapitel über die dunkle Seite des Inneren Kindes beschrieben habe.

2) Der emotionale Rückzug des Therapeuten. Wo oben in Fall-Vignette D beschrieben, kann es zum Rückzug vom Patienten dann kommen, wenn der Therapeut im Zug einer projektiven Identifikation aus Selbstschutz mit eigenen »unverdauten« inneren Selbstanteilen in Kontakt kommt und sich zunehmend in eine »traumatische Gegenübertragung« (Holderegger) hineingesaugt fühlt.

3) Für den Patienten gut erscheinen müssen. Wenn der Therapeut eigene Traumaerfahrungen abspalten muss und sich innerlich verpflichtet hat, anderen Opfern von Gewalt zur Seite zu stehen, dann wird er alles tun, um in der Position des guten Objektes für den Patienten zu bleiben. Aufkeimende Kritik und die Übertragung bösartiger Innenteile auf den Therapeuten können nicht angenommen, sondern müssen sofort zurückgewiesen werden.

4) Zweifel an der »Wahrheit« der Traumatisierung. Viele Patienten ohne konkrete Traumaerinnerungen haben eine hohe Ambivalenz in Bezug auf die Frage: »Ist es nun passiert oder rede ich mir das nur ein?« Hier kann der Therapeut durch Projektion die Zweifelseite zugeschoben bekommen und sich damit identifizieren. Die Folge ist ein ständiger Kampf um *die* Wahrheit, der letztlich in einer Pattsituation endet. Die monolineare Frage »Warum habe ich einen Angstteil in mir?« wird zu einer fanatischen Vergangenheitssuche nach der Wahrheit, und die systemische Frage »Wozu habe ich einen Angstteil heute in mir?« gerät aus dem Blick.

5) Das Traumamaterial zu schnell in Angriff nehmen. Nach Frederick kann das Drängen des Therapeuten gegenüber einzelnen Ich-Zuständen, das Traumamaterial auszupacken, die Traumaerinnerungen verzerren oder gar falsche Erinnerungen schaffen. Dafür sind Therapeu_ten prädestiniert, die meinen, Katharsis sei das wichtigste Element in der Traumatherapie; oder der Therapeut ist selbst ein Traumaopfer und überidentifiziert sich mit dem einen oder anderen Ich-Anteil. »Es kann sich auch um eine Gegenübertragungsreaktion handeln, in welcher sich der Therapeut beeilen und es hinter sich haben möchte – als Gegenstück zur Übertragung des Patienten.« (Frederick 2007, S. 68)

Dies sind ein paar Hinweise auf mögliche Verstrickungen. Am Ende möchte ich noch ein Liste von Claire Frederick zitieren, die sie in einem Seminar[55] zur Arbeit mit verletzten Inneren-Kind-Anteilen vortrug, um uns für die möglichen Übertragungen zu sensibilisieren, die von Kind-States ausgehen können.

Die üblichen Übertragungen bei kindlichen Ich-Zuständen sind:

- Die Angst des Kind-State, dass der Therapeut nicht verstehen oder sich kümmern würde.
- Die Angst des Kind-State vor erneuter Traumatisierung durch den Therapeuten.

[55] Seminar mit Claire Frederick am Milton-Erickson-Institut Rottweil, Herbst 2010.

- Die Angst, vom Therapeuten nur kurzfristig geliebt und dann verlassen zu werden.
- Die Angst vor Vernichtung im Therapieprozess (Exorzismus) oder Zwangsintegration.
- Angst, durch heftige Gefühle und Erinnerungen den Therapeuten zu verletzen.
- Die Angst, sich selbst zu verletzen und dann noch mehr zu leiden.

All das sicher zu handhaben ist nicht einfach und stellt hohe Anforderungen an die Geduld, die Achtsamkeit, aber auch an die Fähigkeiten des Therapeuten, Grenzen zu setzen und Destruktion in sich selbst zu begrenzen. Auf der anderen Seite stehen uns im Handlungsrepertoire der Teile-Methode viele konstruktive Möglichkeiten zur Verfügung, um mit diesen Beziehungsangeboten kreativ zu arbeiten.

Ausblick

Die Geschichte von Paula
Um in der letzten Stunde vor der Sommerpause den inneren Beobachter weiter zu stärken, schlage ich der Patientin eine Übung zur »Stärkung der inneren Achtsamkeit« vor. Ich erkläre ihr vorab, dass wir alle in uns eine Instanz haben, die ruhig, wohlwollend und nicht identifiziert beobachten kann, was in unserem Innenraum passiert – wir nennen das das beobachtende Selbst.

Nach einer mittleren Tranceinduktion und Verabredung eines Stoppsignals spreche ich langsam folgenden Text[56]:

Therapeut: »Ich habe einen Körper, aber ich bin nicht mein Körper. Ich kann meinen Körper sehen und fühlen, und was gesehen und gefühlt werden kann, ist nicht der wahre Sehende. Mein Körper kann müde oder angespannt, krank oder gesund, schwer oder leicht, angstvoll oder ruhig sein, aber das hat nichts mit meinem inneren Ich, dem Zeugen, zu tun. Ich habe einen Körper, aber ich bin nicht mein Körper.

Ich habe Wünsche, aber ich bin nicht meine Wünsche. Ich kann meine Wünsche erkennen, und was erkannt werden kann, ist nicht der wahre Erkennende. Wünsche kommen und gehen, sie ziehen durch mein Bewusstsein, aber sie berühren mein inneres Ich nicht, den Zeugen. Ich habe Wünsche, aber ich bin nicht die Wünsche.

Ich habe Emotionen, aber ich bin nicht meine Emotionen. Ich kann meine Emotionen empfinden und spüren, und was empfunden und gespürt werden kann, ist nicht der wahre Empfindende. Emotionen gehen durch mich hindurch, aber sie berühren mein inneres Ich nicht, den Zeugen. Ich habe Emotionen, aber ich bin nicht die Emotionen.

Ich habe Gedanken, aber ich bin nicht meine Gedanken. Ich kann meine Gedanken sehen und erkennen, und was erkannt werden kann, ist nicht der wahre Erkennende. Gedanken kommen mir

56 Quelle: http://www.achtsamleben.at/disidentifikationsuebung.html

und gehen wieder, aber sie berühren mein inneres Ich nicht, den Zeugen. Ich habe Gedanken, aber ich bin nicht Gedanken.

Ich bin das, was übrig bleibt, ein Zentrum reinen Gewahrseins, der unbewegte Zeuge all dieser Gedanken, Emotionen, Gefühle, Empfindungen.

Kommen Sie nun langsam in Ihrem Tempo zurück in diesen Raum, in diese Zeit … spüren Sie bewusst die Grenzen Ihres Körpers … hören Sie die Geräusche von der Straße … atmen Sie tief ein und aus …«

Was bleibt mir am Ende noch zu sagen?
»Man kann die Bedeutung des Hypnotismus für die Entstehungsgeschichte der Psychoanalyse nicht leicht überschätzen. In theoretischer wie therapeutischer Hinsicht verwaltet die Psychoanalyse ein Erbe, das sie vom Hypnotismus übernommen hat«, so schreibt Sigmund Freud im Jahre 1924 in seinem Werk »Kurzer Abriß der Psychoanalyse«. (S. 407)

Und was ist heute aus diesem Erbe geworden? Nach einer Phase der Offenheit und der kritischen Auseinandersetzung in der ersten Generation nach Freud durch Jones, Schilder, Rado, Gill und anderen ist es heute still geworden um das reine Gold der Psychoanalyse und das Kupfer der Suggestion: Die psychoanalytische Community ist mehr denn je mit sich selbst und mit dem Überleben beschäftigt. Je mehr die gesellschaftliche Bedeutung der Psychoanalyse als Heilmethode und Kulturtheorie zu schwinden scheint, umso mehr findet sich eine Tendenz zurück zur »reinen Lehre« und zur elitären Abschottung. Friedrich Markert schreibt zum gefühlten Verhältnis der meisten Psychoanalytiker zur Hypnose: »Die spätere Entwicklung lässt eine zunehmende Entfremdung beider Methoden erkennen, die sich heute aufseiten vieler Psychoanalytiker in Desinteresse oder pauschaler Ablehnung der Hypnose ausdrückt.« (2005, S. 359)

Auch ich habe vor 25 Jahren so oder ähnlich gedacht, hatte ich in der psychoanalytischen Ausbildung am Lou-Andrea-Salome-Institut in Göttingen auch nichts anderes gehört. Aber die Erfahrungen in der Praxis waren dann ganz andere – hier lernte ich, mein Denken und meine Behandlungsangebote den Notwendigkeiten und Bedürfnissen der Patienten anzupassen und nicht umgekehrt. Gerade die Arbeit mit traumaassoziierten Störungen im klinischen Setting machte es notwendig, den Blick weg vom defizitorientierten Denken der Psychoanalyse hin zum ressourcen- und lösungsorientierten Denken der Hypnotherapie zu lenken. Aber warum sollte das beides nicht zusammen möglich sein: das für mich bis heute unverzichtbare psychodynamische Verstehen und die Einteilung psychischer Störungen in einer Strukturtheorie der Psychoanalyse und die unterstützenden, wertschätzenden Methoden der Hypnotherapie und ihr großes Repertoire an Behandlungsstrategien. Das Konzept einer solchen Fusion auf Augenhöhe – und nicht mehr ein Gold- und Kupfergemisch – habe ich mit diesem Buch vorgelegt. Es ist ein erster Entwurf einer zeitgemäßen Form der Hypnotherapie, ein Ansatz, der dem postmodernen Denken verpflichtet ist: Nicht etwas eigenständig Neues muss entdeckt werden, sondern schon Bestehendes und Bewährtes wird miteinander verbunden, um die Breite der Anwendung der Methode zu erhöhen. Die hypno-analytische Teile-Therapie, so wie ich sie verstehe und entwickelt habe, verbindet analytisches Verstehen mit systemischem Denken und hypnotherapeutischem Handeln. Das Teilekonzept ist eine Weiterentwicklung der Hypnoanalyse und basiert auf den Grundlagen der Ego-State-Therapie von John und Helen Watkins aus den 70er-Jahren des letzten Jahrhunderts, denen wir viel zu verdanken haben.

Die wesentlichen Aussagen zur hypno-analytischen Teile-Therapie im Überblick

Das Ich oder das Selbst eines Menschen besteht nicht nur aus einem konsistenten, identitätsstiftenden Zustand, sondern ist aus verschiedenen Seiten, Parts, Teilen, Rollen, Ich-Zuständen, Ego-States zu einer Polyphonie zusammengesetzt – wir alle sind »vielfältig«. (Kapitel 1)

Ein Ich-Zustand ist eine ehemals erfolgreiche Lösungsstrategie für eine soziale Herausforderungssituation, vergleichbar mit einer Lernerfahrung, einem Schema, einer Schablone, einer Art Blaupause zur Herstellung einer Lösung. Jeder Ich-Zustand besitzt seine eigenen, relativ überdauernden Affekte, Körperempfindungen, Erinnerungen, Fantasien und Verhaltensweisen, und er hat auch seine eigenen Wünsche, Träume und Bedürfnisse. (Kapitel 2)

Ich-Zustände sind neuronale Netzwerke und haben aus Sicht der Systemtheorie der Selbstorganisation eine Attraktorfunktion, d. h., sie strukturieren den chaotischen Erfahrungsstrom in der Psyche eines Menschen und reduzieren Komplexität. (Kapitel 3)

Ich-Zustände entstehen im Zuge (1) normaler Differenzierung (Rollenlernen), (2) Introjektion der wichtigen Bezugspersonen, (3) als Folge von traumatischem Stress und (4) im Zuge der Übergangsobjektbildung. (Kapitel 4)

Das Differenzierungs-Dissoziations-Kontinuum der Watkins muss neu überdacht werden und sollte besser für den Bereich der pathologischen Dissoziation durch die Unterscheidung in »Detachment« und »Compartmentalization« ersetzt werden. (Kapitel 5)

Ein Ich-Zustand entspricht nach meiner Ansicht einer neuropsychologischen Matrix aus gegebenen neurostrukturellen Elementen des Gehirns und erworbenen psychologischen Schemata. (Kapitel 6)

Ich-Zustände lassen sich zum einen als Niederschlag autobiografischer Erinnerung und Lernerfahrungen über sich und die Welt beschreiben; zum anderen sind sie Konstruktionen im Zuge von Symptomtrancen und Teil des Selbst-Systems. (Kapitel 7)

Ein Teil dieser Metastruktur, die ich das Selbst-Modul oder das »narrative Selbst« genannt habe und deren Funktion Selbstkontrolle und Introspektion ist, ist der »innere Beobachter«. Seine Aufgabe ist es, das modulare System der kognitiven Funktionseinheiten (Ich-Zustände) zu überwachen und zu kontrollieren. (Kapitel 8)

Unter traumatischem Stress wird die Persönlichkeit an den Sollbruchstellen der Handlungssysteme aufgespalten und »zerfällt« in alltagstaugliche Anteile und traumabelastete Anteile. Die dabei aus speziellen Traumaaffekten sich bildenden Ego-States orientieren sich an den animalischen Reaktionsformen auf Belastung: Freeze, Flucht, Kampf, Unterwerfung, Erholung. (Kapitel 9)

Die Phänomene von Übertragung und Gegenübertragung spielen auch in der Teiletherapie auf verschiedenen Ebenen eine wichtige Rolle und sollten vom Therapeuten so gehandhabt werden, dass eine erwachsene Beziehung mit wohlwollend positiver Grundstimmung entstehen kann. (Kapitel 10)

Nachwort

Der Autor des Buches *Hypno-analytische Teilearbeit. Ego-State-Therapie mit inneren Selbstanteilen* bedarf eigentlich nach dem anhaltenden Erfolg seiner grundlegenden Bücher und wissenschaftlichen Veröffentlichungen im Bereich der Ego-State-Therapie keiner Vorstellung. Heute genießt Dr. Jochen Peichl eine außergewöhnliche nationale und internationale Anerkennung als Theoretiker im Felde der Teiletherapie und speziell in der Ego-State-Therapie. Dieses Buch macht deutlich, warum seine Arbeit von seinen professionellen Kollegen so hoch geschätzt wird. Ich bin mir sicher, dass Dr. Peichl mit dieser Veröffentlichung seinen Platz als Theoretiker und Lehrer in der ersten Reihe der Traumatherapieforschung bekräftigen wird. Wir alle in der therapeutischen Community – Ärzte, Psychologen, Psychotherapeuten und engagierte Mitarbeiter – fühlen uns durch seine innovative Erweiterung des Ego-State-Konzeptes, welches zuerst von John und Helen Watkins (1979, 1980) formuliert worden ist, sehr bereichert. Basierend auf den psychoanalytischen Theorien von Paul Federn, John und Helen Watkins und ihrer persönlichen Schüler (Frederick, McNeal, Hartman, Emmerson u. a.) entwickelte sich ein moderner, kurzzeittherapeutischer und effektiver Behandlungsansatz für Trauma und dissoziative Störungen, der heute als Ego-State-Therapie weit verbreitet ist.

Mit diesem Buch setzt Dr. Peichl die Tradition fort und bietet dem Leser seinen persönlichen Blick auf die innovativen Originalideen der Pioniere in diesem Feld.

Jeder Theoretiker und Kliniker in diesem Feld geht notwendigerweise von bestimmten Prämissen, Vorannahmen oder Tendenzen hinsichtlich spezieller Aspekte der Erkenntnistheorie und Methodologie der Ego-States aus. Im Lichte der Kapitel über die Neurobiologie der Ego-States und seiner Beschreibung eines systemischen Zugangs zur Ego-State-Therapie im Besonderen, erschließen sich die Hypothesen und Schlussfolgerungen von Dr. Peichl immer klarer, verständlicher und transparenter. Die Kapitel des Buches bieten nicht nur anregende Beiträge und Ideen zur Natur des Selbst und der Ego-States im Besonderen, sondern enthalten auch beeindruckende neue Informationen über die Entwicklung der Persönlichkeit und zu der Frage, was mit dem Begriff »Kern-Selbst« gemeint sein könnte. Ohne Zweifel vermittelt dieses Buch neue und anregende Ideen in Bezug auf die Ego-State-Theorie, und Dr. Peichls Ideen sind in der Lage, das Denken des Lesers in vielfältiger Weise herauszufordern und zu verändern.

Die Komplexität der Teiletherapien in ihren unterschiedlichen Ausformungen und diversen Grundlegungen ist erschreckend. Dr. Peichl schafft es in seinem Buch jedoch in ganz geschickter Art und Weise, diese Komplexität zu erfassen und dem Leser zu vermitteln. Dieses Buch illustriert das Verständnis eines Experten, einer Autorität auf diesem Gebiet und es zeigt uns jemanden, der erklären kann, was diese Komplexität bedeutet.

Dieses Buch wird sicher in Zukunft sowohl für Lernende der Psychotherapie, für Profis und für Kliniker ein Klassiker auf dem Gebiet der Ego-State-Therapie werden. Es ist ein Buch, das den Pionieren in diesem Feld Respekt zollt und dennoch mit analytischem und auch kritischem Blick auf die Beiträge all dieser Theoretiker schaut. Zur gleichen Zeit liefert es dem Leser eine frische und innovative Sicht auf das Thema und bietet akademischen Wissenschaftlern und Klinikern gleichermaßen einen kreativen Einblick in das, was ein vertieftes Verständnis der Persönlichkeit, des Selbst, was Trauma und Dissoziation bedeuten könnten.

Dieses Buch überzeugt – wie auch die Bücher, die Dr. Peichl vorher geschrieben hat – durch einen bewundernswerten Enthusiasmus für das Thema. Mit allem, was Jochen Peichl zukünftig über Ego-States und Ego-State-Theorie theoretisch erarbeiten wird, wird er sich immer leidenschaftlicher mit diesem Gebiet verbinden, was man schon daran erkennen kann, wie er in den letzten Jahren sein Thema weiterentwickelt hat. Meiner Meinung nach ist dies das bisher beste Buch, das zu diesem Thema geschrieben wurde. Als derjenige, der ihn im Gebiet der Ego-State-Therapie ausgebildet hat, bin ich sehr stolz auf ihn.

Pretoria, 5. Dezember 2014 Dr. Woltemade Hartman

Wissenschaftlicher Mitarbeiter der Universität von Johannesburg
Leiter des Milton H. Erickson Instituts von Südafrika
Vorstandsmitglied der Internationalen Gesellschaft für Hypnose
Präsident von Ego-State-International (ESTI)

Literatur

Ainsworth, M. D. (1989). Attachments beyond infancy. American Psychologist 44, S. 709 – 716

Allen, J. G. (2001). Traumatic relationships and serious mental disorder. New York: John Wiley and Sons

Allison, R. B. & Schwarz, T. (1980). Minds in many pieces. New York: Rawson, Wade

Allison, R. B. (1974). A new treatment approach for multiple personalities. American Journal of Clinical Hypnosis, 17, S. 15 – 32

Andersch-Sattler, H. G. (2007). Arbeit zum inneren Team. http://www.syntraum.de/pdf/Arbeit_zum_inneren_Team.pdf

Auchter, Th. & Strauss, L. V. (2003). Kleines Wörterbuch der Psychoanalyse, überarbeitet 2003. Göttingen: Vandenhoeck & Ruprecht

Bartel, D. B. (2007). Das zeitlose Selbst. Norderstedt: Books on Demand

Beck, A. T., Rush, A. J., Shaw, B. F., Emery, G. (1992). Kognitive Therapie der Depression. Weinheim: Psychologie Verlags Union

Berne, E. (2005). Transaktionsanalyse der Intuition. 4. Auflage. Paderborn: Junfermann Verlag

Berne, E. (2006). Die Transaktionsanalyse in der Psychotherapie. 2. Auflage. Paderborn: Junfermann Verlag

Bilden, H. (1997). Das Individuum – ein dynamisches System vielfältiger Teil-Selbste. http://www.kuveni.de/bildenselbste.pdf

Blakeslee, T. (2004/1996). Beyond the conscious mind. Unlocking the Secrets of the Self. LincolnNE: iUniverse, Inc.

Bohleber, W. (1989). Neuere Ergebnisse der empirischen Säuglingsforschung und ihre Bedeutung für die Psychoanalyse. Psyche 43, S. 564 – 571

Boszormenyi-Nagy, I., Spark, G. M., Gangloff, S. A., Fliessbach, H. (2006). Unsichtbare Bindungen: Die Dynamik familiärer Systeme. Stuttgart: Klett-Cotta

Braun, B. G. (1988). The BASK (Behavior, Affect, Sensation, Knowledge) Model of Dissociation. Dissociation 1, S. 4 – 23

Breitenbach, G. (2011). Innenansichten dissoziierter Welten extremer Gewalt. Kröning: Asanger Verlag

Brown, D. P., Fromm, E. (1986). Hypnotherapy and Hypnoanalysis. Hillsdale, NJ: Lawrence Erlbaum Associates

Brown, R. J. (2006). Different types of »dissociation« have different psychological mechanisms. J Trauma Dissociation 7 (4), S. 7 – 28

Butler, L. D., Duran, R. E. F., Jasiukaitis, P., Koopman, C., Spiegel, D. (1996). Hypnotizability and traumatic experience: A diathesis-stress model of dissociative symptomatology. American Journal of Psychiatry 153, S. 42 – 63

Cardena, E. (1994). The domain of dissociation. In: S. J. Lynn & R. W. Rhue (Hrsg.). Dissociation: Theoretical, clinical, and research perspectives. New York: Guilford Press

Collins, F. (2004). What is Dissociation? http://www.scribd.com/doc/4201718/What-is-Dissociation

Demetz, P. (1964). Formen des Realismus: Theodor Fontane. Kritische Untersuchungen. München: Carl Hanser Verlag

Deneke, F. W. (1989). Das Selbst-System. Psyche 7, S. 577–608

Deneke, F. W. (1999). Psychische Struktur und Gehirn. Die Gestaltung subjektiver Wirklichkeiten. Stuttgart: Schattauer Verlag

Dornes, M. (2004). Über Mentalisierung, Affektregulierung und die Entwicklung des Selbst. Forum Psychoanal 20, S. 75–199

Ellenberger, H. F. (1996). Die Entdeckung des Unbewussten. Bern: Huber

Ellis, A. (1969). A cognitive approach to behavior therapy. Int J Psychiatry 8, S. 896–900

Elrod, N. (1990). 40 Jahre danach – Reflexionen über die Ichpsychologie von Paul Federn. Luzifer-Amor-Zeitschrift zur Geschichte der Psychoanalyse, 3. Jg. Heft 5, S. 137–152

Emmerson, G. (2003). Ego State Therapy. Carmarthen: Crown House Publishing

Erikson, E. H. (1966). Identität und Lebenszyklus. Frankfurt a. M., Suhrkamp Taschenbuch Verlag, 1. Auflage 1973, S. 55–123

Ernst, R. (2002). Die Familie Federn im Wandel der Zeit – Eine biographische und werksgeschichtliche Analyse einer psychoanalytisch orientierten Familie. Unter besonderer Berücksichtigung des Lebens und Werks von Ernst Federn. Diplomarbeit der Universität Klagenfurt: GRIN-Verlag für Akademische Texte Ernst-Moritz-Arndt Universität Greifswald

Falkenström, F. (2003). A Buddhist contribution to the psychoanalytic psychology of self. The International Journal of Psychoanalysis Volume 84/66, S. 1551–1568

Federn, E. (1993). Topik und Setting. Die Bedeutung der Freudschen Topik für die klinische Arbeit und der Stellenwert des Settings in der Behandlung psychotischer Patienten. In: Verein für psychoanalytische Sozialarbeit (Hg.). Innere Orte – äußere Orte. Die Bildung psychischer Strukturen bei ich-strukturell gestörten Menschen. Dokumentation der 6. Fachtagung des Vereins für psychoanalytische Sozialarbeit im November 1992 in Rottenburg. Tübingen: Edition diskord, S. 12–18

Federn, P. (1932). Das Ichgefühl im Traume. In: Paul Federn (1956). Ichpsychologie und die Psychosen. Bern: Hans Huber Verlag, S. 59–83, Neuauflage 1978

Federn, P. (1949 a). Zur seelischen Hygiene des psychotischen Ich. In: Paul Federn (1956). Ichpsychologie und die Psychosen. Bern: Hans Huber Verlag, S. 169–184, Neuauflage 1978

Federn, P. (1949 b). Die Depersonalisation. In: Paul Federn (1956). Ichpsychologie und die Psychosen. Bern: Hans Huber Verlag, S. 228–246, Neuauflage 1978

Fiedler, P. (1999). Dissoziative Störungen und Konversion. Weinheim: Beltz Verlag. 3. Aufl. 2008

Fink, D. (1993). Observations on the role of transitional objects and transitional phenomena in patients with multiple personality disorder. In: R. P. Kluft & C. G. Fine (Eds.). Clinical perspectives on multiple personality disorder (S. 241 – 251). Washington, DC: American Psychiatric Press

Finke, J. (1999). Beziehung und Intervention. Stuttgart, New York: Thieme Verlag

Fodor, J. (1975). The Language of Thought. New York: Harvard University Press

Fonagy, P., Moran, G. S., Edgcumbe, R., Kennedy, H., Target, M. (1993). The roles of mental representations and mental processes in therapeutic action. Psychoanal Study Child 48, S. 9 – 48

Fonagy, P. (1996). Attachment, the development of the self, and its pathology in personality disorders. Psychomedia, S. 26 – 32

Fonagy, P. und Target, M. (2001). Mit der Realität spielen. Zur Doppelgesichtigkeit psychischer Realität von Borderline-Patienten. Psyche – Zpsychanal 55, S. 961 – 995

Fonagy, P. & Target, M. (2006). The mentalization-based approach to self pathology. Journal of personality disorders, 20, S. 544 – 576

Frederick, C. (2007). Ausgewählte Themen der Ego State Therapie. Hypnose Band 2 (1 + 2), Okt., S. 5 – 100

Frederick, C., McNeal, S. (1998). Inner Strengths. Contemporary Psychotherapy and Hypnosis for Ego-Strengthening. Mahwah, New Jersey: Lawrence Erlbaum

Freud, A. (1936/1964). Das Ich und seine Abwehrmechanismen. München: Kindler Verlag

Freud, S. (1893 – 1895). Studien über Hysterie. In: GW I., London: Imago 1952

Freud, S. (1912). Einige Bemerkungen über den Begriff des Unbewussten in der Psychoanalyse. Bd. III, S. 25 – 36, Frankfurt a. M.: S. Fischer 1975 (Studienausgabe Bd. III)

Freud, S. (1917). Trauer und Melancholie. In: Gesammelte Werke (GW) X. London: Imago 1952

Freud, S. (1923). Das Ich und das Es. GW, Bd. XIII, S. 237 – 289. Frankfurt a. M.: Fischer-Verlag

Freud, S. (1924). Kurzer Abriß der Psychoanalyse. GW, Bd. IX, Frankfurt a. M.: Fischer-Verlag, S. 403 – 427

Freud, S. (1940 [1938]). »Abriss der Psychoanalyse«. GW, Bd. XVII. Frankfurt a. M.: Fischer-Verlag

Gast, U. (2002). Dissoziation und Multiple Persönlichkeitsstörung. 4. Vorlesung der Reihe »Geist, Psyche und Gehirn – inter- und transdisziplinäre Konzepte in der klinisch orientierten Kognitionsforschung«. http://spiritsofsurvival.opfernetz.de/gast3.htm

Gazzaniga, M. S. (1985). The Social Brain. New York: Basic Books

Gazzaniga, M. S. (1988). Das erkennende Gehirn. Entdeckungen in den Netzwerken des Geistes. Paderborn: Junfermann Verlag

Gilligan, S. G. (1987). Therapeutische Trance. Das Prinzip Kooperation in der Ericksonschen Hypnotherapie. (Therapeutic trances. New York 1987). Heidelberg 1991

Grossmann, K. u. a. (1998). Zur Theorie von Intervention. In: Brandl-Nebehay, A.,

Gindes, B. C. (1951). New Concepts of Hypnosis. New York: Julian Press

Goldstein, E. G. (1990). Borderline disorders. New York: Guilford Press

Goulding, M. (2000). »Kopfbewohner« oder: Wer bestimmt mein Denken? Paderborn: Junfermann Verlag

Grawe, K. (2004). Neuropsychotherapie. Göttingen: Hogrefe

Greenacre, P. (1971). The fetish and the transitional object. Emotional Growth 1, S. 315–334

Grinberg, L. (1979). Projektive counteridentification and countertransference. In: Epstein, L., Feiner, A. H. (eds). Countertransference. New York, Aronson S. 169–191

Hadfield, J. A. (1940). Treatment by suggestion and hypnoanalysis. In: Miller, E. (Ed.). The Neuroses in War. New York: Macmillan

Haken, H. (1990). Synergetik der Gehirnfunktionen. In: G. Schiepek (Hrsg.). Neurobiologie der Psychotherapie. Stuttgart, New York: Schattauer Verlag, S. 80–103

Hanswille, R., Kissenbeck, A. (2008). Systemische Traumatherapie. Heidelberg: Carl-Auer Systeme-Verlag

Harrer, M., Schmid, D., Weiss, H. (2008). Hypnose und Achtsamkeit. Wie das Konzept der Achtsamkeit die Hypnosepsychotherapie bereichern kann. Vortrag am Kongress der European Society of Hypnosis (ESH) Wien am 19. September 2008

Hartman, W. (2002). Das Interview – Woltemade Hartman: geführt von Bernhard Trenkle. In: Kinzel, C. (Hrsg.). M.E.G.A. Phon, Ausgabe 12/02

Hartmann, H. (1939). Ich-Psychologie und Anpassungsproblem [1939], 3. unveränd. Aufl. Stuttgart: Klett, 1975

Hartmann, H. (1950). Psychoanalyse und Entwicklungspsychologie. Psyche 18, S. 354–366

Herbert, N. (1985). Quantum Reality: Beyond the New Physics. New York : Anchor Press, Doubleday

Hebb, D. (1949/2002). The organization of behavior. A neuropsychological theory. Mahwah, N. J.: Erlbaum Books (Nachdruck der Ausgabe New York 1949)

Herbold, W., Sachsse, U. (2007). Das so genannte Innere Kind. Stuttgart: Schattauer Verlag

Hesse, P. U. (2003). Teilearbeit: Konzepte von Multiplizität in ausgewählten Bereichen der Psychotherapie. 2. überarb. u. erw. Aufl. Heidelberg: Carl-Auer-Systeme Verlag

Hilgard, E. R. (1973). A neodissociation interpretation of pain reduction in hypnosis. Psychological Review 80, S. 396–411

Hilgard, E. R. (1977). Divided consciousness: Multiple controls in human thought and action. New York: Wiley

Hilgard, E. R. (1986). Divided consciousness: Multiple controls in human thought and action, revised edition. New York: Wiley

Hirsch, M. (1997). Schuld und Schuldgefühl. Zur Psychoanalyse von Trauma und Introjekt. Göttingen: Vandenhoeck & Ruprecht

Holderegger, H. (1993). Der Umgang mit dem Trauma. Stuttgart: Klett-Cotta

Holmes, E. A., Brown, R. J., Mansell, W., Fearon, R. P., Hunter, E. C., Frasquilho, F., Oakley, D. A. (2005). Are there two qualitatively distinct forms of dissociation? A review and some clinical implications. Clinical Psychology Review 25, S. 1–23

Horowitz, M. J. (1979). States of mind. New York: Plenum

James, W. (1983/1890). The Principles of Psychology. Cambridge: Harvard University Press. (Original veröffentlicht 1890)

Janet, P. (1907). The major symptoms of hysteria. London & New York: Macmillan

Janet, P. (1889). L'Automatisme Psychologique (Reprint: Société Pierre Janet, Paris, 1973). Paris: Félix Alcan

Kahn, G. (2010). Das Innere-Kinder-Retten. Sanfte Traumaverarbeitung bei Komplextraumatisierung. Gießen: Psychosozial-Verlag

Kapfhammer, H. P. (2008). Dissoziative Störungen. In: H. J. Möller, G. Laux & H. P. Kapfhammer (Hrsg.). Psychiatrie und Psychotherapie. 3. Aufl., S. 1725–1767. Berlin: Springer

Kernberg, O. F. (1978). Borderline-Störungen und pathologischer Narzissmus. Frankfurt a. M.: Suhrkamp Verlag

Kernberg, O. F. (1981). Objektbeziehungen und Praxis der Psychoanalyse. Stuttgart: Klett-Cotta

Kernberg, O. F. (1999). Plädoyer für eine »Drei-Personen-Psychologie«. Psyche 53, S. 878–893

Kinzel, C. (1993). Psychoanalyse und Hypnose. München: Quintessenze

Kluft, R. P. (2004). Behandlung der dissoziativen Identitätsstörung aus psychodynamischer Sicht. In: L. Reddemann, A. Hofmann, U. Gast (Hrsg.). Psychotherapie der dissoziativen Störungen. Stuttgart, New York: Thieme

Kohut, H. (1971). Narzißmus. Eine Theorie der psychoanalytischen Behandlung von narzißtischen Persönlichkeitsstörungen. Frankfurt a. M.: Suhrkamp

Kohut, H. (1995). Narzißmus. Frankfurt a. M.: Suhrkamp

Kohut, H. (1996). Die Heilung des Selbst. Frankfurt a. M.: Suhrkamp

König, K. (1993). Einzeltherapie außerhalb des klassischen Settings. Göttingen: Vandenhoeck u. Ruprecht

König, K. (1998). Übertragungsanalyse. Göttingen: Vandenhoeck u. Ruprecht

Kriz, J. (2005). Schöpferisches Chaos in der Psychotherapie. Systems 19 (1), S. 20–45

Kruse, P. (1989). Some suggestions about suggestion and hypnosis. A radical constructive view. In: V. A. Gheorghiu, P. Netter, H. J. Eysenck & R. Rosenthal (Hrsg.). Suggestion and suggestibility. Theory and research, S. 91 – 98. Berlin: Springer-Verlag

Kruse, P. & Gheorghiu, V. A. (1989). Suggestion, Hypnose, die Kategorie des Unbewußten und das Phänomen der Dissoziation: Ordnungsbildung in kognitiven Systemen. Hypnose und Kognition, 6 (2), S. 49 – 61

Kruse, P. & Gheorghiu, V. A. (1992). Self-organization theory and radical constructivism. A new concept for understanding hypnosis, suggestion and suggestibility. In: W. Bongartz (Hrsg.). Hypnosis: 175 years after Mesmer. Konstanz: Universitäts-Verlag

LeDoux, J. (1998). Das Netz der Gefühle. Wie Emotionen entstehen. München: Carl Hanser Verlag

Leising, D. (2002). Veränderungen interpersonal-affektiver Schemata im Verlauf psychoanalytischer Langzeitbehandlungen. Doktorarbeit an der Fakultät für Sozial- und Verhaltenswissenschaften der Ruprecht-Karls-Universität Heidelberghttp://archiv.ub.uni-heidelberg.de/volltextserver/volltexte/2003/3243/pdf/02_Theorie.pdf

Lester, D. (2007). A subself theory of personality. Current Psychology: A Journal for Diverse Perspectives on Diverse Psychological Issues, Vol. 26 (1), S. 1 – 15

Lindner, R. M. (1944). Rebel Without A Cause: The Hypnoanalysis of a Criminal Psychopath. New York: Random House Trade

Markert, F. (2005). Hypnoanalyse – ein Stiefkind der Psychoanalyse. Forum der Psychoanalyse. 4, S. 358 – 370

Maturana, H. (2000). Biologie der Realität. Frankfurt a. M.: Suhrkamp

Maturana, H. R., Varela, F. J. (1990). Der Baum der Erkenntnis. Die biologischen Wurzeln des menschlichen Erkennens. München: Goldmann Taschenbuch

Metzinger, Th. (2010). Der EGO Tunnel. Eine neue Philosophie des Selbst: Von der Hirnforschung zur Bewusstseinsethik. Berlin: Berliner Taschenbuch Verlag

Miller, G. A., Galanter, E. & Pribram, K. H. (1960). Plans and the structure of behavior. Oxford: Holt

Milrod, D. (1988). A Current View of the Psychoanalytic Theory of Depression With Notes on the Role Identification, Orality, and Anxiety. St. Child 43, S. 83 – 99

Minsky, M. (1975). A framework for representing knowledge. In: P. H. Winston (Hrsg.). The psychology of computervision, S. 211 – 277. New York: McGraw-Hill

Missildine, W. H. (1993). In dir lebt das Kind, das du warst. Stuttgart: Klett-Cotta

Mitchell, S. A. (1991). Contemporary perspectives on self: Toward an integration. Psychoanal Dialogues 1, S. 121 – 148

Myers, C. S. (1940). Shell shock in France 1914 – 1918. Cambridge: University Press

Neiser, U. (1976). Cognition and Reality. Dt.: Kognition und Wirklichkeit (1996). Stuttgart: Klett-Cotta

Nijenhuis, E. R. S., van der Hart, O., Steele, K. (2004 a). Strukturelle Dissoziation der Persönlichkeitsstruktur, traumatischer Ursprung, phobische Residuen. In: Reddemann, L., Hoffmann, A., Gast, U. (Hrsg.). Psychotherapie der dissoziativen Störungen. Stuttgart: Georg Thieme Verlag, S. 47 – 72

Nijenhuis, E. R. S., van der Hart, O., Steele, K. (2004 b). Trauma-related Structural Dissoziation of the Personality. Trauma Information Pages website, January 2004. http://www.trauma-pages.com/nijenhuis-2004.htm

Nijenhuis, E. R. S. (2004 c). Traumatisch bedingte strukturelle Dissoziation der Persönlichkeit und Selbstorganisation. Eine evolutionäre psychobiologische Perspektive. Vortrag auf der überregionalen Herbsttagung in Bad Mergentheim 29./30. 10. 2004. Unveröffentlichtes Manuskript

Nijenhuis, E. R. S., Spinhoven, P., van Dyck, R., van der Hart, O., Vanderlinden, J. (1998). Degree of somatoform and psychological dissociation in dissociative disorders is correlated with reported trauma. Journal of Traumatic Stress 11, S. 711 – 730

Northoff, G. (2005). Warum muss unser Gehirn die Illusion eines Geistes kreieren? http://www.michael-funken.de/information-philosophie/philosophie/neurophilosophie3.html

Northoff, G. (2009). Zur Neurobiologie des Selbst. Vortrag und Arbeitsgruppe der Tagung »Neurobiologie der Psychotherapie« 3. – 5. 7. 2009 in Salzburg

Ornstein, P. H. Die Entwicklung der Selbstpsychologie. In: Wolf, E. S., u. a. (1989) Selbstpsychologie. München: Internationale Psychoanalyse

Ornstein, R. (1992). Multimind. Paderborn: Junfermann Verlag

Overkamp, M. (2005). Differentialdiagnostik der dissoziativen Identitätsstörung (DIS) in Deutschland – Validierung der Dissociative Disorders Interview Schedule (DDIS). Inaugural-Dissertation zur Erlangung des Doktorgrades der Philosophie an der Ludwig-Maximilians-Universität

Panksepp, J. (1998). Affective Neuroscience. Oxford, New York: Oxford University Press

Peichl, J. (2000). Verstrickungen in der Übertragung und Gegenübertragung bei der Therapie von Traumapatienten. Psychotherapeut 45 (6), S. 366 – 376

Peichl, J. (2007 a). Die inneren Trauma-Landschaften. Borderline – Ego-State – Täter-Introjekt. Stuttgart: Schattauer Verlag

Peichl, J. (2007 b). Innere Kinder, Helfer, Täter und Co. Ego-State-Therapie des traumatisierten Selbst. Stuttgart: Klett-Cotta

Peichl, J. (2010). Innerer Kritiker, Innerer Verfolger und Täterintrojekt. Die Rolle der Introjektion für die Traumaverarbeitung. Trauma & Gewalt 4, S. 304 – 314

Perlow, M. (1995). Understanding Mental Objects. London and New York: Routledge

Perry, B. D. (1999). The memory of states: How the brain stores and retrieves traumatic experience. In: Goodwin, I., Attions, R. (Hrsg.) Splintered Reflections: images of the Body in Treatment. New York: Basic Books, S. 9 – 38

Perry, B. D. (2001). The neurodevelopmental impact of violence in childhood. In: Schetky, D., Benedek, E. (Hrsg.). Textbook of child and adolescent forensic Psychiatry. Washington DC: American Psychiatric Press, Inc., S. 221 –238

Perry, B. D., Pate, J. E. (1994). Neurodevelopment and the psychobiological roots of posttraumatic stress disorders. In: Koziol, L. F., Stouts, C. E. (Ed.). Neuropsychology of Mental Illness: A Practical Guide. Springfield, IL: Charles C. Thomas

Perry, B. D., Pollard, R. A., Blakley, T. L., Baker, W. L., Vigilante, D. (1998). Kindheitstrauma, Neurobiologie der Anpassung und »gebrauchsabhängige« Entwicklung des Gehirns: Wie »Zustände« zu »Eigenschaften« werden. Analytische Kinder- und Jugendlichen-Psychotherapie 99, S. 277 – 307

Pessoa, F. (1932). Das Buch der Unruhe. Frankfurt a. M.: Fischer Taschenbuch Verlag 2006

Phillips, M., Frederick, C. (2003). Handbuch der Hypnotherapie bei post-traumatischen und dissoziativen Störungen. Heidelberg: Carl-Auer-Verlag. Engl. Dies.: Healing the Divided Self. W.W. New York, London: Norton and Company, 1995

Phillips, M., Frederik, C. (1995). Healing the divided self: Clinical and ericksonian hypnotherapy for dissociative and post-traumatic conditions. New York: W. W. Norton

Piaget, J. (1947). La psychologie de l'intelligence. Paris: ColinPress

Precht, R. D. (2007). Wer bin ich und wenn ja, wie viele? München: Goldmann Verlag

Prince, M. (1905). The Dissociation of a Personality. New York: Longmans, Green

Putnam, F. W. (1989). Pierre Janet and modern views of dissociation. Journal of Traumatic Stress 2, S. 413 – 429

Putnam, F. W. (1989/2003). Diagnose und Behandlung der Dissoziativen Identitätsstörung (DIS). Paderborn: Junfermann Verlag

Putnam, F. W. (1997). Dissociation in children and adolescents: A developmental perspective. New York: The Guilford Press

Rapaport, D. (1967). A theoretical analysis of the superego concept. In: The Collected Papers of David Rapaport. New York: Basic Books, S. 685 – 709

Reddemann, L. (2004). Psychodynamisch Imaginative Traumatherapie. Stuttgart: Klett-Cotta

Reddemann, L. (2007). Ego States und Traumatherapie. Hypnose 2 (1 + 2), S. 101 – 115

Reddemann, L. (2009). Viele sein und Ego-State-Konzepte. Wie uns das Ego-State-Konzept in der Arbeit mit schwierigen PatientInnen bereichern kann (Vortrag) »Viele sind wir«-Symposium Heidelberg 1. – 2. Mai 2009

Revenstorf, D., Peter, B. (2005). Hypnose in Psychotherapie, Psychosomatik und Medizin. Berlin, Heidelberg: Springer

Revenstorf, D. (1990). Technik der Hypnose. In: Revenstorf, D. Klinische Hypnose. Berlin, Heidelberg: Springer

Rizos, T. (2004). Dissoziation: Hemisphärielle Asymmetrie und Dysfunktion der hemisphäriellen Interaktion – eine Untersuchung mit Hilfe der transkraniellen Magnetstimulation. Inaugural-Dissertation zur Erlangung des Doktorgrades in der Medizin. Medizinische Fakultät der Ernst-Moritz-Arndt-Universität Greifswald

Roediger, E. (2006). Grundlagen der Schematherapie nach Jeffrey Young – Schemaentstehung, Fallkonzeption, Therapeutenverhalten – eine Einführung. Verhaltenstherapie & Verhaltensmedizin 27 (2), S. 187–203

Roediger, E. (2009). Praxis der Schematherapie. Stuttgart: Schattauer Verlag

Rohde-Dachser, Ch. (1995). Das Borderline-Syndrom. 5. Aufl. Huber: Bern; Göttingen; Toronto; Seattle

Ross, C. A. (1989). Multiple Personality Disorder: Diagnosis, Clinical Features, and Treatment. New York: Wiley

Roßkamp, H., Kutter, P. (1974). Psychologie des Ich. Darmstadt: Wiss. Buchgesellschaft

Roth, G. (2001). Wie das Gehirn die Seele macht. 51. Lindauer Psychotherapiewochen. http://home.arcor.de/eberhard.liss/hirnforschung/roth-gehirn+seele.htm oder www.lptw.de/vortraege2001/g_roth.html

Roth, G. (2003). Aus Sicht des Gehirns. Frankfurt a. M.: Suhrkamp Verlag

Roth, G. (2007). Persönlichkeit, Entscheidung und Verhalten. Stuttgart: Klett-Cotta

Sachsse, U. (2004). Traumazentrierte Psychotherapie. Stuttgart, New York: Schattauer

Sandler, J. (1976). Gegenübertragung und Bereitschaft zur Rollenübernahme. Psyche, 30, S. 297–305

Sandler, J. (1988). Projection, Identification, Projective Identification. London: Karnac

Sandler, J., Joffe, W. (1969). Towards a basic psychoanalytic model. International Journal of Psychoanalysis, 50, S. 79–90

Sandler, J., Rosenblatt, B. (1984). Der Begriff der Vorstellungswelt. Psyche 3, S. 235–253

Schafer, R. (1968). Aspects of Internalization. New York: International University Press

Schmid, B. (2011). Wie bin ich? Selbstempfinden und Identitätsbeschreibungen im Kontext. Erweitertes Manuskript zu dem Vortrag in Heidelberg bei der Tagung »Viele sind wir« (19. 3. 2011) unter: http://www.systemische-professionalitaet.de/berndschmid/bernd-schmids-blog/blog63.html

Schmidt, G. (2004). Liebesaffären zwischen Problem und Lösung. Hypnosystemisches Arbeiten in schwierigen Kontexten. Heidelberg: Carl Auer

Schmidt, G. (2005). Einführung in die hypnosystemische Therapie und Beratung. Heidelberg: Carl Auer

Schmidt, S. J. (2004). The Developmental Needs Meeting Strategy: An Ego State Therapy for Healing Childhood Wounds. www.DNMSInstitute.com

Schwartz, R. (1997). Systemische Therapie mit der inneren Familie. Stuttgart: Klett-Cotta

Shaked, J. (1994). Der Name Federn in der Psychoanalyse. Werkblatt – Zeitschrift für Psychoanalyse und Gesellschaftskritik, Nr. 33, 2, S. 96 – 102

Siefer, W., Weber, Ch. (2006). Ich. Wie wir uns selbst erfinden. Frankfurt a. M., New York: Campus Verlag

Siegel, S. D. J. (2006). Wie wir WERDEN die wir SIND. Paderborn: Junfermann Verlag

Sierra, M., Berrios, G. E. (1998). Depersonalization: neurobiological perspectives. In: Biological Psychiatry 44, S. 898 – 908

Simon, F. & Stierlin, H. (1984). Die Sprache der Familientherapie. Stuttgart: Klett-Cotta

Simon, F. (2001). Die andere Seite der Gesundheit. Heidelberg: Carl-Auer-Systeme-Verlag

Simon, F. (2008). Einführung in die Systemtheorie und Konstruktivismus. Heidelberg: Carl Auer compact

Singer, W. (2005). Das Gehirn – ein Orchester ohne Dirigenten. Max-Planck-Forschung 2, S. 15 – 18

Sroufe, L. A. (1996). Emotional development: The organization of emotional life in early years. New York: Cambridge University Press

Sterba, R. (1934). The fate of the ego in analytic therapy. Int J Psychoanal 15, S. 117 – 126

Stierlin, H. (1994). Das Ich und die anderen – Psychotherapie in einer sich wandelnden Gesellschaft. Stuttgart: Klett-Cotta

Stone, H. & S. (1994). Du bist viele. 4. Aufl. München: Heyne Verlag

Strunk, G., Schiepek, G. (2006). Systemische Psychologie. Einführung in die komplexen Grundlagen menschlichen Verhaltens. München: Spektrum Akademischer Verlag

Terr, L. (1999). Vortrag auf dem Kongress Trauma, Körper, Seele im März 1999 in Göttingen. Zitiert nach Overkamp, B., 2005

Thomä, H. (1999). Zur Theorie und Praxis von Übertragung und Gegenübertragung im psychoanalytischen Pluralismus. Psyche 53, S. 820 – 873

Thomä, H., Kächele, H. (1996). Lehrbuch der psychoanalytischen Therapie, Bd. 1. Berlin, Heidelberg, New York: Springer Verlag

Trenkle, B. (2004). Die Heilung des geteilten Selbst. Seminarausschreibung am MEG Rottweil, 15. November

van der Hart, O. (1997). Dissoziative Identitätsstörungen. Fortbildungsseminar der Milton Erikson Gesellschaft MEG, München. Unveröffentlichtes Manuskript

van der Hart, O., Nijenhuis, E., Steele, K. (2008). Das verfolgte Selbst. Paderborn: Junfermann Verlag

van der Kolk, B. A., Pelcovitz, D., Roth, S., Mandel, F. S., McFarlane, A. C. & Herman, J. L. (1996). Dissociation, somatization, and affect dysregulation: the complexity of adaptation of trauma. American Journal of Psychiatry 153, S. 83 – 93

von Foerster, H. (1999). Sicht und Einsicht. Versuche zu einer operativen Erkenntnistheorie. Heidelberg: Carl-Auer-Systeme

Vossler, A. (2000). Als Indexpatient ins therapeutische Abseits? – Kinder in der systemischen Familientherapie und -beratung. Praxis der Kinderpsychologie und Kinderpsychiatrie 49 (6), S. 435 – 449

Wanzel, Ch. (2010). Handbuch der Entwicklung

Waller, N. (1995). Dissociation and the processing of threat-related informations. Dissociation: Progress in Dissociative Disorder 8 (2), S. 84 – 90

Waller, N., Putnam, F. W., Carlson, E. B. (1996). Types of dissociation and dissociative Typs: A taxometric analysis of dissociative experiences. Psychological Methods 1 (3), S. 300 – 321

Watkins, J. G., Watkins, H. (2003/1997). Ego-States Theorie und Therapie. Heidelberg: Carl-Auer-Verlag. Engl. Dies.: Ego States Theory and Therapy. New York, London: W. W. Norton and Company, 1997

Watkins, J. G., Watkins, H. H. (1984). Hazards to the therapist in the treatment of multiple personality disorder. In: Braun, B. G. (Ed.). Symposium on Multiple Personality, The Psychiatric Clinics of North America 7; S. 111 – 119

Watzlawick, P., Beavin, J. H., Jackson, D. D. (1969). Menschliche Kommunikation – Formen, Störungen, Paradoxien. Bern: Huber Verlag

Watzlawick, P. (1997). Wenn die Lösung das Problem ist?/»Der Humor des Humors«: 2 Vorträge. Karlsruhe: Steinhardtverlag

Westen, D. (1990). The relations among narcissism, egocentrism, self-concept, and self-esteem. Psychoanal Contemp Thought 13, S. 183 – 239

Wibisono, D., Freyberger, H., Spitzer, C. (2011). Geschichte, Theorie und Klassifikation dissoziativer Symptome und Störungen. Trauma & Gewalt 3, S. 248 – 255

Wilson, J. P., Lindy, J. D. (1994). Countertransference in the treatment of PTSD. New York: Guilford Press

Winnicott, D. (1969). Übergangsobjekte und Übergangsphänomene. Eine Studie über den ersten, nicht zum Selbst gehörenden Besitz, zuerst als Vortrag 1951, dann engl. 1953; dt. in: Psyche 23, 1969

Wolberg, L. R. (1945). Hypnoanalysis. New York: Grune & Stratton

Wolinsky, St. (1995). Die dunkle Seite des inneren Kindes. Die Vergangenheit loslassen, die Gegenwart leben. Stuttgart: Lüchow Verlag

Zimbardo, P. G. (1988). Psychologie. Berlin: Springer Verlag

Zwiebel, R. (2009). Das Studium des Selbst – Psychoanalyse und Buddhismus im Dialog. Psyche 63, S. 999 – 1028